U0245883

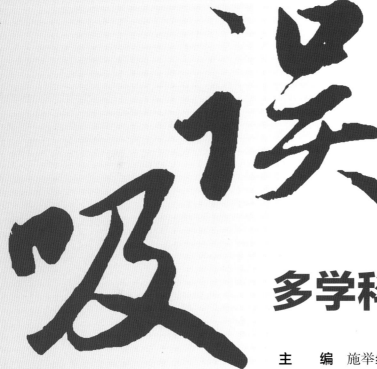

北京协和醫院

误吸

多学科诊疗

主　编　施举红

副主编　谢海雁

学术秘书　谷　雨　薛培君　朱文艳

人民卫生出版社

·北京·

图书在版编目（CIP）数据

北京协和医院误吸多学科诊疗 / 施举红主编 . —北京：人民卫生出版社，2023.9

ISBN 978-7-117-35267-3

Ⅰ. ①北…　Ⅱ. ①施…　Ⅲ. ①呼吸系统疾病 —诊疗　Ⅳ. ①R56

中国国家版本馆 CIP 数据核字（2023）第 176105 号

人卫智网　www.ipmph.com	医学教育、学术、考试、健康，购书智慧智能综合服务平台
人卫官网　www.pmph.com	人卫官方资讯发布平台

北京协和医院误吸多学科诊疗

Beijing Xiehe Yiyuan Wuxi Duoxueke Zhenliao

主　　编：施举红
出版发行：人民卫生出版社（中继线 010-59780011）
地　　址：北京市朝阳区潘家园南里 19 号
邮　　编：100021
E - mail：pmph @ pmph.com
购书热线：010-59787592　010-59787584　010-65264830
印　　刷：人卫印务（北京）有限公司
经　　销：新华书店
开　　本：787 × 1092　1/16　印张：15
字　　数：320 千字
版　　次：2023 年 9 月第 1 版
印　　次：2023 年 12 月第 1 次印刷
标准书号：ISBN 978-7-117-35267-3
定　　价：188.00 元
打击盗版举报电话：010-59787491　E-mail：WQ @ pmph.com
质量问题联系电话：010-59787234　E-mail：zhiliang @ pmph.com
数字融合服务电话：4001118166　E-mail：zengzhi @ pmph.com

编者（以姓氏笔画为序）

王　含　中国医学科学院北京协和医院神经内科
王　剑　中国医学科学院北京协和医院耳鼻喉科
王　蕾　中国中医科学院广安门中医院呼吸科
王一淳　中国医学科学院北京协和医院神经内科
王小亭　中国医学科学院北京协和医院重症医学科
王广健　中国医学科学院北京协和医院重症医学科
王彦玲　中国医学科学院北京协和医院放射科
方世华　中国科技大学附属第一医院（安徽省立医院）呼吸与危重症医学科
刘昊喆　中国医学科学院北京协和医院放射科
刘春晓　中国医学科学院北京协和医院放射科
许　力　中国医学科学院北京协和医院麻醉科
孙晓红　中国医学科学院北京协和医院老年科
孙雪峰　中国医学科学院北京协和医院呼吸与危重症医学科
苏　童　中国医学科学院北京协和医院放射科
李玉红　青海大学医学院附属医院呼吸与危重症医学科
李晓青　中国医学科学院北京协和医院消化科
张　哲　中国医学科学院北京协和医院放射科
张　婷　中国医学科学院北京协和医院呼吸与危重症医学科
张　静　中国医学科学院北京协和医院老年科
张竹花　中国医学科学院北京协和医院放射科
陈　钰　中国医学科学院北京协和医院放射科
陈丽霞　中国医学科学院北京协和医院康复科
胡晓文　中国科技大学附属第一医院（安徽省立医院）呼吸与危重症医学科
施举红　中国医学科学院北京协和医院呼吸与危重症医学科
费广茹　中国科技大学附属第一医院（安徽省立医院）呼吸与危重症医学科

彭　敏　中国医学科学院北京协和医院呼吸与危重症医学科

舒　璇　中国医学科学院北京协和医院康复科

鲁梅珊　中国医学科学院北京协和医院保健医疗部

廉　慧　中国医学科学院北京协和医院保健医疗部

谢海雁　中国医学科学院北京协和医院保健医疗部

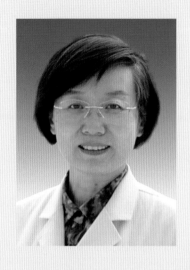

施举红

医学博士,博士生导师,北京协和医院呼吸与危重症医学科主任医师。

中国医师协会内科医师分会常务委员,中国医师协会呼吸医师分会肺血管专业委员会副主任委员,中华医学会呼吸病学分会间质病学组委员。在梅奥医学中心访学 1 年。

擅长呼吸系统疑难病诊疗,在肺血管疾病、免疫病肺受累病、肺间质病等方面积累了丰富的临床经验。在国内率先开展误吸多学科协作诊疗模式,先后以系列病例报告、临床病例讨论会及全国继续教育学习班的形式向国内同行推广普及误吸与呼吸系统疾病诊疗方法。

现代医学面临着巨大挑战。在我看来,其核心冲突为,专科医师们总试图用"一元论"化繁为简地诊治疾病,而疾病在发病机制上偏偏是"多因一果",并且在治疗上需要跨学科、多部门联合才能更有效地解决问题。与其说这是治疗疾病,不如承认这是一种高明的管理——通过相对固定的组织模式,让一群专业相关的医务工作者联合起来,在日积月累的磨合中,取长补短,甚至头脑风暴,提高工作效率。

北京协和医院活跃着数十个不同专业领域的多学科团队(MDT),他们在自由萌发和成长,远程医疗的进步更使他们如虎添翼。读完《北京协和医院误吸多学科诊疗》一书,我觉得非常欣喜,在呼吸与危重症医学科施举红教授的带领下,多家医院、多个专科的作者们勇敢地挑战了"误吸相关疾病"这块硬骨头。他们运用丰富的临床经验及在各领域对误吸相关研究的成果,结合国内外进展,以呼吸系统为基础,围绕引起误吸的原因、检测手段及误吸相关疾病的发病机制、临床表现、治疗措施,以及综合管理策略进行了广泛而深刻地探讨。字里行间,不仅体现着专业上的精进,还蕴含着浓浓的医学人文关怀的情感:"以患者为中心",只要临床有需要,医生们就去努力突破和创新;没有教材,就自己组织编写,发出先声,同时虚心接受广大同行的批评和指正。

我相信这本书在某种程度上能够起到抛砖引玉的作用,启发和引领更多医务工作者积极思考在现代医学发展中如何做出符合疾病特征的角色转变和寻找对策。也衷心希望作者们继续努力,在临床实践工作中不断完善相关理论体系、切实做好"误吸相关疾病"的 MDT 工作,为广大患者带来福音。

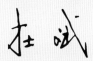

北京协和医院危重症医学科

2023 年 3 月 25 日

序
二

Lungs are an essential organ in accomplishing gas exchange with the air transported through the airways.These airways,however, constantly expose the lungs to potentially injurious agents, including microorganisms,smoke and particulate matters,gaseous substances,and many others.While many of offending agents originate in the external environment,at times,the source of lung injury may be within the body,as in cases of aspiration.

In the earlier years,aspiration-related lung diseases were mainly classified as aspiration pneumonia and aspiration pneumonitis[1].Over the past decade,however,it has become clearer that aspiration-related pulmonary disorders encompass a broad and heterogeneous spectrum of clinico-radiologic-pathologic manifestations involving the upper/lower airways and lung parenchyma[2].When one considers the observation that nearly one-half of healthy subjects have aspiration during sleep,it seems likely that the role of aspiration in diseases may be underestimated[3,4].Increasing prevalence of gastroesophageal reflux disease world-wide augments this concern.Aside from syndromes that are directly related,aspiration is also suspected to play a pathogenic role in other contexts such as evolution of bronchiolitis obliterans syndrome in lung transplant recipients and acute exacerbation in subjects with fibrotic interstitial lung diseases.

This timely book explores the broadening spectrum of aspiration-related pulmonary diseases,current methods of diagnosis,along with aspects of management and prevention.No doubt there is much more to be learned regarding the role of aspiration in various diseases, particularly as respiratory microbiome science advances. The readers will find this book informative and thought-provoking.

Jay H. Ryu, MD.

Consultant, Division of Pulmonary and Critical Care Medicine

Dr. David E. and Bette H. Dines Professor of Pulmonary and Critical Care Medicine

Mayo Clinic College of Medicine and Science

April 28, 2023

肺是通过气道与空气进行气体交换的重要器官。然而,气道也会使肺持续暴露于潜在有害物质,包括微生物、烟雾、颗粒物和气态物质等。尽管上述物质很多来源于外部环境,但在误吸等情况下肺损伤的原因则源自机体内部。

早年,误吸相关肺疾病主要分为吸入性肺部感染与吸入性肺部炎症[1]。在过去的十年中,逐渐清晰的是,误吸相关肺疾病中,上、下气道及肺实质受累的临床 - 影像 - 病理表现谱具有广泛的异质性[2]。此外,若接近半数健康人可在睡眠期间观察到误吸现象,则说明误吸在疾病中的作用可能被低估[3,4]。全球范围内胃食管反流病患者数量的上升支持了此观点。除了直接导致的综合征,误吸疑似在其他疾病如肺移植患者的支气管闭塞综合征与肺间质纤维化患者的急性加重中也起到了致病作用。

这本及时问世的书对误吸相关肺疾病扩大的疾病谱及目前的诊断、治疗与预防手段进行了探索。与此同时毫无疑问的是,特别是随着呼吸道微生物组学的发展,误吸在多种疾病中所扮演的角色仍需要进一步探究。而在本书的阅读过程中,丰富的内容能够启发读者进行思考。

Jay H.Ryu 博士

梅奥医学与科学学院

呼吸与危重症医学科资深医师

2023 年 3 月 28 日

参考文献

[1] MARIK PE. Aspiration pneumonitis and aspiration pneumonia. N Engl J Med, 2001, 344(9):665-671.

[2] HU X, LEE JS, PIANOSI PT, et al. Aspiration-related pulmonary syndromes. Chest, 2015, 147(3): 815-823.

[3] HUXLEY EJ, VIROSLAV J, GRAY WR, et al. Pharyngeal aspiration in normal adults and patients with depressed consciousness. Am J Med, 1978, 64(4):564-568.

[4] GLEESON K, EGGLI DF, MAXWELL SL. Quantitative aspiration during sleep in normal subjects. Chest, 1997, 111(5): 1266-1272.

北京协和医院活跃着一支诊治误吸相关疾病的多学科团队,他们在日常临床工作中配合默契,通力合作,救治了很多患者。在误吸相关疾病领域从预防、诊断、治疗及康复方面,积累了丰富的临床经验,形成了具有协和特色的诊疗路径与规范。

本书的编写萌生于一次多科会诊讨论会,与会者也是本书作者一致认为将现有的对误吸诊断、治疗及康复等方面的经验编写成册,通过书籍形式展示给同行,一方面是对多年工作的总结,另一方面也想说明疾病的诊治过程中需要多学科各专业的积极配合才能取得事半功倍的效果。

本书特色之一是展示了误吸相关肺疾病的丰富病种,不仅介绍了误吸的概念、误吸相关呼吸系统疾病的临床表现、影像学、病理特征及诊断与治疗,也阐述了胃食管反流与慢性咳嗽及肺纤维化的相关性。对于一些特殊类型的误吸性肺炎,包括溺水和外源性脂质性肺炎也做了展示,相关章节后附有精彩的临床病例。

本书特色之二是从多学科角度认识误吸相关肺疾病,从影像学、消化系统、耳鼻咽喉、头颈外科及神经系统等多个角度介绍了引起误吸相关呼吸系统疾病的病因,如吞咽障碍、胃食管反流病、胃食管反流性咽喉病、神经源性吞咽障碍。同时对上述病因的检测手段也做了详细的阐述。

本书特色之三是介绍了误吸相关呼吸系统疾病的综合管理,包括重症医疗患者及全麻患者预防误吸,胃食管反流病的规范药物治疗和非药物疗法,吞咽功能障碍康复治疗及传统中医对反流误吸的辨证施治。

作者们热情高涨,利用业余时间加班加点,从着手筹备,细分章节写作任务,联系出版社到全书成稿,仅用了 6 个月的时间,体现了北京协和医院攻关克难、雷厉风行的工作作风。

全书在成稿过程中也得到了北京协和医院领导的大力支持,杜斌医生作为重症医学领域的专家,不仅在误吸相关肺疾病救治过程中亲临现场坐镇指挥,还对本书给予了充分的肯定及鼓励。

胡晓文医生在美国梅奥医学中心(Mayo Clinic)做博士后期间,对误吸相关肺疾病进行了深入临床研究,本书特邀胡医生编写了相关章节,并邀请他的导师 Ryu 教授为本书作序。

谢海雁医生在书稿写作过程中为每位作者的工作安排进行了详细分工,付出了大量心血;谷雨医生按作者书稿内容要求绘制了插画,朱文艳及薛培君医生为全书绘制了图表,在此一并表示感谢。

本书适合于呼吸科、消化科、老年医学科、神经科、重症医学科、耳鼻咽喉科、麻醉科及放射科等相关领域医务工作者阅读,也可作为老年养护机构、康复机构从业人员的培训教材。

衷心希望本书能为推动误吸相关肺疾病领域临床工作贡献绵薄之力,更希望得到同行的批评指正。

北京协和医院呼吸与危重症医学科

2023 年 3 月 30 日

目
录

第一章

误吸与误吸相关呼吸系统疾病概述

【要点提示】

　　呼吸系统的许多疾病可以影响全身各脏器的功能,肺外疾病也可以累及呼吸系统。误吸与误吸相关呼吸系统疾病涉及了呼吸与危重症医学科、消化科、耳鼻喉科、老年医学科、神经科、放射科、麻醉科、康复医学科等多个学科体系。本章是全书的精华部分,以精练的语言,高屋建瓴地阐述了误吸与误吸相关呼吸系统疾病的概念、流行病学和病因,并对其病理生理机制、临床类型以及治疗和预防的总体原则进行了概述。对于从整体上理解本书的编写逻辑起到了提纲挈领的作用。在内容方面全面、深入,注重实用性和知识的连贯性,引入新概念、新知识、新技术,涵盖目前临床上与误吸和呼吸系统相关的最新研究进展。

一、误吸与误吸相关呼吸系统疾病的概念、流行病学和病因

(一) 相关概念

　　误吸(aspiration)是指口咽部、食管及胃内容物进入下呼吸道的过程。误吸相关呼吸系统疾病(aspiration-related respiratory diseases)是误吸入呼吸道的物质对呼吸系统造成的病理生理损伤及相应的临床改变的一组疾病(图 1-0-1)。吸入物包括定植于口咽部及消化道的微生物、胃酸、蛋白酶、胆汁及食物微粒等。误吸引起的肺部病变疾病谱广,造成呼吸系统感染、化学损伤等病理改变,急性大量误吸可导致感染性肺炎、化学性肺炎,甚至可出现急性呼吸窘迫综合征(acute respiratory distress syndrome,ARDS)。反复多次小量误吸可导致与吸入相关的支气管扩张症、弥漫性泛细支气管炎、外源性脂质性肺炎及间质性肺病。

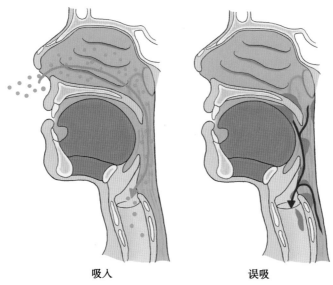

吸入 **误吸**

图 1-0-1 误吸的过程

误吸是口、鼻、咽喉部分泌物或胃内容物吸入呼吸道的过程,误吸引起的呼吸系统疾病统称为误吸相关呼吸系统疾病。吸入有毒有害气体及微颗粒造成的呼吸系统疾病不在此讨论的范畴。

正常人在睡眠中可存在小量误吸口咽部分泌物。误吸能否引起呼吸系统损伤,一方面取决于误吸的量,一次大量或反复多次误吸可导致呼吸道损伤及炎症;另一方面也取决于人体防误吸屏障(图 1-0-2)。

(二) 误吸相关呼吸系统疾病的流行病学

研究表明,有 44% 误吸相关死亡患者出现吞咽困难,其中又有 84% 的患者是因为神经系统疾病。所以临床上如果阿尔茨海默病、帕金森病等神经系统疾病的老年患者出现吞咽困难表现,一定要警惕误吸的发生。胃食管疾病包括食管憩室病、食管动力异常(贲门失弛缓症和进行性系统性硬化症)、恶性肿瘤、胃食管反流(包括食管裂孔疝)、胃切除术(全胃切除术和胃次全切除术)。其中,胃食管反流病(gastro-esophageal reflux disease,GERD)是误吸引起呼吸系统疾病十分高发的一个危险因素。东亚普通人群 GERD 的患病率为 2.5%~7.8%。虽然低于世界其他地区,但是患病率呈上升趋势。口腔异常包括牙齿与颞下颌关节受损(包括义齿不相容)、口干、口腔恶性肿瘤等;医源性因素,包括镇静剂、催眠药、可导致口腔干燥的药物等的使用也可导致误吸。

(三) 误吸相关呼吸系统疾病的常见病因

误吸通常是胃食管反流、吞咽功能障碍导致口咽部或胃内容物进入气道造成呼吸系统损伤的结果,特别是没有有效咳嗽反射、大量胃内容物吸入。中枢神经系统疾病、药物镇静状态、头颈部肿瘤、食管肿瘤,食管狭窄及动力障碍患者均可出现误吸。

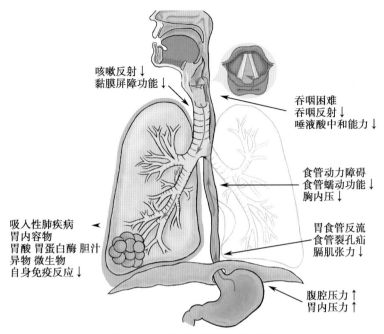

图 1-0-2 导致误吸的危险因素

误吸一方面取决于中枢神经系统病变及药物镇静、吞咽功能障碍、
胃食管反流病,另一方面取决于机体防误吸的膜屏障作用下降。

1. 中枢神经系统病变及药物镇静 引起误吸的其他危险因素包括神经退行性变(多发性硬化、帕金森病、痴呆)及神志障碍(特别是卒中容易引起中枢咳嗽反射障碍)。卒中相关误吸肺炎的发生率与中枢神经系统疾病严重程度相关,这也与原发病造成免疫系统受损有关。这些患者往往需要收入重症监护病房。意识障碍也可见于毒品过量、药物过量,包括镇静药物、全身麻醉(全麻)药物、某些抗抑郁药及酒精。在一项纳入 146 552 例住院患者的研究中,在调整其他危险因素后,服用抗精神病药物的患者发生误吸的风险是其他患者的 1.5 倍。中枢意识障碍的患者,由于意识障碍导致吞咽功能减低或丧失、胃肠动力及咳嗽反射减低等多种因素,容易引起误吸。

2. 吞咽功能障碍 头颈部、食管肿瘤,食管狭窄及动力障碍,没有有效的咳嗽反射保护时,口咽部或胃内容进入气道会造成呼吸系统损伤。咽反射障碍及吞咽反射障碍是老年肺炎的主要原因。在呼吸衰竭机械通气患者中,拔管后至少 20% 的患者存在食管功能障碍及误吸。尽管拔管后吞咽功能逐步好转,但仍有 35% 的患者在拔管后,甚至出院后存在吞咽功能障碍(dysphagia)。

3. 胃食管反流病 胃食管反流病(GERD)是引起误吸的临床常见原因,胃食管反流是否能造成呼吸系统损伤,一方面取决于患者是否存在胃食管反流病,另一方面也取决于机体反流防御功能是否下降。

临床出现 GERD 时须进行以下三方面评估。

第一,患者是否存在误吸。GERD 临床表现差异性很大,有些患者临床可出现反酸、胃灼热、呃逆症状,有些患者无明显的临床表现。在反流评估的实验室检查中也可有多种发现:如胃镜下可见腐蚀性食管炎,非腐蚀性反流性食管病;食管测压及食管pH 监测则表现为食管动力障碍及 pH 下降。荧光显像技术测定胃食管压力,跨膈压增加、膈肌张力减低均能提示存在反流的可能。

第二,反流物组成成分。反流物除胃酸外,还包括胃蛋白酶、胆汁及食物微粒。研究显示胃蛋白酶及胆汁不但可以损伤食管上皮,还可损伤呼吸道上皮。持续多量误吸可引起支气管痉挛、细支气管炎及肺纤维化、肺泡炎、ARDS。食物微粒进入呼吸道内可造成异物肉芽肿,引起气道及肺组织慢性炎症,造成气道及肺纤维化。

第三,机体防反流功能下降。正常情况下,当胃内容物反流至食管后,食管下括约肌及食管上括约肌的屏障作用,避免了反流至咽部的可能。如果食管防御功能减弱,近段反流进入咽喉部,机体通过启动咳嗽反射及吞咽反射,将反流物咳出或吞咽入胃内。当机体防御功能减弱,如食管括约肌功能减低,意识障碍致咳嗽反射障碍,咽喉部解剖结构异常,吞咽功能异常,导致口咽部液体或胃内容物进入呼吸道,出现误吸。某些物质如矿物油,不会刺激咽部出现咳嗽及吞咽反射,出现外源性脂质性肺炎。老年人咽喉部感知功能减低,咽喉部少量液体不会触发反射性咳嗽及吞咽反射,极小量液体即可造成误吸,临床上表现为缓慢出现的典型的误吸综合征。

(四)呼吸道黏膜屏障作用下降

咳嗽反射及呼吸道黏膜屏障可减轻误吸带来的损伤。研究显示,在吞咽或滴入放射性物质时,同位素扫描可在肺部发现放射性物质,特别是在意识障碍及睡眠中。胃蛋白酶可在正常人唾液及支气管肺泡灌洗液(bronchoalveolar lavage fluid,BALF)中检测到,提示在生理情况下也可出现误吸但不会导致任何呼吸系统损伤。尽管目前黏膜屏障功能相关研究比较少,但是减轻或治疗误吸综合征(包括肺炎)的潜在靶点。由于生理情况的误吸没有引起呼吸系统损伤,提示误吸是否能引起严重的呼吸系统不良结局还有其他重要因素参与。如误吸的量、误吸的物质、消化系统及呼吸系统的防御功能状况、患者的免疫应答状态等是发生误吸后呼吸系统损伤的关键。误吸导致的呼吸系统病理过程必须是反流物越过了食管 - 气道间所有屏障作用后发生的。声带闭合功能下降、咳嗽反射功能下降、黏液纤毛清除功能受损、食管下括约肌松弛及蠕动减慢、慢性肺病导致肺顺应性下降胸腔内负压增加均是导致反流的原因。出现误吸时,如果机体咳嗽反射,黏膜屏障健全,可减轻误吸带来的肺损伤。

多种误吸危险因素并存时增加误吸性肺炎(aspiration pneumonia)、死亡及其他不良预后的发生率。荟萃分析显示,衰弱老年人吞咽困难增加误吸性肺炎发生风险的比值比(OR)为 9.4,当合并脑血管病时,OR 增加至 12.9。一项纳入 1 348 例社区获得性肺炎(community acquired pneumonia,CAP)患者的研究显示,13.8% 的患者存在误吸危险因素,这组患者 1 年死亡率高(OR 为 1.73),肺炎复发危险也高(OR 为 3.31),再入院 OR为 1.52。另一项相似研究,在纳入的 322 例社区获得性肺炎患者中,神志障碍是误吸性肺炎的危险因素(OR 为 5.20)。有两种或两种以上危险因素的患者再入院风险增加,30

天及 6 个月死亡风险也增加。在误吸性肺炎与传统社区获得性肺炎之间,有关误吸量及频率与预后间的相关性目前处于被低估的状态。

二、误吸相关肺疾病病理生理

人类对于微生物在黏膜免疫中所起的作用,以及微生物在健康人与肺部疾病间的不同作用有了新的认识。既往认为肺组织处于无菌状态,细菌通过吸入到肺内引起肺炎的概念受到了挑战。人类基因组学分析显示肺内细菌病原微生物具有多样性。推测这些微生物在正常人与肺部炎症状态者中所起的作用不同。研究显示健康状态下呼吸道局部免疫状态是由微生物定植状态来决定的,认为感染不是细菌的繁殖或细菌基因表达产物,而是微生物引起宿主炎症和组织损伤,及宿主对病原微生物免疫反应的结果。

肺内微生物的稳定是由于细菌的进入与清除处于动态平衡中。口咽部细菌等病原微生物通过微误吸进入气道,但是否致病,取决于气道纤毛的廓清作用及咳嗽反射的强弱。炎症事件可导致肺泡上皮及血管内的损伤,可增加炎症的剧烈程度,打破细菌稳态的微环境,增加机体的易感性。有学者认为,误吸肺炎的气道微生物致病性是由肺菌群失调导致肺防御功能受损引起的。大量误吸事件,特别是患者伴有细菌清除能力受累因素,如意识障碍、咳嗽反射受损,使细菌的廓清能力下降,打破细菌的定植平衡,引起急性感染。

病原微生物引起的肺部感染(细菌、真菌、肺结核分枝杆菌感染),其特点可以是一次大量出现细菌急性炎症,反复多次迁延不愈。酸性物质及胆汁对呼吸道的损伤包括气道黏膜充血水肿,气道平滑肌痉挛,喘息发作,支气管哮喘;支气管壁炎症细胞浸润,纤维化,支气管扩张。异物嵌塞,继发阻塞性炎症。吸入异物可造成气道嵌塞,引起阻塞性肺炎。食物残渣微粒形成异物肉芽肿,导致气道及肺间质慢性炎症刺激,出现气道中心性纤维化及肺间质病变。

误吸引起的呼吸系统疾病不是一个病而是一组疾病,取决于误吸量及机体对误吸事件的反应剧烈程度,不能单独根据气道或肺实质疾病受累程度来评判是否存在反流误吸性肺损伤。

三、误吸相关肺疾病的临床特征

误吸可引起气道(气道痉挛、哮喘及慢性咳嗽)及肺实质病变,由于误吸物成分及误吸量的不同,临床表现可从无症状到呼吸衰竭。临床可以表现为急性、亚急性及慢性进展型。急性误吸综合征是急性呼吸系统失代偿导致患者住院的过程。包括反流引起的急性气道痉挛导致支气管哮喘样发作,感染性肺炎,胃液导致的化学性肺炎,严重时出现 ARDS。少量多次误吸可引起呼吸系统病变包括慢性咳嗽、支气管扩张症、机化性肺炎、肺纤维化。误吸也可使原有呼吸系统疾病症状加重;影像学可表现为斑片结节影,团块及小叶中心结节及树芽征,肺间质病变等,分布于基底段,也可弥漫及随机分布。CT 也可显示食管异常,表现为食管裂孔疝、食管扩张、食管内食物。吞咽功能评估表现为咽部渗漏、食管运动障碍、食管狭窄。组织学特征与影像学相吻合,表现多样,多数患者表现为慢性细支气管炎、支气管肺炎,肺组织中可见食物及其他异物颗粒。由于临床及影像学表现具有多样性,尽管有明确的误吸危险因素,仍有 2/3 的患者没有考虑为误吸相关肺疾病所致。例如在细支气管炎及团块影中误吸通常不会被当作鉴别诊断原因之一。同理,分布于上中肺野的病变也不会考虑为误吸造成。在一些患者中,误吸是由于其他原因行肺活检时被偶然发现的。这种现象也在一些肺移植受体患者中发现。肺移植患者有较高的 GERD 发病率,增加了误吸的风险。

四、误吸相关肺疾病的类型

(一) 急性误吸综合征:肺炎和 ARDS

急性误吸综合征(acute aspiration syndrome)是急性呼吸系统失代偿导致患者住院的过程,包括感染性肺炎,胃液导致的化学性肺炎,特殊临床综合征如呼吸机相关肺炎及 ARDS。误吸及口咽部吸入微生物可导致社区获得性肺炎,部分患者需住院治疗,也是社区获得性肺炎死亡的原因之一。流行病学显示误吸导致的社区获得性肺炎发生率与高龄呈正相关,老年人发生误吸相关性肺炎时易出现严重并发症,如脓毒血症、ARDS,甚至死亡。防误吸(不限于下呼吸道感染)是预防社区获得性肺炎的有效手段之一。在接受居家照护的老人中,强化口腔护理和常规口腔护理相比,发热、肺炎的发病率及由肺炎导致的死亡率均明显下降。

误吸也是导致医院获得性肺炎(hospital acquired pneumonia,HAP),特别是机械通气患者肺炎的常见原因,与呼吸机相关肺炎的发生率、病死率及住院费用均呈正相关。呼吸机相关肺炎的传统治疗关注寻找病原微生物及选择针对性抗生素,当采取防误吸措施(如抬高床头、应用囊上吸装置、加强口腔护理)后肺炎的预后均有进一步改善。

质子泵抑制剂(proton pump inhibitors,PPI)可以降低应激性溃疡引起的死亡率,但也会增加社区获得性肺炎发生的风险。

研究发现 ARDS 的发生与误吸相关。尽管引起 ARDS 的原因很多,但误吸位列第三。理论上来说,本书所说的误吸是患者能感知因为恶心或反酸而吸入胃内容物的过程。ARDS 诊治过程中,通过使用一些辅助装置以降低对肺组织进一步的损伤,在发生误吸之前采取一些策略将可能减少误吸发生。通过早期识别及早期干预,减少患者出现呼吸衰竭的概率,降低死亡率。这个领域是值得探索的,通过临床特征识别哪些患者有发生误吸的风险;完善对临床诊断有价值的检测,如发声、吞咽及咳嗽相关的评估;利用肺损伤防治清单;应用加强口腔卫生、发声训练、上调咳嗽反射等早期干预措施,来预防误吸。误吸性肺炎通常急性起病,在发生误吸事件的数小时或数天内出现临床症状。厌氧菌误吸性肺炎由于细菌量少,可表现为亚急性起病,与其他细菌性肺炎在临床上很难区别。一项对年龄超过 80 岁的老年肺炎患者的调查显示,与非误吸性肺炎患者相比,误吸性肺炎死亡率、血钠水平、肾功能不全等的发生率更高。一项纳入 53 例患者的荧光内镜研究证实吞咽困难的肺炎患者中,支气管肺炎的发生率高于大叶性肺炎(68% vs. 15%),92% 的患者有肺下叶背段浸润阴影。误吸肺炎的病死率高于其他形式的社区肺炎(29.4% vs. 11.6%)。

大量吸入胃内容物可导致化学性肺炎,但必须是累积到一定量、低 pH(通常 pH<2.5)的情况下才可能发生。在动物模型中,化学性肺炎在灌入 120ml 胃内容物且 pH 为 1 时发生。Mendelson 在 1946 年描述:妇科手术麻醉后化学性肺泡炎(pneumonitis)不常见(1/3 216),在急诊手术的患者是高风险人群,择期手术的患者是低风险人群。高于 65% 的麻醉患者发生的误吸性肺炎中,临床及影像学表现无特异性。酸性物质造成肺损伤是由炎症介质释放、中性粒细胞在肺组织中募集引起的。化学性肺炎可表现为突发性呼吸困难、低氧血症和心悸。查体可发现广泛高调干啰音和 velcro 啰音。16.5% 有明确误吸史的患者可表现为呼吸窘迫综合征,如果有多重危险因素并存(休克、创伤或胰腺炎),呼吸窘迫发生率会更高。低 pH 反流误吸通常是无菌性的,后续细菌感染多为继发。在一些病例中,由于吸入物 pH 高(如血液、鼻饲液)且没有被污染,因此没有化学性肺炎及细菌性肺炎的发生。尽管中和胃酸能降低化学性肺炎发生的风险,但由于抑酸药物能使胃内细菌过度增长,增加了社区获得性或医院获得性肺炎发生的风险。大量误吸可导致窒息,少量误吸可能没有临床症状。误吸发生后胸部影像学在早期即可出现异常。但临床很难鉴别误吸性肺炎,化学性肺炎或者吸入非化学性非细菌性物质引起的肺部病变。吸入固体物质可导致阻塞性肺炎继发性细菌性肺炎。一组数据显示,异物吸入多发生在 65 岁以上的患者,仅 29% 的患者意识到发生了误吸,使得诊断被延误 1~3 个月。65% 的患者影像学表现为右肺病变,80% 的患者发现固体食物误吸。

(二) 间质性肺疾病:特发性肺纤维化,机化性肺炎

在重症监护病房之外,大量证据显示微误吸与慢性呼吸系统疾病、纤维化性肺病及肺移植相关疾病存在关联。微误吸值应在特发性肺纤维化(idiopathic pulmonary fibrosis,IPF)这种致死性且不能治愈的疾病中得到充分的关注。由于误吸存在于约 94% 的 IPF 患者中,且 IPF 患者治疗手段有限,临床医师应将防微误吸作为 IPF 的治疗手段之一。研究者发现与其他间质病及健康受试者相比,反流在 IPF 患者中不仅常见并且非常严重,肺纤维化与食管近端及远端反流均有明确的相关性。除了反流发生频率增加,食管动力及 pH 监测显示,IPF 患者与正常人相比,食管上括约肌功能明显松弛(38% vs. 7.5%),酸反流次数增加(2.5% vs. 0.9%),清除酸性物质时间长(169.9s vs. 42.4s),特别是仰卧位时(899.9s vs. 47.6s)。

尽管上述研究显示反流误吸可能与 IPF 的发病具有相关性,IPF 患者肺组织有普通型间质性肺炎(usual interstitial pneumonia,UIP)的表现,而异物肉芽肿这种确凿的与误吸相关的证据并没有在组织标本中发现。研究者试图从呼出气冷凝聚标本中发现与反流相关的标志物,结果发现胃蛋白酶在 IPF 中检出 2/7 例,对照组为 0/6 例。BALF 胃蛋白酶及胆汁的检出率分别是 62% 及 67%,非 IPF 的间质病患者则均为 25%,健康对照组未能检出上述成分。肺高分辨率 CT（high resolution CT，HRCT）提示纤维化程度与呼出气检测到的胃蛋白酶及胆汁浓度也呈正相关。上述研究表明，微误吸可能参与肺纤维化的发病机制。

微误吸也是 IPF 不可预测的急性、致死性的加重因素。一项研究显示，BALF 胃蛋白酶水平在 IPF 急性加重患者中显著增高。但胃蛋白酶不是预测死亡的独立危险因素。作为胃食管反流的结果，微误吸与 IPF 的相关性，在抗反流和间质病疗效临床观察性研究中并未得到好的结果。

隐源性机化性肺炎（cryptogenic organizing pneumonia，COP）的诊断是排除性的，例如机化性肺炎致病原因未明，有非特异性的临床及影像学表现，即便在外科肺活检的患者中，误吸引起的机化性肺炎往往在临床上被低估。在一项 59 例确诊误吸相关肺疾病患者的研究队列中，88% 的患者表现为机化性肺炎，9% 的患者临床怀疑误吸，21% 的患者在首次病理检查时漏诊了误吸相关的表现。由于没有被患者及临床医师意识到存在误吸，并且即便是在外科肺活检中也很难确诊所以漏诊率较高。事实上许多误吸不一定是食物微粒及异物肉芽肿，使得作出肺活检组织病理误吸相关肺疾病的诊断标准非常困难。

（三）肺移植后出现供体肺慢性功能减退

研究显示，在肺移植后患者中，胃食管反流的发生率明显增高，包括非酸性反流、食管蠕动功能障碍所致的误吸及细支气管炎综合征。在肺移植后患者中发现胃食管反流是通过 BALF 中发现胃蛋白酶及胆汁引起关注的。研究者发现在 BALF 中发现胃蛋白酶及胆汁与患者出现慢性排异呈正相关。值得注意的是，Ⅱ 型肺泡上皮细胞也有胃蛋白酶原 C，因此这些结果的解读是需要仔细研判的。在移植过程中，解剖结构发生改变，食管损伤，服用抗排异药物等增加反流误吸，而不是呼吸道本身出现异常导致胃蛋白酶增加。

（四）慢性咳嗽

胃食管反流是慢性咳嗽的诱因之一。在 100 人的慢性咳嗽队列研究中，痰、BALF 胃蛋白酶检测分别代表咽喉反流与微误吸。这些患者也进行了 24 小时声学咳嗽检测、多通道阻抗及 pH 监测，结果显示近端反流事件与痰胃蛋白酶呈正相关，与咳嗽频率呈负相关，提示咳嗽可能是误吸的保护因素。支持这一理论的是，BALF 中胃蛋白酶水平与咳嗽频率及反流都不相关。既往认为微误吸是慢性咳嗽发病机制，而与传统的想法可能不一致甚至相反的是，慢性咳嗽可能是防止微误吸的保护因素。同样，对于哮喘，反流导致的咳嗽通常被认为是食管 - 支气管神经反射而不是误吸。食管与气道之间有化学及机械感受器相关联，上行至延髓孤束核咳嗽中枢。研究发现中枢敏感性增高是慢性咳嗽的重要原因，而不是胃食管反流次数、近端事件、严重程度等影响慢性咳嗽。事实上许多有反流的患者，在反流与咳嗽之间并不存在病理上的相关性。这就是许多慢性咳嗽抑酸治疗没有阳性发现的原因，而相反钙通道阻滞剂加巴喷丁通过抑制神经敏感性能起到一定镇咳作用。

(五)阻塞性肺疾病：支气管哮喘、慢性阻塞性肺疾病、支气管扩张症

微误吸与阻塞性肺病，如支气管哮喘和慢性阻塞性肺疾病(chronic obstructive pulmonary disease,COPD)关系不大。尽管目前并没有将哮喘与食管近端反流联系起来。在哮喘发病机制的研究中发现，反流的神经机制参与哮喘的发生，而不是误吸。例如，实验室检查中食管的酸灌注可导致气流下降(一秒率、呼气峰流速及气道阻力)，使得气道对组胺及乙酰胆碱的敏感性增加。随机对照研究显示，针对支气管哮喘患者使用PPI并不获益，这是由于部分患者是酸性物质反流，部分患者虽是反流，但不是胃酸反流，因此PPI治疗无效。

对于COPD，急性加重与胃食管反流高度相关，若患者还能检测出吞咽功能障碍，则更加支持误吸与急性加重相关。然而，能检测到误吸的指标缺乏，只有一项研究显示在COPD患者痰中检测到胃蛋白酶。由于这是一项观察性研究，反流的发生率及严重程度、吸烟状态、常规用药(如糖皮质激素、茶碱、β受体阻断剂、黏液稀释剂)等能诱发反流的因素没有进行评估。

弥漫性误吸性细支气管炎(diffuse aspiration bronchiolitis,DAB)是误吸引起的细支气管炎，通常临床进展缓慢，呈慢性过程。CT表现为小叶中心性微结节及树芽征，有支气管管壁增厚。确定诊断依靠肺活检找到异物颗粒。因此出现上述影像学表现时，若患者临床有反复发作的下呼吸道感染史，并存在反流危险因素，如呃逆、镇静药使用史，临床可考虑诊断误吸相关性细支气管炎。

误吸在其他气道疾病中也常见，如支气管扩张症，由于在患者痰中可检测到胃蛋白酶，微误吸被认为是常见原因。小规模随机研究显示，在囊性纤维化(cystic fibrosis,CF)患者中，尽管临床已证实患者有明确的反流，但使用PPI后仍无获益，且有加重趋势。研究结果显示，当临床出现食物微颗粒误吸时，单纯中和胃酸或抑制胃酸治疗手段不能阻断反流事件造成肺损伤。

五、误吸相关肺疾病的治疗和预防总体原则(表1-0-1)

如果患者有GERD的临床症状(如胃灼热、反酸)，特别是出现夜间反流，需要治疗反流。需要对患者进行改善生活方式及饮食习惯的宣教。减重及头高位对防反流有效。其他方面的生活指导，包括睡前2~4小时不进食，睡前避免醉酒状态，不穿紧身衣，避免摄入过多产气食物，减少蛋白质摄入量，对食物充分咀嚼，注意口腔卫生等。改善生活方式2~3个月后反流症状仍存在或反复发作，可经验性使用PPI每天两次，并观察对呼吸系统症状的改善程度，将药物剂量减少至能控制症状的最小剂量维持。在治疗过程中出现如下症状：不能解释的体重下降；呕吐、血便；吞咽困难；缺铁性贫血；GERD症状反复发作等，都需要进一步对患者进行评估。最后需要跟患者说明的是任何抗反流药物都不能阻止反流误吸的发生，所以在使用药物过程中也需要保持良好的生活方式及饮食习惯。

表 1-0-1　预防误吸总体治疗原则

防误吸屏障	治疗策略
咽喉部	饮食 / 行为
吞咽	吞咽训练
会厌	增加咳嗽敏感性
声带闭合功能	喉清洁, 咳嗽
食管	饮食 / 行为
食管上括约肌	括约肌松弛抑制剂
蠕动	中和胃酸的药物
食管下括约肌	促动力药
膈肌	吸气肌训练
肺	增加咳嗽敏感性
咳嗽	增强支气管廓清能力
黏膜屏障	
自身免疫功能, 炎症反应	受体阻断 阻断炎症反应及纤维化途径

对于有明显临床反流症状的慢性咳嗽患者推荐进行 2 个月经验性抗反流治疗。但是因为没有更多的研究资料支持,不建议长期使用抗反流药物。由于反流不是误吸的唯一因素,临床需要筛查与误吸相关的任何因素并进行干预,包括吞咽训练、胃肠造瘘、食管扩张术、促动力药物、减重、减少引起反流的药物、治疗并发症(阻塞性睡眠障碍、帕金森病等)、减少酒精摄入量、针对饮食习惯 / 行为的纠正,进一步提高照护水平。高分辨率食管运动功能评估及 24 小时 pH 监测可以了解治疗是否获益,包括是否有外科手术干预的指征。由于药物潜在的不良反应,在 COPD 及 CF 患者中经验性使用 PPI 需慎重。尽管 2015 年美国胸科学会推荐使用经验性抗酸治疗,但后续并没有支持性研究数据,反而有潜在不良反应的数据。

误吸相关肺疾病的总体预防包括临床医师增强防范意识,及时识别高危患者,将吸入的风险降至最低,具体原则包括以下几项。

对于手术患者,确保患者术前空腹 8 小时,术后 2 小时不进食。避免影响吞咽的医疗行为,包括服用镇静药物、抗精神病类药物,一些有危险因素的患者避免使用抗组胺药物。

对于有吞咽功能障碍的患者,特别是卒中后引起的吞咽功能障碍,需要进行语言及吞咽功能全面评估。经口进食好于鼻饲,食物要求软食,半流质好于液体食物。吞咽功能训练及早期下床对食管运动功能障碍的患者有帮助,可减少误吸肺炎的反复发作。接受肠内营养的患者建议半卧位替代俯卧位,减少反流误吸的风险。有口咽性吞咽功能障碍的患者在喂食时需内收下颌,将头转向一侧,鼓励患者小口吞咽,多次吞咽,每次吞咽后咳嗽。

昏迷患者插管 24 小时以上者,需要抗生素治疗。连续给药 2 个剂量能降低肺炎特别是早发肺炎的发生率。接受抗生素治疗的患者肺炎发生率比没有抗生素治疗的患者肺炎发生率低。

对于存在胃食管反流的患者,应用括约肌松弛抑制剂,PPI,加巴喷丁等靶向神经元致敏药物,抗反流手术等治疗原发病。

另外应该注意的是,治疗反流不等于治疗误吸,仅采用抑酸疗法对临床上怀疑误吸的病例的治疗效果并不总是有益的,甚至可能造成损害。建议对已经表现出反流症状或客观监测证实反流存在的病例进行抗反流治疗,对尚缺乏病理性反流证据的病例进行抗反流治疗时需谨慎。

（作者：施举红 审核：谢海雁）

参考文献

［1］ MARIK PE. Aspiration pneumonitis and aspiration pneumonia. N Engl J Med, 2001, 344 (9): 665-671.

［2］ HU X, LEE JS, PIANOSI PT, et al. Aspiration-related pulmonary syndromes. Chest, 2015, 147 (3): 815-823.

［3］ HU X, YI ES, RYU JH. Aspiration-related deaths in 57 consecutive patients: Autopsy study. PLoS One, 2014, 9 (7): e103795.

［4］ EL-SERAG HB, SWEET S, WINCHESTER CC, et al. Update on the epidemiology of gastro-oesophageal reflux disease: A systematic review. Gut, 2014, 63 (6): 871-880.

［5］ LEE AS, RYU JH. Aspiration pneumonia and related syndromes. Mayo Clin Proc, 2018, 93 (6): 752-762.

［6］ CHEN S, CHEN H, CHENG Y, et al. Gastric acid and pepsin work together in simulated gastric acid inhalation leading to pulmonary fibrosis in rats. Med Sci Monit, 2019, 25: 6153-6164.

［7］ HUNT EB, WARD C, POWER S, et al. The potential role of aspiration in the asthmatic airway. Chest, 2017, 151 (6): 1272-1278.

［8］ KILJANDER TO, JUNGHARD O, BECKMAN O, et al. Effect of esomeprazole 40 mg once or twice daily on asthma: a randomized, placebo-controlled study. Am J Respir Crit Care Med, 2010, 181 (10): 1042-1048.

［9］ MASTRONARDE JG, ANTHONISEN NR, CASTRO M, et al. Efficacy of esomeprazole for treatment of poorly controlled asthma. N Engl J Med, 2009, 360 (15): 1487-1499.

［10］ SHETH JS, BELPERIO JA, FISHBEIN MC, et al. Utility of transbronchial vs surgical lung biopsy in the diagnosis of suspected fibrotic interstitial lung disease. Chest, 2017, 151 (2): 389-399.

［11］ RYU AJ, NAVIN PJ, HU X, et al. Clinico-radiologic features of lung disease associated with aspiration identified on lung biopsy. Chest, 2019, 156 (6): 1160-1166.

［12］HU X, YI ES, RYU JH. Solitary lung masses due to occult aspiration. Am J Med, 2015, 128 (6): 655-658.

［13］AKBUNAR AT, KIRISTIOGLU I, ALPER E, et al. Diagnosis of orotracheal aspiration using radio-nuclide salivagram. Ann Nucl Med, 2003, 17 (5): 415-416.

［14］MARIK PE. Pulmonary aspiration syndromes. Curr Opin Pulm Med, 2011, 17 (3): 148-154.

第二章
误吸病因及检测手段

【要点提示】 本章全面展示了近年误吸病因及检测手段相关领域的研究成果。通过丰富的图片，从影像学、消化系统、耳鼻咽喉头颈外科及神经系统等多个角度，结合临床工作中的体会详细阐述了吞咽障碍、胃食管气道反流综合征、咽喉反流性疾病、神经源性吞咽障碍和误吸的病因、临床表现、流行病学以及多种检测手段。进一步强调了吞咽障碍和误吸的复杂性和异质性。为了达到科学有效的管理，应该遵循有序的诊断评估流程。本章重点介绍了反流性疾病常用问卷、视频透视吞咽检查（VFSS）、纤维鼻咽喉镜吞咽功能检查（FEES）、食管吞钡造影检查、消化内镜检查以及其他多种反流监测手段，也对目前该领域存在的不足进行了探讨，有很高的临床指导价值。

第 1 节 胃食管反流病的检测手段

一、概念和临床表现

胃内容物进入食管即胃食管反流（gastroesophageal reflux），是正常的生理过程，大多数反流很短暂，不会出现临床症状，引发食管损伤或其他并发症。而当胃（十二指肠）内容物反流引起不适症状和 / 或并发症时即为胃食管反流病（gastroesophageal reflux disease，GERD）。基于人群的 GERD 流行病学研究发现，每周至少发作 1 次 GERD 症状的患病率为 13%，西方国家发病率较高，亚太地区有上升趋势。目前认为 GERD 的危险因素包括年龄、肥胖、吸烟、饮酒、非甾体抗炎药、社会心理因素等。

2006 年蒙特利尔共识认为 GERD 包括食管症状和食管外症状，其中食管症状包括典型的反流症状和反流相关性胸痛。典型的反流症状指胃灼热（胸骨后烧灼感）和反流（胃内容物向咽部或口腔方向流动的感觉）。不典型症状包括上腹烧灼感、上腹痛、上腹胀、嗳气等。而食管外症状中明确与反流相关的包括反流相关性咳嗽、哮喘、喉炎、牙齿侵蚀，且反复发作的鼻窦炎、咽炎、中耳炎和肺间质纤维化也可能是 GERD 的食管外表现。

2019 年中国胃食管反流病多学科诊疗共识提出了胃食管气道反流性疾病综合征（gastroesophageal airway reflux disease，GARD），即消化道反流物对食管和气道等反流通道的刺激和损伤所造成的不适症状、并发症和 / 或终末器官效应的一种疾病。GARD 囊括了更多反流相关的疾病和终末器官效应（图 2-1-1），也使 GERD 的疾病内涵和诊疗科室（包括呼吸科、耳鼻喉科、口腔科、心内科、胸外科、普外科等）得到进一步拓展。

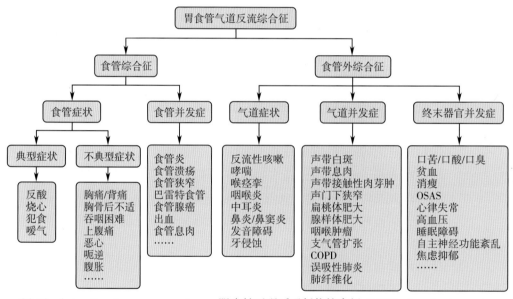

OSAS，obstructive sleep apnea syndrome，阻塞性睡眠呼吸暂停综合征；COPD，chronic obstructive pulmonary disease，慢性阻塞性肺疾病。

图 2-1-1　胃食管气道反流性疾病的临床表现

二、病理生理学机制

GERD 的发生是多种因素和多个部位参与的，但胃食管交界处（gastro-esophageal junction，GEJ）是 GERD 发生的初始部位，也是导致反流最重要的解剖部位。GERD 的病理生理学机制包括 GEJ 功能和结构障碍（如食管裂孔疝、食管下括约肌低压）、食管清除功能障碍、上皮防御功能减弱、食管敏感性增高及胃排空延迟等（图 2-1-2）。而食管上括约肌（upper esophageal sphincter，UES）是咽和食管之间的屏障，防止空气进入消化道,也防止反流物从食管进入咽喉部,UES 类似于一个位于咽部的"喷嘴",当高位反流突破 UES 高压带时以三种形式[3S 现象,spilling(涌出)、spraying(喷洒)、spurting(喷射)]参与形成食管外反流。

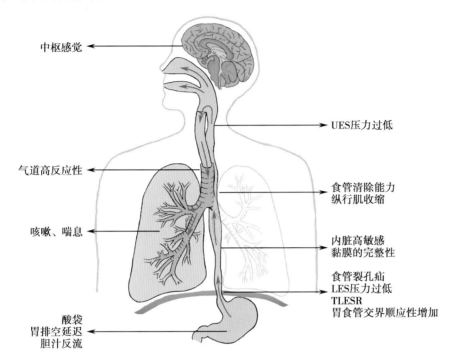

UES,upper esophageal sphincter,食管上括约肌;LES,low esophageal sphincter,
食管下括约肌;TLESR,transit LES relaxation,一过性食管下括约肌松弛。

图 2-1-2　胃食管反流病的发病机制

三、检测手段及诊断价值

　　根据典型的食管症状(反流和胃灼热)可拟诊 GERD,反流相关问卷可作为 GERD 诊断的辅助工具;质子泵抑制剂(proton pump inhibitors,PPI)试验性治疗也可以作为具有典型反流症状患者简便易行的诊断方法之一。食管反流监测为 GERD 提供客观的诊断依据,是确诊 GERD 的"金标准"。而在我国对于有反流症状的初诊患者建议内镜检查,以排除上消化道恶性肿瘤,并可在镜下发现糜烂性食管炎、巴雷特食管(Barrett esophagus,BE)、反流性狭窄等,为后续治疗提供疾病严重程度评估。此外,食管高分辨率测压可检测 GEJ 形态功能及食管动力状态,食管造影对于显示食管裂孔疝、食管狭窄等有帮助,可以作为 GERD 的辅助诊断方法。

　　GERD 的各种检测手段及诊断价值具体阐述如下。

(一)反流相关问卷

　　反流相关问卷可作为 GERD 诊断的辅助工具,其简便、快捷,便于在临床和门诊中广泛应用。目前临床中常用的反流问卷量表包括反流性疾病问卷量表(reflux disease questionnaire, RDQ）和 GERD 问卷量表（gastroesophageal reflux disease questionnaire, GerdQ）。RDQ 包含过去 7 天胸骨后烧灼感、胸骨后疼痛感、口腔有酸味、有东西从胃部向上移动而感到不适这 4 个症状的频率和程度（表 2-1-1）。GerdQ 包含胃灼热和反流的频率，症状影响睡眠和额外服药缓解症状的频率，当出现上腹痛和恶心症状则更不支持 GERD（表 2-1-2）。当 RDQ ≥ 12 分或 GerdQ ≥ 8 分时拟诊 GERD，GerdQ 中后两项评分 ≥ 3 分时考虑 GERD 影响生活质量。

表 2-1-1 反流性疾病问卷量表（RDQ）

单位：分

回想过去 7 天，您出现以下症状有多频繁？						
	无	<1 天/周	1 周 1 天	1 周 2~3 天	1 周 4~6 天	每天
胸骨后烧灼感	0	1	2	3	4	5
胸骨后疼痛感	0	1	2	3	4	5
口腔内有酸味	0	1	2	3	4	5
有东西从胃部向上移动而感到不适	0	1	2	3	4	5
回想过去 7 天，您认为以下症状出现时的程度如何？						
	无	很轻微	轻微	中度	较严重	严重
胸骨后烧灼感	0	1	2	3	4	5
胸骨后疼痛感	0	1	2	3	4	5
口腔内有酸味	0	1	2	3	4	5
有东西从胃部向上移动而感到不适	0	1	2	3	4	5

表 2-1-2 GERD 问卷量表（GerdQ）

单位：分

	0 天	1 天	2~3 天	4~7 天
您胸骨后出现烧灼感（烧心）的频率？	0	1	2	3
感觉到有胃内容物（液体或食物）返至喉咙或口腔（反流）的频率？	0	1	2	3
您感到上腹部中央疼痛的频率？	3	2	1	0
您感到恶心的频率？	3	2	1	0
由于您的烧心和/或反流而难以获得良好夜间睡眠的频率？	0	1	2	3
除医师告知服用的药物外，您额外服用药物来缓解烧心和/或反流的频率？（如碳酸钙、氢氧化铝等抗酸剂）	0	1	2	3

具有典型胃灼热和反流症状的患者,反流问卷的诊断价值较高。如以内镜检查发现食管炎和食管反流监测提示病理性反流为阳性诊断标准,RDQ 诊断 GERD 的灵敏度为 62%,特异度为 67%;GerdQ 诊断 GERD 的灵敏度为 65%,特异度为 71%。在比较 RDQ 和 GerdQ 对于 GERD 诊断的符合率时发现两者无明显差异。

(二) PPI 试验性治疗

PPI 是临床上最常用的抑酸剂,是治疗酸相关疾病的基石。PPI 诊断性治疗一般是标准剂量 PPI,每日 2 次,用药 1~2 周,症状明显改善,支持酸相关 GERD。其中标准剂量 PPI 是指奥美拉唑 20mg、兰索拉唑 30mg、泮托拉唑 40mg、雷贝拉唑 20mg、艾司奥美拉唑 20mg 或艾普拉唑 5mg。因此 PPI 试验性治疗对于具有典型反流胃灼热症状的患者,可作为初步诊断方法。西方国家研究显示 PPI 试验性治疗对于诊断 GERD 的灵敏度为 71%,特异度为 54%,我国的研究显示灵敏度较高,为 88.1%,而特异度偏低。在临床实践中,对于拟诊 GERD 或疑有反流相关食管外症状的患者,尤其是上消化道内镜检查阴性时,可采用 PPI 诊断性治疗协助诊断,临床可操作性较强。但 PPI 对于症状不典型的 GERD 患者的疗效较症状典型患者要差。

(三) 上消化道内镜

上消化道内镜(胃镜)检查的目的在于排除上消化道肿瘤、诊断反流性(糜烂性)食管炎和 BE,并发现其他 GERD 合并症(如食管狭窄、食管裂孔疝等)。因我国是上消化道肿瘤高发的国家,且胃镜检查成本低、开展广泛,故我国的 GERD 专家共识建议对具有反流症状的初诊患者均行内镜检查。

GERD 内镜诊断包括反流性食管炎(reflux esophagitis,RE)、非糜烂性反流病(non-erosive reflux disease,NERD)和 BE(图 2-1-3)。反流性食管炎根据洛杉矶(Los Angeles)分级系统进行分级(A~D 级),以反映 GERD 疾病的严重程度。洛杉矶 A 级(LA-A):1 个或 1 个以上食管黏膜破损,长度<5mm;B 级(LA-B):1 个或 1 个以上食管黏膜破损,长度≥5mm,病变之间无融合;C 级(LA-C):1 个或 1 个以上食管黏膜破损,病变间有融合,<75% 周径;D 级(LA-D):1 个或 1 个以上食管黏膜破损,病变之间有融合,≥75% 周径。其中 LA-C 级和 LA-D 级食管炎称为重度食管炎,这部分患者异常酸暴露时间(acid exposure time,AET)更长,且存在 LES 低压和食管体部动力下降。《胃食管反流病里昂共识》提出新的建议,将内镜下重度食管炎(LA-C 和 LA-D 级)、BE 病变黏膜长度>1cm、反流性食管狭窄这三种情况满足任一条可确诊为 GERD。

上消化道内镜除了可观察 GERD 黏膜损伤和并发症外,还可以观察胃食管阀瓣(gastroesophageal flap valve,GEFV)的状态及有无食管裂孔疝。GEFV 分级可反映 GEJ 抗反流屏障的功能。GEFV 的 Hill 分级(图 2-1-4):Hill Ⅰ 级,胃小弯顶端正常而突出的组织边缘或皱褶,紧紧包绕内镜;Hill Ⅱ 级,存在皱褶,但围绕镜身间断开闭(通常与呼吸相关);Hill Ⅲ 级,皱褶不明显且膈裂孔自由开放,不可见或可见微小滑动型食管裂孔疝;Hill Ⅳ 级,皱褶消失,膈裂孔明显增大,可见明确的滑动型食管裂孔疝,食管开放。研究显示,健康对照者主要 GEFV 分级为 Hill Ⅰ 级和 Ⅱ 级,反流患者主要为 Hill Ⅲ 级和Ⅳ级,随着 GEFV 分级的升高,抗反流屏障功能逐渐减弱,出现重度食管炎、BE、难治性 GERD 的风险逐渐升高,需要手术干预的必要性也逐渐增加。

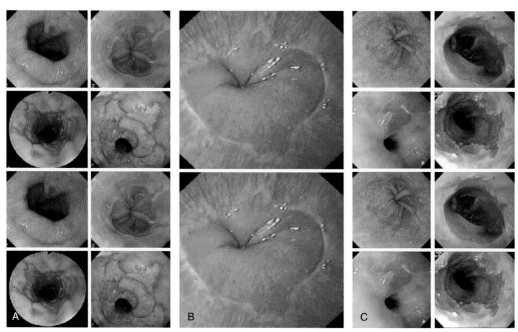

A. 反流性食管炎(左上 LA-A 级,右上 LA-B 级,左下 LA-C 级,右下 LA-D 级);
B. 非糜烂性反流病;C. 巴雷特食管。

图 2-1-3　GERD 内镜下表现

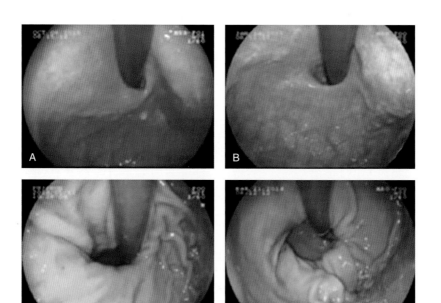

A. Hill Ⅰ级;B. Hill Ⅱ级;C. Hill Ⅲ级;D. Hill Ⅳ级。

图 2-1-4　胃食管阀瓣的 Hill 分级

(四) 食管反流监测

食管反流监测可检测食管腔内有无胃(十二指肠)内容物反流,为 GERD 诊断提供客观证据,是 GERD 诊断的"金标准"。以下情况需要行食管反流监测:①需要明确症状(食管症状或食管外症状)或食管黏膜损伤是否与反流相关;②具有反流相关症状,但抑酸剂治疗效果不佳;③评估反流的严重程度,以指导用药和预测疗效;④胃食管手术相关的评估,如抗反流手术的术前和术后评估以及经口内镜下肌切开(peroral endoscopic myotomy,POEM)术后评估;⑤功能性胃肠病的鉴别,如嗳气症、癔球症等。

食管反流监测可采用导管式监测或无线胶囊式监测。导管式监测包括单纯食管 pH 监测、食管 pH- 阻抗监测、食管 pH- 阻抗 - 动力联合监测(图 2-1-5),一般导管式监测时间为 24 小时。单纯食管 pH 监测仅能检测酸反流,以远端食管 pH<4 的时间(AET)>6% 或 DeMeester 评分>14.72 分为标准诊断病理性酸反流。食管 pH- 阻抗监测可监测酸反流(pH<4)、弱酸反流(pH 4~7)和非酸反流(pH>7),还可区分反流物性质(液体、气体或混合反流)、确定反流物的反流高度,可提高 GERD 的诊断率,并根据监测结果调整治疗策略,提高治疗效果。食管 pH- 阻抗 - 动力联合监测则在监测反流的同时监测食管体部动力的改变,在反流性咳嗽研究中联合动力监测能更准确地记录咳嗽事件,以及反映咳嗽与反流的相关性。

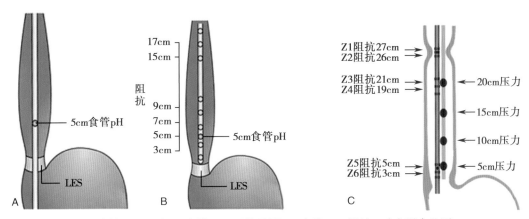

A. 食管 pH 监测;B. 食管 pH- 阻抗监测;C. 食管 pH- 阻抗 - 动力联合监测
(红点:pH 电极,灰条:阻抗电极,灰圆点:压力电极)。

图 2-1-5　导管式反流监测的导管电极示意

无线 pH 胶囊一般在内镜直视下放置在鳞柱状上皮交界处上 6cm 处(图 2-1-6)。与导管式监测相比,监测位置相对固定,患者耐受性提高,监测时间相对长(48~96 小时),并可显示日间差异。但费用高,广泛推行有一定难度。

判断症状(不管是食管症状还是食管外症状)与反流事件的相关性也是反流监测提供的另一重要参考数据,包括症状指数(symptom index,SI),症状敏感指数(symptom sensitivity index,SSI)和症状相关概率(symptom association probability,SAP)。SI 是与反流相关症状数占总症状数的百分比,SSI是指有症状的反流事件占所有反流事件的百分比,而SAP是以2分钟为时间窗,统计所有时间窗内是否存在反流事件、临床症状及其发生的频数,并制成2×2表,通过卡方检验计算反流事件对临床症状产生的影响有无统计学意义。当$SI\geqslant50\%$,$SSI\geqslant10\%$,$SAP\geqslant95\%$,判断为症状与反流事件相关。

(五) 食管测压

食管测压,目前主要用食管高分辨率测压,可反映食管的动力状态,包括食管体部的动力障碍和胃食管交界处的形态特点,对诊断GERD的价值有限,但可以更好地了解GERD的病理生理学机制。GERD患者常见的食管测压表现包括食管下括约肌(LES)压力下降、一过性食管下括约肌松弛(TLESR)、无效食管收缩、食管通过时间延缓以及食管上括约肌(UES)功能障碍等。

(六) 食管钡剂造影

食管钡剂造影检查不推荐作为胃食管反流的常规检查,但可显示食管裂孔疝、食管狭窄等,并可显示有无钡剂从胃反流至食管,对GERD诊断有补充作用,只是敏感性较低。

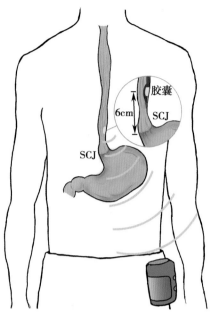

SCJ.鳞柱状上皮交界处。

图 2-1-6　无线 pH 胶囊监测示意

无线 pH 胶囊固定于 SCJ 上 6cm,体外有信号收集器进行数据采集和分析。

四、检测诊断手段小结

由此可见,GERD是临床常见疾病,但表现多样,食管症状和食管外症状谱广泛,需要引起临床医师重视并予以甄别。诊断GERD可借助多种检测手段,客观反流监测是诊断GERD的"金标准";内镜检查可提供食管炎、BE等证据;具有典型反流症状的患者应用RDQ和GerdQ量表评估以及PPI试验性治疗均有一定的诊断价值;食管高分辨率测压和食管钡餐造影则对食管形态和功能评估、辅助诊断GERD有一定帮助。因此,不管是消化科医师还是其他科临床医师,都可以适当应用上述手段识别并准确诊断GERD。

(作者:李晓青　审核:谢海雁　施举红)

参考文献

[1] 中华医学会消化病学分会. 2020年中国胃食管反流病专家共识. 中华消化杂志, 2020, 40 (10): 649-663.

[2] 中国医疗保健国际交流促进会胃食管反流多学科分会. 中国胃食管反流病多学科诊疗共识. 中

华胃食管反流病电子杂志, 2020, 7 (1): 1-28.

[3] GYAWALI CP, KAHRILAS PJ, SAVARINO E, et al. Modern diagnosis of GERD: The Lyon Consensus. Gut, 2018, 67 (7): 1351-1362.

[4] LI X, LIN S, WANG Z, et al. Gastroesophageal reflux disease and chronic cough: A possible mechanism elucidated by ambulatory pH-impedance-pressure monitoring. Neurogastroenterol Motil, 2019, 31 (12): e13707.

第 2 节　影像与上食管功能检测

一、吞咽功能的解剖基础

吞咽是人类最复杂的行为之一,中枢位于延髓,有约 50 对肌肉参与吞咽行为。根据解剖结构及发生的时间段,吞咽的过程分为口腔期、咽期及食管期。口腔期是吞咽动作的预备期,食物经过咀嚼,与唾液混合,形成合适质地和黏稠度的光滑食团,准备经过咽部及食管。咽期是食团经过舌腭弓及咽腭弓到达食管上括约肌的过程。食管期是食团从咽部经食管运输至胃的过程。

二、吞咽过程中的肌肉运动

(一) 口腔期

几乎全部为自主运动,主要功能是摄取食物及形成食团。面部肌肉群参与这个过程。口周肌肉群,包括口轮匝肌、提上唇肌、提上唇鼻翼肌、颧大肌、颧小肌、笑肌、降下唇肌、提口角肌、降口角肌、颊肌、颏肌,负责接收或吮吸食物、封闭口腔;颈阔肌及翼外肌的作用是打开下颌(张口);颞肌、咬肌、翼内肌的作用是关闭下颌(闭口)及碾磨食物。上述肌肉群以及颊肌、舌内外肌共同作用,形成和控制食团。

(二) 咽期

比口腔期更为复杂,具有内在解剖关系的 20 多对肌肉被触发后协同运动,才能将食团成功地从口腔运送到食管。咽期的运动又分为早期及晚期。

1. 咽期早期　腭帆张肌、腭帆提肌和悬雍垂肌收缩,封闭鼻咽部。收缩舌骨肌、二腹肌前腹、颏舌骨肌,在推送食团的同时,舌骨和喉向前上方移位,以保护气道。其他保护气道的措施:会厌倾斜盖住喉口;呼吸反射抑制;喉内在肌(杓会厌肌、环杓侧肌、杓横肌、杓斜肌、甲杓肌和环甲肌)收缩,使得双侧杓状软骨并拢,假声带闭合,声带增厚内收;此外,咽上缩肌、茎突舌肌、腭舌肌、翼咽肌、腭咽肌、茎突咽肌、咽鼓管咽肌、茎突舌骨肌和二腹肌后腹收缩,盖住咽口,防止食团反流入口腔。

2. 咽期晚期　颈前带状肌(甲状舌骨肌、胸骨舌骨肌、胸骨甲状肌、肩胛舌骨肌)、中咽缩肌和下咽缩肌,一起收缩,将食团从咽部清除,将舌骨和喉恢复到原始位置。食管上括约肌松弛,抑制喉上提所致的紧张性收缩及被动性开放,使得食团进入食管。

(三) 食管期

食团导致物理性扩张,吸气末胸腔负压增加,共同激发食管蠕动,使食团从咽部传送至胃。

三、吞咽过程的神经支配

吞咽过程是受皮质、皮质下中枢控制的随意运动,由位于延髓及脑桥的脑神经及其核团发生有意识地启动或反射性启动后的自然机体功能。主要有三叉神经、面神经、舌咽神经、迷走神经、副神经、舌下神经等脑神经参与。

(一) 口腔期

咀嚼运动的神经中枢位于脑桥下部及延髓上部,来自口腔的感觉信息经过第V、Ⅶ、Ⅸ脑神经的感觉支到达延髓上部和脑桥下部的孤束核和三叉神经脊束核。孤束核和三叉神经脊束核发出投射纤维至位于网状系统的吞咽模式发生器,由吞咽模式发生器再发出运动纤维经第V、Ⅶ、Ⅻ脑神经支配咀嚼肌。此外,口腔期大部分活动也受更高一级的前脑中枢调节。

(二) 咽期

肌肉收缩的协调运动由延髓尾部的一组相对固定的神经连接来控制。触发吞咽动作非常重要的大部分感觉信息,来自舌后部、腭弓和咽部,通过第Ⅸ、Ⅹ脑神经传入,而第V脑神经参与咀嚼的反馈控制。咽期的主要模式发动器位于孤束核及其腹侧,其纤维辐射至支配咽期参与吞咽肌肉的运动核,并接受来自端脑的大量下行冲动。这些下行冲动大部分都是兴奋性的,能促进吞咽的启动。

(三) 食管期

食管上1/3以横纹肌为主,食管蠕动大部分依赖迷走神经和完整的延髓反射;下2/3为平滑肌部分,迷走神经更多的是调节作用,通过自主的内在蠕动机制产生作用。支配食管横纹肌部分的运动神经元,位于延髓腹外侧疑核,支配平滑肌和食管下括约肌的运动神经元位于迷走神经背运动核,紧邻孤束核的腹侧。迷走神经内的感觉纤维到达孤束核,孤束核投射纤维至食管运动神经元,后者再支配食管,形成环路。

四、吞咽功能的影像检查

(一) 食管吞钡造影检查

食管吞钡造影检查即上消化道钡剂造影检查,是让受检者吞食糊状硫酸钡(显影剂)后,在X线透视下,动态观察钡剂由食管到胃的过程,以此来进行上消化道疾病的诊断。显影剂可用硫酸钡干混悬剂加水制备,硫酸钡不溶于水和脂质,不会被胃肠道黏膜吸收,对人基本无毒性。

钡餐检查时需要对患者进行口头指导和体位帮助。受检者取站立左后斜位(避免脊柱、手臂等遮挡食管),嘱受检者吞下显影剂后进行放射照相,取得食管显影后的平面图像。为获得病变部位最佳显示效果,也可进行正位、右后斜位等多个角度拍摄。

(二) 视频透视吞咽检查(VFSS)

视频透视吞咽检查(video fluoroscopic swallowing study,VFSS)即吞咽造影录像,是针对口、咽、喉、食管的吞咽运动所进行的特殊造影。在 X 线透视下,将荧光屏和录像机相连,使吞咽全过程图像资料完整记录下来,通过观察平片、录像,以及逐帧慢速回放、分析、发现吞咽功能异常,可用于协助诊治吞咽障碍。该方法可对整个吞咽过程进行较为详细地评估和分析,也可对舌、软腭、咽喉的解剖结构和吞咽物的运送过程进行观察。在检查过程中,医师或技师可指导患者在不同姿势下(尤其是改变头部的位置)进食,观察何种姿势更适合发现病变;当患者出现吞咽障碍,可以随时给予辅助手段或指导患者使用合适的代偿性手段以帮助其完成吞咽。这种检查对研究吞咽障碍的机制和原因也具有重要价值,因此被认为是吞咽障碍检查的"理想方法"和诊断的"金标准"。随着造影成像技术的进步,吞咽造影的影像资料目前已可通过数字化采集系统进行摄录,速度达到了 30 帧/s,可满足临床工作及科研的需要,促进了吞咽造影量化分析这一领域的开发及应用。

VFSS 检查应在标准的放射透视室进行,在吞咽过程中采取不同的体位、不同的方位进行观察。体位包括坐位或立位,方位包括正位、侧位、斜位等,以达到病变最佳显示效果为准。配制吞咽物时可选用复方泛影葡胺、硫酸钡、静脉对比剂等作为显影剂,根据需求配制成流质、半流质、浓稠以及固体等状态。进行检查时指示患者在透视下咽下吞咽物,完整记录下吞咽过程中的侧、正、斜位录像,观察吞咽时咽壁的收缩过程(显影剂经过口腔到食管的过程中咽部的协调性以及顺应性),会厌谷以及梨状窝有无滞留、残留,有无误吸,环咽肌的开放情况等。

若患者出现以下情况则停止全部或部分检查:①患者 40 秒内未完成吞咽,则终止检查;②临床症状严重者,可先以 1ml 造影剂进行小剂量吞咽检查,若出现误吸,则放弃加大剂量检查;③患者出现窒息、严重呛咳,则中止下一步吞咽。一旦发生误吸,应尽快进行体位排痰,雾化及振动排痰。

VFSS 有多方面的优点,可动态地观察吞咽时口腔、咽、食管的解剖结构和功能,对临床观察不到的功能障碍进行补充并提出一定评估:通过吞咽造影检查,我们可明确患者是否存在吞咽障碍,并可发现吞咽障碍的结构性或功能性异常的病因及部位、程度及代偿的情况;可显示吞咽困难发生的时相,以提示是否手术治疗或保守康复治疗;可明确是否发生误吸、渗漏及其原因,误吸发生的时间和严重程度;可对吞咽各阶段的时程,如食物的口腔运送时间(oral transit time,OTT)、钡剂通过咽腔的时间(pharyngeal transit time,PTT)等作出评估;可进行吞咽困难及误吸评分,为手术或康复治疗前后的对照提供支持;甚至可以进一步评价代偿的情况,如可否通过一些吞咽方法或调整食物的黏稠度来减轻吞咽障碍的程度,并为选择有效的治疗措施(如进食姿态治疗和姿势治疗)以及观察治疗效果提供依据。

因此可以看出,VFSS 在指导临床吞咽治疗的工作中具有重要意义,对临床上有吞咽障碍的患者是首选的检查方法。但实际操作中,还是有缺点:如患者必须到放射科保持站位、坐位或半坐位进行检查,需要一定的配合能力,不适用于病情严重,特别是接受机械通气的患者;检查中重复和频繁的放射照射对患者有一定损害;在评估过程中,无客观的与吞咽相关的动态参数,不能客观地量化吞咽功能,不同评判者临床经验不同,对检查结果的解释和判定可能存在较大差异等。因此,有时还需要结合其他影像学检查方法,以达到最佳诊疗效果。

五、吞咽造影的正常表现

(一) 正位的影像表现

正位图像是评价吞咽动作对称性的最佳观察位。两侧咽壁、会厌谷、梨状窝等均应对称,会厌尖、腭垂(悬雍垂)应无偏斜,两侧软腭高度应相同。通过一系列动态图像,观察造影剂从口内进入食管的过程。正位图像气管和食管重叠,观察欠佳。正位图像的观察内容及正常表现如下。

1. 钡团在口内成形。双侧会厌谷、梨状窝对称,会厌尖居中,两侧软腭等高(图 2-2-1)。

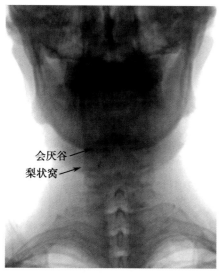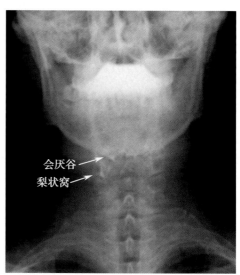

图 2-2-1　钡团在口内成形
双侧会厌谷、梨状窝对称,会厌尖居中,两侧软腭等高。

2. 经吞咽,钡团进入下咽,会厌将其分成左右两个对称的通道(图 2-2-2)。
3. 会厌收缩,环咽肌开放,钡团进入食管(图 2-2-3)。
4. 咽缩肌收缩,钡团被挤入食管(图 2-2-4)。
5. 钡团经过后,咽部无造影剂滞留(图 2-2-5)。

(二) 侧位的影像表现

侧位图像是评价从口腔内至颈段食管的吞咽功能及观察误吸的最佳观察位,此体位提供的信息量最大。显示口咽腔、下咽腔和喉腔结构清楚,有利于观察喉前庭、气管和食管情况。

正常两侧会厌谷、梨状窝重叠,观察欠佳。侧位图像的观察内容及正常表现如下。

1. 钡团在口内成形,舌根和软腭紧贴,关闭口腔后部,防止钡团溢入开放的喉腔(图 2-2-6)。

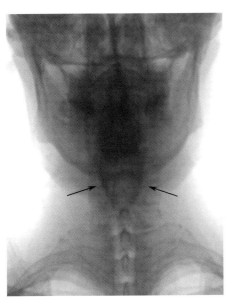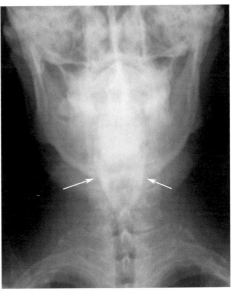

图 2-2-2 钡团进入下咽

钡团进入下咽,会厌将其分成左右两个对称的通道。

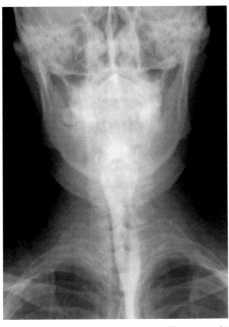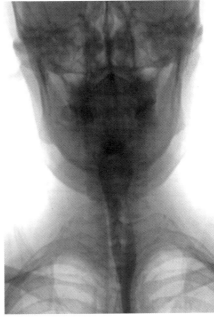

图 2-2-3 钡团进入食管

会厌收缩,环咽肌开放,钡团进入食管。

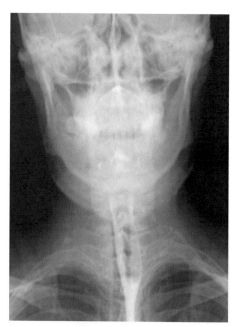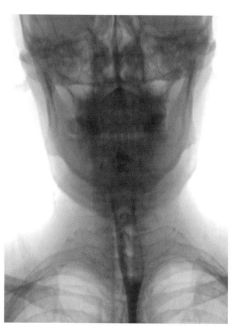

图 2-2-4　咽缩肌收缩,钡团被挤入食管

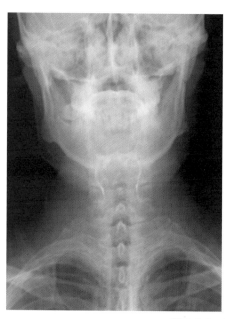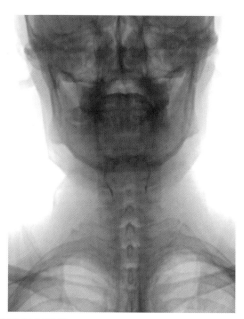

图 2-2-5　无造影剂滞留

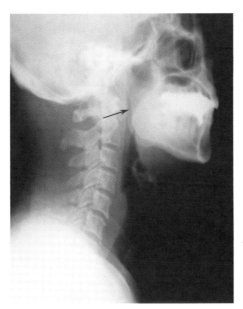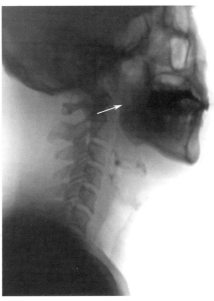

图 2-2-6 钡团在开口内形成

钡团在开口内形成,舌根和软腭紧贴,关闭口腔后部(箭头所指),防止钡团溢入开放的喉腔。

2. 经吞咽动作,钡团进入下咽。舌骨抬高,软腭上抬,防止钡剂向上进入鼻咽部。杓会厌皱襞收缩,关闭喉口(图 2-2-7)。

3. 咽上缩肌、咽中缩肌、咽下缩肌依次收缩,环咽肌舒张,钡团经过食管(图 2-2-8~图 2-2-10)。

4. 会厌上抬恢复静息位置,喉口开放(图 2-2-11)。

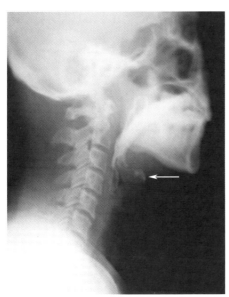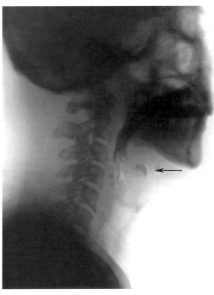

图 2-2-7 钡团进入下咽

舌骨抬高,软腭上抬,防止钡团涌入鼻咽部,杓会厌皱襞收缩,关闭喉口。

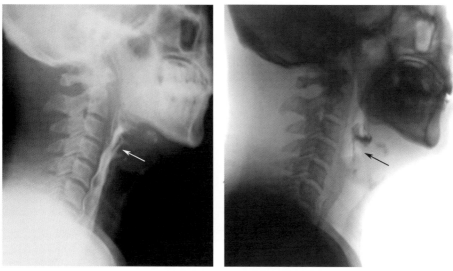

图 2-2-8 咽上缩肌收缩,钡团经过食管

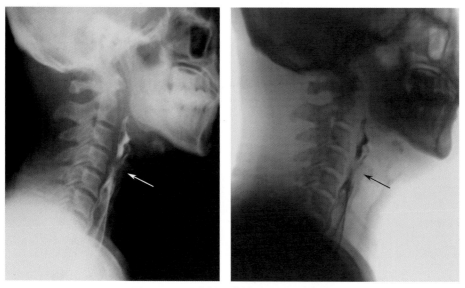

图 2-2-9 咽中缩肌收缩,钡团经过食管

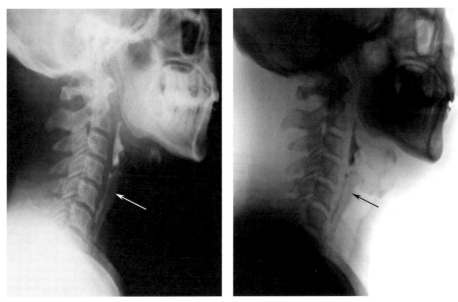

图 2-2-10　咽下缩肌收缩,环咽肌舒张,钡团经过食管

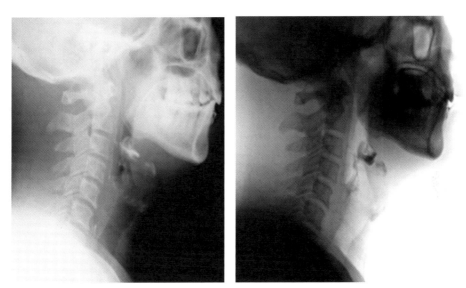

图 2-2-11　会厌上抬恢复静息位置,喉口开放

六、吞咽造影异常的影像表现

(一)吞咽障碍评估

吞咽造影检查发现的异常情况可以覆盖吞咽过程的三个阶段。

首先,口腔期的评估:观察食物有无从口腔漏出唇外,食团形成情况,咀嚼过程是否有分次吞咽,口腔运送时间,口腔有无食物残留,咽反射是否延迟,向舌根部移送及向咽部移送是否延迟,舌根及咽后壁收缩,软腭关闭功能。第二,咽期的评估:当食物经过咽部时,观察会厌关闭功能、喉前庭关闭功能,有无喉渗漏、误吸,食物在咽部潴留情况,喉上提功能。第三,食管期的评估:当食物进入食管时,观察环咽肌开放情况,如果不能正常开放,食物则不能顺利进入食管,还可以观察食管蠕动有无异常及食物通过食管的速度。

吞咽障碍影响患者生活质量,对吞咽困难程度进行评分,对于临床治疗方案的定制以及患者康复训练的方向有一定指导意义。临床常用评分系统为 Frowen 标准改良计分,根据 VFSS 表现观察 12 个指标,指标阳性计 1 分,阴性计 0 分,分值范围 0~12 分,计分越高说明吞咽困难越重。具体指标:①形成食团功能下降;②口腔运送时间延长;③软腭关闭功能下降;④咽反射延迟;⑤舌根和 / 或咽后壁收缩无力;⑥喉上提功能下降;⑦会厌关闭功能下降;⑧喉前庭关闭功能下降;⑨咽部潴留;⑩食管上括约肌开放障碍;⑪喉渗漏;⑫误吸。0 分正常,1~4 分为轻度异常,5~8 分为中度异常,9~12 分为重度异常。

(二)误吸的评估

误吸是吞咽障碍最严重的表现形式之一,由误吸引起的误吸性肺炎可能导致患者死亡率增加。根据误吸的表现形式及发生时相有不同的分类方法。

1. 显性误吸和隐性误吸

(1)显性误吸(apparent aspiration):指在进食过程中出现明显的呛咳或窒息,伴随进食、饮水及胃内容物反流突然出现呼吸道症状(如咳嗽和发绀)或吞咽后出现声音改变(声音嘶哑或咽喉部的气过水声),且病情较重、发展较快。

(2)隐性误吸(silent aspiration):又称沉默性误吸,指不伴咳嗽的误吸,部分患者仅表现为精神萎靡、神志淡漠、反应迟钝及食欲减退,往往直到出现误吸性肺炎才被觉察,不易引起注意;在临床诊疗过程中,往往隐性误吸的危害更大,误吸性肺炎发生率较高。

2. 吞咽前的误吸、吞咽时的误吸及吞咽后的误吸(图 2-2-12)

(1)吞咽前的误吸:在口咽期,由于口腔关闭不全,吞咽动作启动前造影剂渗漏到气管内。

(2)吞咽时的误吸:吞咽过程中,由于会厌关闭不全,造影剂渗漏到气管内。

(3)吞咽后的误吸:吞咽后造影剂在咽部残留,当会厌打开后,造影剂渗漏到气管内。

3. 误吸的半定量分析 临床上最常用的是 Rosenbek 渗漏 / 误吸量表,根据吞咽造影检查过程中对比剂是否进入气道、进入气道的深度以及能否排出分为 3 个类别、8 个等级。在 VFSS 检查过程中观察患者的表现,通过误吸量表,可以判断是否存在误吸及误吸的严重程度(表 2-2-1)。

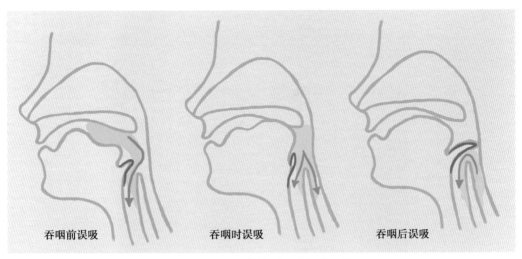

吞咽前误吸　　　　　　　　　吞咽时误吸　　　　　　　　　吞咽后误吸

图 2-2-12　吞咽前、中、后误吸示意

表 2-2-1　Rosenbek 渗漏／误吸量表

类别	分级	表现
无渗漏或误吸	1	食物未进入气道
渗漏	2	食物进入气道,存留在声带以上,并被清除出气道
	3	食物进入气道,存留在声带以上,未被清除出气道
	4	食物进入气道,附着于声带,并被清除出气道
误吸	5	食物进入气道,附着于声带,未被清除出气道、进入声带下
	6	食物进入达气道声带下,但可被清除气道或清除入喉部
	7	食物进入达气道声带下,虽用力亦不能清除出气道
	8	食物进入达气道声带下,无用力清除表现

七、吞咽障碍疾病的影像诊断

(一)口咽部疾病

1. 口咽部肿瘤

(1)临床表现:口咽部肿瘤是一种较严重且多发的恶性肿瘤,患病年龄通常为50~70 岁,男多于女,与烟草使用相关。口咽部恶性肿瘤本身可导致不同程度的吞咽功能障碍,主要影响食物的输送,主要表现为食物下咽困难、进食后呛咳、食物在口咽部潴留,鼻腔反流或误吸等症状。

(2)影像学表现

1)肿瘤占位引起梗阻性吞咽障碍:肿瘤失去了正常形态结构,肿瘤局部浸润、压迫、使软组织弹性下降等引起进食通道梗阻;也可由于侵犯神经造成咽喉肌肉麻痹。如果喉入口及声门不能很好闭合,吞咽时整个咽腔不能形成一个暂时封闭的空间,吞咽的压力梯度就会下降,食物不能很好地被压入食管中,引起吞咽障碍,如下咽癌(梨状窝型)主体位于梨状窝,占据了"食物通道",使得咽腔梗阻或侵犯食管入口导致梗阻性吞咽障碍,并易导致会厌谷、梨状窝食物、水潴留(图 2-2-13)。

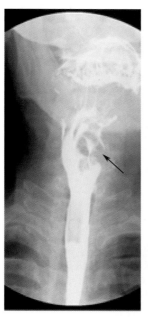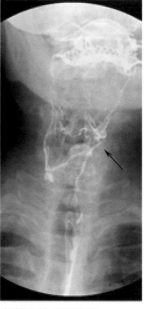

图 2-2-13 下咽癌引起梗阻性吞咽障碍

男,71 岁,喉镜发现咽喉肿物。食管钡餐检查示食管上端左侧可见
不规则充盈缺损征象(箭头),钡剂偏心性下行,少许钡剂吸入气道内。

2)肿物影响环咽肌开放的时间和宽度引起吞咽障碍:下咽癌(咽后壁型)影响环咽肌正常开放,从而导致吞咽障碍。环咽段平时呈潜在的关闭状态,防止将空气吸入食管,食团通过时环咽肌开放,同时喉向前上方运动,食团被咽缩肌挤压入食管,持续约0.2 秒,后环咽肌再有力收缩,关闭环咽段,防止食物反流。下咽癌(咽后壁型)可能侵及环咽肌,使其失去正常的生理功能,导致环咽肌松弛力差,表现为延迟开放或提前关闭,使食物滞留,引起吞咽障碍。

3)肿瘤引起的吞咽疼痛导致吞咽障碍:肿瘤晚期引发吞咽疼痛,往往吞咽时疼痛加剧,患者因疼痛不敢吞咽。

2. 颈部肿瘤术后

(1)临床表现:头颈部恶性肿瘤治疗后吞咽功能障碍的发生率为 50%~60%。喉部参与吞咽的过程:当食团通过咽峡后,由喉外肌(甲状舌骨肌、颏舌骨肌、下颌舌骨肌、二腹肌)将喉拉向前上,紧贴会厌,封闭咽与气管的通路,吞咽瞬间呼吸暂时停止;喉内括约肌(杓会厌肌、甲杓肌)控制喉入口和声门;两侧假声带因两侧杓状软骨合拢使前庭裂闭合,食团至会厌处自行分开,沿两侧梨状隐窝下降,使食物不入喉。颈部肿瘤喉切除术使气管和食管被永久性分离,咽部结构重建,吞咽功能也因此受到损伤。全喉切除术后吞咽障碍的发生率为 10%~89%,主要表现为食物潴留、食物渗漏、误吸及环咽肌功能障碍。

（2）影像学表现

1）食团下咽阻力增加，总吞咽时间也增加：肿瘤切除术后，咽喉部发生的主要变化是食团下咽阻力增加。喉切除使喉与周围肌肉组织离断，失去向前向上提拉打开咽食管的功能，当食团通过时，咽食管处呈塌陷状态，阻力增加。咽部推进动力下降及咽食管交界处阻力增加是导致咽喉吞咽困难的重要因素，且阻力增加更易影响吞咽过程。研究显示全喉切除后吞咽过程各部位压力情况，发现为保障食物顺利通过咽喉部，腭咽部压力持续时间增加，总吞咽时间也增加。手术切开环咽肌或食管上括约肌，原本附着于喉部的肌纤维遭到破坏，环咽肌功能下降，影响吞咽过程。

2）食管动力学障碍：颈部肿瘤切除后食管动力障碍的患者明显高于预期，主要包括食管蠕动障碍和下食管括约肌（lower esophageal sphincter，LES）功能受损，与手术和/或放疗导致食管内源性或外源性神经损伤有关。全喉切除后 LES 功能失调，在 LES 松弛期，胃内容物反流入食管，直接损伤局部黏膜，进而影响吞咽过程，若波及咽部，导致食团滞留于咽，产生误吸（图 2-2-14）。

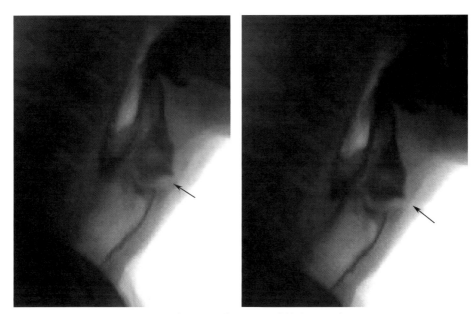

图 2-2-14　全喉切除术后 LES 功能失调所致误吸
男，57 岁，右舌根癌扩大切除术后。吞咽造影可见对比剂进入气道（箭头）。

3. 颈部放疗后

（1）临床表现：颈部及口咽部肿瘤手术治疗后，放射治疗（radiotherapy，RT）通常是治疗鼻咽癌的首选方法，80% 的头颈部肿瘤患者需要放疗且效果良好。鼻咽解剖学位置邻近重要结构，需要较高的放疗剂量和足够的靶区覆盖，因此高剂量放疗射线不仅会杀伤鼻咽部的肿瘤细胞，还会对颈部、肌肉、神经、口腔黏膜等组织造成放射性损伤，导致患者出现口干、咽痛，部分患者甚至出现吞咽功能障碍、声带麻痹、误吸性肺炎等严重并发症，严重影响患者的生命安全及生活质量。吞咽障碍是鼻咽癌放疗术后的后遗症之一,发生率达到 70%~80%,患者可出现张口困难、唾液分泌减少、食物运送困难、残留、误吸等症状,导致患者出现肺部感染甚至死亡。

(2)影像学表现

1)食物通过口腔及咽部的推送力不足,导致食团在口腔运送时间延迟,并残留于口腔及咽部。放疗过程中射线对口咽部舌肌、腭肌、咽部及颈部肌肉纤维化及腺体的损害,唾液腺(涎腺)功能减退可能导致进食后食物残留,唾液分泌减少导致口腔及咽部的唾液覆盖少,进食时食团缺乏良好的"润滑剂",从而影响食物的运送。

2)环咽肌(也称食管上括约肌,upper esophageal sphincter,UES)开放功能障碍。机制有两个方面:一是由于放射线照射后组织纤维化、肌肉顺应性降低,使舌骨位移不足、咽缩肌无力,导致上述 UES 开放先决条件失衡,同时食管入口良性狭窄,导致 UES 开放阻力增加;二是与后组脑神经(尤其是迷走神经)损伤有关,可能与脑卒中所致吞咽障碍有相似的发病机制。放疗后,后组脑神经的损伤也会导致患者的口咽、气道感觉减退,肌肉瘫痪,导致吞咽启动延迟,咳嗽反射减弱或缺失,吞咽相关肌群无力,出现吞咽障碍,增加误吸及肺部感染的风险。

3)舌骨活动度降低的患者发生渗透、误吸及梨状窝残留的概率明显升高(图 2-2-15)。可能的原因是舌骨移动牵拉力的下降,使 UES 机械性开放度降低,从而降低食物通过效率,使吞咽时间延长,甚至食物残留。食物残留可能导致溢出,进而进入喉前庭及气管,造成渗漏和误吸。舌骨垂直向上移动度的降低可能引起会厌 - 喉室关闭不全,食物反流进入声门下,引起呛咳,甚至误吸,造成严重后果。

4)放疗后会厌反转不良也可能引起会厌 - 喉室关闭不全。

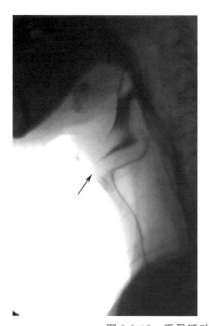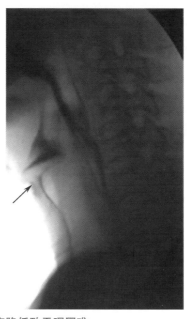

图 2-2-15 舌骨活动度降低致吞咽困难

男,57 岁。鼻咽癌放疗后 18 年,吞咽困难 4 年,加重伴声嘶 1 年。钡剂进入气道内(箭头)。

（二）食管病变

1. 食管癌

（1）临床表现：食管癌早期症状常不明显，但在吞咽粗硬食物时可能有不同程度的不适感觉，包括咽下食物哽噎感，胸骨后烧灼样、针刺样或牵拉摩擦样疼痛。食物通过缓慢，并有停滞感或异物感。哽噎感常通过吞咽水后缓解、消失。症状时轻时重，进展缓慢。中晚期食管癌典型的症状为进行性咽下困难，先是难咽干的食物，继而是半流质食物，最后水和唾液也不能咽下。常吐黏液样痰，为下咽的唾液和食管分泌物。患者逐渐消瘦、脱水、无力。持续胸痛或背痛表示为晚期症状，癌已侵犯食管外组织。若癌肿侵犯喉返神经，可出现声音嘶哑；若压迫颈交感神经节，可产生霍纳综合征（Horner syndrome）；若侵入气管、支气管，可形成食管、气管或支气管瘘，吞咽水或食物时剧烈呛咳，并发生呼吸系统感染，最后出现恶病质。若有肝、脑等脏器转移，可出现黄疸、腹水、昏迷等状态。

（2）影像学表现：主要检查方式为食管造影或VFSS。首选造影剂为泛影葡胺，慎用钡剂，主要原因为，如果引起食管气管瘘或食管纵隔瘘，钡剂在体内吸收困难，引发误吸性肺炎或纵隔感染治疗困难。食管癌在X线透视下一部分表现为黏膜皱襞改变，病变食管部位黏膜皱襞显影中断、增粗及紊乱，皱襞边缘欠光滑，蠕动僵硬甚至消失，有网格状或锯齿状阴影，钡剂通过时缓慢（图2-2-16）。一部分表现为龛影，因病变部位黏膜缺损，导致钡剂通过时部分残留在缺损处，在X线影像学上表现为龛影，实际组织学病变多为黏膜溃疡、糜烂等，龛影大小不等、形状不规则，单发为主，多发亦不罕见。还有一部分表现为管腔狭窄，病变局部管腔不规则，造影剂通过时扩张度不够，较正常食管狭窄，导致造影剂通过不畅，且通过时造影剂分布不均匀。如果病变为食管癌中晚期，且病变与气管或纵隔相连，则可以出现造影剂进入气管或纵隔，引起误吸。

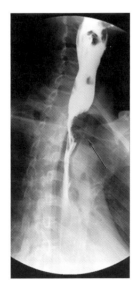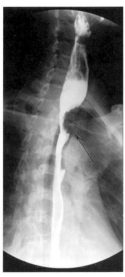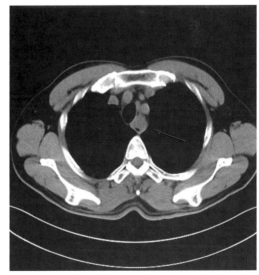

图2-2-16　食管癌在X线透视及CT下的表现

患者男，55岁，吞咽困难3个月。左图食管造影可见明显充盈缺损区，边缘毛糙，欠光整，可见造影剂经过缓慢（箭头）；右图CT中食管管壁可见明显增厚，管腔明显狭窄。

2. 食管异物

（1）临床表现：食管异物的严重程度与异物的特性和部位，及食管壁的损伤程度有关。一般有以下几个症状。

1）吞咽困难：与异物所造成的食管梗阻程度有关。完全梗阻者吞咽困难明显，流质饮食难以下咽，多在吞咽后立即出现恶心、呕吐；对于异物较小者，仍能进流质或半流质饮食。

2）异物梗阻感：若异物在上段食管，症状较明显；若异物在中下段食管，可无明显梗阻感或只有胸骨后异物阻塞感及隐痛。

3）疼痛：疼痛程度常表示食管异物对食管壁的损伤程度。较重的疼痛提示异物损伤食管肌层，应加以重视。光滑的异物通常表现为钝痛，边缘锐利和尖端异物表现为剧烈锐痛。异物嵌顿导致食管穿孔的患者常述胸痛，可伴有皮下气肿、气胸、局部脓肿等典型穿孔体征。

4）反流症状：患者常有反酸、胃灼热等症状。

5）呼吸道症状：主要表现为呼吸困难、咳嗽、发绀等。多发生于婴幼儿，特别是在食管入口及食管上段的异物。异物较大或尖锐带刺者，可压迫喉或损伤黏膜引起炎症。

（2）影像学表现：如果临床考虑食管异物，应立即进行胸部 X 线片、上消化道造影或胸部 CT 等检查，可以了解异物大小、形态、部位、是否穿透血管壁等。造影剂依旧首选泛影葡胺，慎用钡剂（图 2-2-17）。

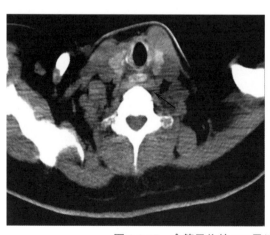
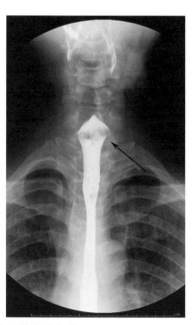

图 2-2-17 食管异物的 CT 及消化道造影表现

患者男，31 岁，误食枣核 3 小时。左图可见 CT 食管上端箭头所指处椭圆形高密度影；右图可见上消化道造影箭头所指处食管不规则充盈缺损，造影剂通过缓慢，可见异常低密度影。

3. 贲门失弛缓症

（1）临床表现

1）咽下困难：有 80%~95% 的贲门失弛缓症患者会出现咽下困难，大多呈间歇性发作，不伴疼痛症状，可能由情绪波动大、食物过冷、食物辛辣等原因所致，随着病情的发展可逐渐转变为持续性，部分患者会因此出现心理障碍。

2）疼痛：也是常见的贲门失弛缓症症状，发生率在 40%~90%，可以表现为闷痛、灼痛，也可以表现为针刺痛、割痛或锥痛。疼痛大多发生于胸骨后或中上腹，也有可能发生于胸背部、左季肋部等，疼痛可以持续几分钟或几小时。

3）食物反流：贲门失弛缓症可导致食物反流现象发生，大约 90% 的患者会出现这一症状，反流物可含有大量黏液或唾液，如果贲门失弛缓症合并食管炎或食管溃疡则可含有血液。食物反流一般晚于咽下困难症状发生，可发生于进食时、进食后或卧位时。

（2）影像学表现：食管钡餐造影是诊断本病最佳且易操作的方法。其特征性表现是食管远端缺乏原发性蠕动，食物和唾液难以排空。钡柱顶部可形成气 - 液平面。随着病程进展，可出现食管扩张甚至呈 "乙" 字状扭曲，偶可见食管体部宽大扩张。本病最典型的表现是食管下括约肌上方的下段食管逐渐变细，酷似鸟嘴，但在某些情况下可部分开放，使钡剂进入胃腔（图 2-2-18）。

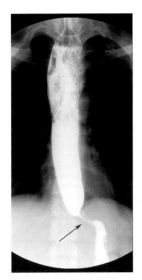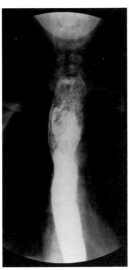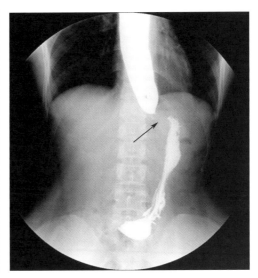

图 2-2-18　贲门失弛缓症患者食管的 "鸟嘴征"

患者女，40 岁。咽部不适，异物感 6 年。左图可见食管中下段明显扩张，近贲门处管腔纤细，形似鸟嘴；右图可见食管远端关闭时，食管内造影剂不能通过。

4. 食管憩室

食管憩室按发病部位可分为咽食管憩室、食管中段憩室和膈上食管憩室。一般有临床表现者多为咽食管憩室。

（1）临床表现：症状的出现可能与上食管括约肌功能不全、并发憩室炎以及憩室过大而产生压迫有关。早期症状表现为吞咽时咽部有异物感或梗阻感,并产生气过水声,随着憩室的增大,出现咽下困难和食物反流。咽下的唾液及夜间的食物反流导致支气管炎、肺炎、肺不张、肺脓肿等,呼吸时带有口臭。憩室囊袋扩大并下垂至颈椎左侧,在颈部可能触及一个柔软的肿块。憩室还可压迫喉返神经而出现声音嘶哑,压迫颈交感神经产生霍纳综合征。后期憩室继续扩大可引起食管完全性梗阻,并发憩室炎、溃疡、出血、穿孔,这类患者常有恶病质,部分病例可能发生食管癌。

(2)影像学表现:咽食管憩室通常为内压性后壁憩室,为咽食管交界部后壁的囊袋状影,可以下垂,钡剂先进入憩室,憩室内充满后再流入食管。巨大的憩室可将食管推移向前,引起食管梗阻。咽食管憩室也可发生在侧壁和前壁,但比较少见。咽食管憩室影像学表现为囊袋状钡囊影,宽基底,可见黏膜伸入其内,大小形态可变,边缘光滑,密度较均匀,对比剂能顺利排出。若合并憩室炎,则边缘显示毛糙,其内密度不均,对比剂排空缓慢,滞留时间较长。憩室较大者,则产生压迫症状,食管局部产生狭窄(图 2-2-19)。

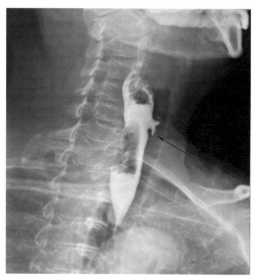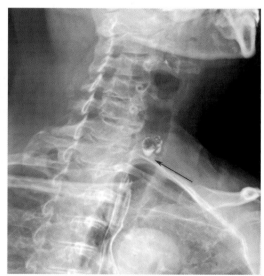

图 2-2-19　食管憩室
食管上段局部囊袋样突起,可见对比剂潴留(箭头)。

5. 颈椎骨质增生压迫食管

(1)临床表现:颈椎病是由于颈椎间盘组织的退变,继发椎体边缘骨质增生形成骨赘,压迫或刺激邻近组织引起相应症状。当骨赘位于颈椎前缘及前纵韧带钙化形成的突起直接压迫或刺激食管,使其狭窄时引起吞咽困难。其特点:①老年人发病;②多合并其他型颈椎病的症状;③吞咽困难出现时间较长,却无进行性加重的表现。

(2)影像学表现:食管钡餐造影检查显示食管管壁柔软,黏膜连续,部分患者有黏膜展平表现,正位可见钡剂分流及偏流,侧位食管后壁可见颈椎骨赘压迫形成的弧形压迹。若骨赘位于 1 个以上椎间隙时食管后壁则呈双弧形或波浪状压迹(图 2-2-20)。

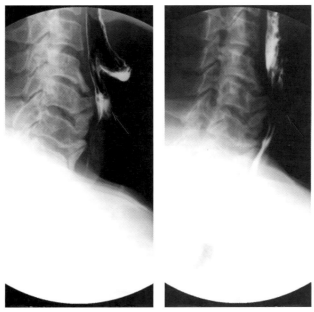

图 2-2-20 颈椎骨质增生压迫食管

患者男,65 岁。颈椎病伴吞咽异物感。箭头所示处食管后
方颈椎明显骨质增生,压迫前方食管,食管造影可见病变上
方明显造影剂残留。考虑颈椎骨质增生压迫食管。

6. 食管裂孔疝

(1)临床表现:食管裂孔疝(hiatal hernia of esophagus,HH),即腹腔内脏器(主要
包括胃)经膈肌食管裂孔进入胸腔所引起相应症状的疾病。其临床类型可分为四种
(Ⅰ~Ⅳ型):Ⅰ 型即滑动性裂孔疝,是临床最常见的类型,占所有裂孔疝的 95%,以膈
肌食管裂孔扩大和膈食管膜松弛为特征,破坏正常的食管抗反流机制,大多伴有不同
程度的胃食管反流疾病。Ⅱ 型即食管旁疝,胃食管连接处保持在正常的解剖位置,部
分胃通过膈肌裂孔、食管旁疝入胸腔内;Ⅲ 型,是前两种的混合型;Ⅳ 型指除胃以外,
腹腔内的其他脏器进入胸腔。早期可无症状或症状轻微,逐渐会出现胸骨后或剑突下
烧灼感、胃内容物上反感、上腹饱胀、嗳气等,严重者可累及心、肺,影响循环、呼吸系
统等功能,可并发不同程度的出血、贫血、食管狭窄、疝囊嵌顿等,严重影响患者生活
质量。

(2)影像学表现:上消化道造影是评价疝囊大小,确定疝缺损解剖结构、胃的方
向、胃食管连接处位置信息的重要诊断方法。根据患者体位及呼吸变化,通过对造影
剂钡餐的流动,对裂孔疝及胃黏膜进行较为全面的观察。滑动型裂孔疝主要表现为
膈上疝囊与出现粗大胃黏膜,贲门切迹(His 角)角度变钝,典型者可见 A 环(食管下
括约肌收缩环)、B 环(食管胃连接环)、C 环(胃通过食管裂孔狭窄环)的出现,即"三

环征"。通常认为胃食管连接部与膈肌食管裂孔间距>2cm考虑为滑动型食管裂孔疝；<2cm的分离程度归因于生理疝。若造影剂从胃腔流入食管旁膈上的疝囊则提示食管旁疝（图2-2-21）。

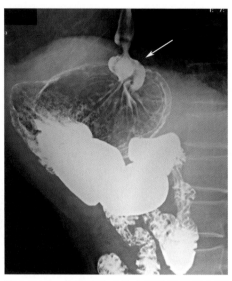

图2-2-21　食管裂孔疝的上消化道造影表现
患者男，75岁。上消化道造影显示胃组织
向上疝入胸腔（箭头），考虑食管裂孔疝。

（三）神经肌肉病变所致吞咽困难

神经肌肉病变经常会发生吞咽困难，主要原因为舌咽神经核运动纤维支配咽缩肌和茎突咽肌，迷走神经核运动纤维支配软腭、咽和喉肌。舌咽、迷走神经核受双侧皮质延髓束支配，此传导路病变可引起神经源性吞咽困难，表现为吞咽液体较固体物质明显困难，常伴饮水呛咳、构音障碍。与食管梗阻导致的机械性吞咽困难不同，后者主要表现为吞咽固态物困难。

1. 脑血管病变及脑干肿瘤病变

（1）临床表现：瓦伦贝格综合征（Wallenberg syndrome），小脑后下动脉或椎动脉闭塞导致疑核受损；脑桥血管病变影响皮质延髓束可引起吞咽困难。在脑血管疾病中常见疾病为脑干区出血及脑干区梗死。在脑干区梗死中，延髓外侧和内侧的梗死均较常见，外侧延髓梗死引起瓦伦贝格综合征，表现为吞咽困难、构音障碍、眩晕、眼球震颤、一侧霍纳综合征、对侧痛温觉减低。脑桥出血最常见，而延髓出血少见。绝大多数患者急性起病。昏迷、四肢瘫痪、呼吸衰竭和眼球活动障碍是最常见的临床表现，大多数患者存在感觉减退。前驱症状包括头痛、恶心、呕吐、呼吸功能障碍和构音障碍。脑干区肿瘤病变发生在延髓区或侵及延髓时，患者会出现吞咽困难症状，主要是第Ⅸ、Ⅹ脑神经损伤，之后会出现咽反射减弱，吞咽困难症状。脑干区胶质瘤、海绵状血管瘤常见。

（2）影像学表现：双侧吞咽中心受损时，咽反射就会消失，单侧疑核损伤会出现咽部肌肉、声带及软腭麻痹，造影剂反流入鼻腔内，造影剂在咽部潴留，造影剂渗漏甚至误吸到气管里。当延髓吞咽中枢一侧中央部分受损后，由于与对侧中枢的联系受到损害，导致咽部肌肉无法序贯性运动，使吞咽过程中咽期延长，出现呛咳等吞咽障碍的临床表现（图2-2-22）。

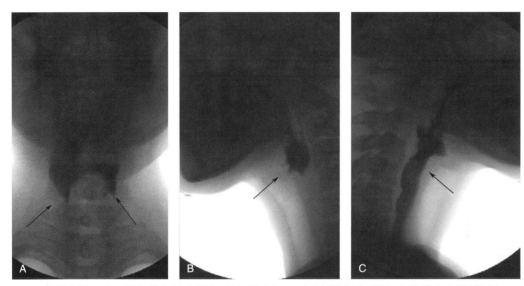

A. 吞咽造影显示双侧食管上括约肌未开放（箭头）；B. 对比剂滞留在咽部，未能进入食管（箭头）；
C. 左侧食管上括约肌切除术后吞咽造影检查显示对比剂进入食管（箭头）。

图 2-2-22 脑血管疾病及脑肿瘤患者的术后影像学表现

患者女，40岁，吞咽障碍伴右侧偏身障碍7个月。7个月前患者突发意识障碍，诊为"蛛网膜下腔出血，左侧椎动脉瘤，高血压"，动脉瘤栓塞术后出现饮水呛咳、吞咽困难、言语不清伴右侧偏身感觉障碍。

2. 多系统病变

（1）一些多系统病变会出现吞咽困难症状，例如帕金森病、进行性核上性麻痹等。

帕金森病患者由于运动障碍导致舌运动减少，咽部不能提升，吞咽反射减少和咽部蠕动减少容易导致吞咽困难。吞咽困难、呛咳是帕金森病常见的症状之一，也是导致患者误吸性肺炎、恶病质的主要原因，误吸性肺炎常是危及晚期帕金森病患者生命的重要原因。临床上帕金森病患者自觉吞咽功能障碍者较少，仅占9%~23%，但吞咽造影检查中95%的患者显示异常。

（2）吞咽造影表现：帕金森病患者典型表现为咀嚼时舌运动不协调，前部分从底部向上重复运动，而后部分仍然靠近上颚，从而阻止吞咽的进展，导致吞咽后口腔造影剂残留。造影剂从口腔外溢是另一特征，其原因是唇括约肌闭合不足、吞咽频率降低及颈部前屈导致造影剂溢出。咽相位异常表现为吞咽反射延迟、喉抬高降低、咽收缩肌强度降低，导致会厌谷和梨状窦残留进而有更高的误吸风险（图2-2-23）。

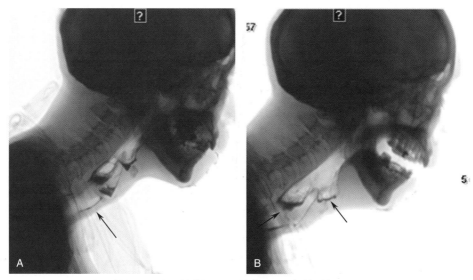

A. 吞咽造影显示对比剂渗漏至喉前庭,进入气管(箭头),考虑误吸;

B. 同时见会厌谷及梨状窝潴留(箭头)。

图 2-2-23 帕金森病患者吞咽的影像表现

患者男,65 岁,帕金森病 6 年,临床表现为呛咳。

(作者:张竹花 陈 钰 苏 童 刘春晓 刘昊喆 王彦玲 张 哲

审核:谢海雁 施举红)

参考文献

［1］JONES B. Normal and abnormal swallowing: Imaging in diagnosis and therapy. 2nd ed. Berlin: Springer, 2002.

［2］SMITHUIS R. Radiology assistant: Swallowing disorders update [EB/OL].[2022-08-13]. https://radiologyassistant. nl/head-neck/swallowing/swallowing-disorders-update.

［3］ROSENBEK C, ROBBINS A, ROECKER B, et al. A penetration aspiration scale. Dysphagia, 1996, 11 (2): 93-98.

［4］戴萌, 窦祖林, 卫小梅, 等. 吞咽造影的分析及应用进展. 中国康复医学杂志, 2016, 31 (11): 1269-1272.

第 3 节 咽喉反流性疾病识别方法

咽喉反流性疾病(laryngopharyngeal reflux disease,LPRD)是耳鼻咽喉头颈外科常见疾病,但是其症状和体征缺乏特征性,目前国内外尚缺乏统一的诊断、治疗标准。现阶段普遍对于 LPRD 的定义是,胃内容物反流至食管上括约肌以上部位,引起一系列症状和体征的总称。本节 LPRD 的主要受累器官位于咽、喉、鼻腔、鼻窦、中耳以及口腔等结构,对于下呼吸道是否为 LPRD 累及的靶器官不在本节中介绍。虽然国内外学者对于 LPRD 进行了大量研究,中华医学会耳鼻咽喉头颈外科学分会于 2015 年也制定了《咽喉反流性疾病诊断与治疗专家共识》,但是目前仍有诸多问题不甚明了。

一、咽喉反流与 LPRD

咽喉反流(laryngopharyngeal reflux)是造成 LPRD 的直接原因。研究发现胃蛋白酶在 pH>4 的情况下仍然有活性,因此确定 pH 为多少可以定义为咽喉反流目前尚有争论;借鉴消化内科的经验,目前耳鼻咽喉头颈外科学界一般将胃内容物反流至咽喉部 pH 一过性低于 4 的情况称为咽喉反流或咽喉反流事件。需要明确的是,仅仅有咽喉反流发生并不一定都会引起 LPRD,诊断 LPRD 还应该有咽喉反流的常见症状和体征。

二、LPRD 的流行病学资料及致病机制

国内目前尚缺乏准确的 LPRD 流行病学资料。多个单中心社区小样本资料显示患病率为 5.00%~6.68%。一项基于就诊于耳鼻咽喉科门诊患者的多中心流行病学资料显示可疑 LPRD 患者在耳鼻咽喉科门诊的构成比为 10.15%,这些 LPRD 患者基本为疑似诊断,均未获得确诊证据。国外资料显示患病率为 3%~9%。

LPRD 的致病机制包括两种学说:反流机制学说和反射机制学说。反流机制学说认为导致反流的根本机制在于食管下括约肌松弛,食管上括约肌松弛亦是发生反流的原因之一;而反流物(包括胃内容物和肠内容物)可为液态,亦可为气态,对上呼吸道、消化道黏膜具有直接损伤作用。同时由于咽喉部黏膜的碳酸酐酶相对较少,对胃酸等化学刺激抵抗力较差,更容易导致损伤。

反射机制学说认为迷走神经分支同时支配食管远端、咽、喉、气管以及支气管等部位,因此当胃内容物反流刺激远端食管时,可激发该神经反射通路,导致咽痒、咳嗽、清嗓、咽部分泌物增多等呼吸道症状。

焦虑、抑郁等精神因素及睡眠障碍亦可加重机体对刺激物的敏感性。

三、LPRD 的症状与体征

(一) 症状

LPRD 的常见症状多种多样,且缺乏特征性,主要包括咽干咽痛、声音嘶哑、频繁清嗓、咳嗽、咽喉部黏液多、鼻涕倒流、咽喉部异物感、窒息感、阵发性喉痉挛、吞咽困难、耳痛、耳闷、灼口(口干)、口臭等。因此当患者出现这些症状时需要考虑是否存在 LPRD;这些可能的咽喉反流症状往往并不伴有典型反酸、胃灼热等胃食管反流症状。

(二) 体征

LPRD 体征同样缺乏特征性,尤其是咽部体征,而喉部体征可能更有提示意义。咽部体征包括咽黏膜充血,淋巴滤泡增生,腭扁桃体及舌扁桃体增生,腭垂(悬雍垂)水肿等,儿童则可以表现为腺样体增生。更有特征性的体征是喉部体征,诊断 LPRD 更重视

的也是喉部体征。喉部体征包括后连合黏膜红斑及增生(图 2-3-1),喉黏膜弥漫性充血水肿、声带黏液附着,声带突肉芽肿(接触性肉芽肿)(图 2-3-2),喉室变浅消失以及假性声带沟(图 2-3-3)等。除咽喉部体征外,LPRD 还可能表现出舌苔肥厚、龋齿等。

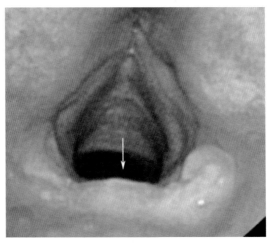

图 2-3-1 后连合增生
箭头所指部位为增生的后连合。

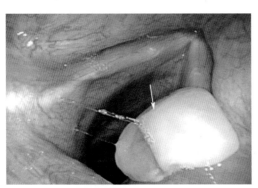

图 2-3-2 声带突肉芽肿
声带突肉芽肿,又称接触性肉芽肿,其发生部位多位于双侧声带后端的声带突。箭头所指部位为声带突肉芽肿,可见该肉芽肿表面光滑,位于声带后部的声带突,而不是喉肿瘤常见的声带前中部。

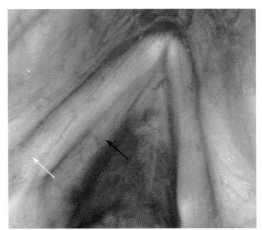

图 2-3-3 假性声带沟
沟状结构(白色箭头)的形成是由于声带下方黏膜增生(黑色箭头)所致,有别于声带沟的形成原理及部位,所以称为假性声带沟。

四、LPRD 的诊断

由于 LPRD 临床表现多种多样,又缺乏特征性,因此确诊并不容易。一般情况下诊断可以分为疑似 LPRD 和确诊 LPRD。

(一) 疑似 LPRD

通过详细的病史询问和喉镜检查,可以进行反流症状指数评分和反流体征评分,分别采用的工具是反流症状指数评分量表(reflux symptom index,RSI)和反流体征评分量表(reflux finding score,RFS)。这两个量表已经进行过中文版信度效度检验,《咽喉反流性疾病诊断与治疗专家共识(2015 年)》也将 RSI 和 RFS 作为疑似诊断的推荐工具。需要指出的是,上述两个量表并不能涵盖所有症状和体征,各项指标也缺乏特异性,并且会受到患者和医生主观影响;但由于目前没有更合适的筛查手段,因此仍然作为推荐工具。

反流症状指数量表(表 2-3-1)主要包括声音嘶哑、持续清嗓、吞咽不畅、咽异物感等主要症状,每个症状得分相加的总和>13 分作为疑似 LPRD 的标准。

表 2-3-1　反流症状指数评分量表

单位:分

过去几个月哪些症状困扰你?	0 分 = 无症状,5 分 = 非常严重					
声嘶或发音障碍	0	1	2	3	4	5
持续清嗓	0	1	2	3	4	5
痰多或鼻涕倒流	0	1	2	3	4	5
吞咽食物、水、药物不利	0	1	2	3	4	5
饭后或躺下咳嗽	0	1	2	3	4	5
呼吸不畅或反复窒息发作	0	1	2	3	4	5
烦人的咳嗽	0	1	2	3	4	5
咽喉异物感	0	1	2	3	4	5
胃灼热、胸痛、胃痛	0	1	2	3	4	5
总分						

反流体征评分量表(表 2-3-2)列出的体征主要是喉部体征,包括假性声带沟、喉室消失或变浅、喉黏膜红斑充血、声带水肿、弥漫性喉水肿、后连合增生、声带突肉芽肿、喉黏膜黏稠的黏液附着等,各体征得分相加总和大于 7 分作为疑似诊断 LPRD 的标准。喉镜检查(包括纤维喉镜、电子喉镜)在反流体征评分中具有非常重要的作用,喉镜前端镜头可弯曲,可以全面观察咽喉状态;并且还可以针对不易暴露或深在部位进行仔细观察,例如假性声带沟等重要体征不借助喉镜检查是难以发现的。另外,喉镜还可以排除咽喉部其他器质性疾病及进行声带运动评估等。需要明确的是借助喉镜进行反流体征评估时,观察者需要经过培训,方能准确掌握,否则可能会影响判断的准确性。

表 2-3-2　反流体征评分量表

单位：分

体征	评分标准	得分
假性声带沟	0 = 无，2 = 存在	
喉室消失	0 = 无，2 = 部分，4 = 完全	
红斑 / 充血	0 = 无，2 = 局限于杓状软骨，4 = 弥漫	
声带水肿	0 = 无，1 = 轻度，2 = 中度，3 = 重度	
弥漫性喉水肿	0 = 无，1 = 轻度，2 = 中度，3 = 重度，4 = 堵塞	
后连合增生	0 = 无，1 = 轻度，2 = 中度，3 = 重度，4 = 堵塞	
声带突肉芽肿	0 = 无，2 = 存在	
喉内黏液附着	0 = 无，2 = 存在	
总分		

（二）确诊 LPRD

按照《咽喉反流性疾病诊断与治疗专家共识（2015 年）》意见对于疑似 LPRD 的患者进行 2~8 周质子泵抑制剂（proton pump inhibitor，PPI）诊断性治疗，如有效则可确诊该病；或者进行 24 小时喉咽食管 pH（或阻抗 -pH）监测，若 24 小时咽喉酸反流事件 ≥3 次或喉咽部 pH<4 的总时间 ≥1% 或 24 小时内喉咽反流面积指数（reflux area index，RAI）>6.3 即可确诊 LPRD；或者咽部 pH 监测（DX-pH）诊断指标——直立位时 Ryan 指数 >9.41 或 / 和卧位 Ryan 指数 >6.79，亦可确诊 LPRD。

2~8 周 PPI 推荐方案：标准剂量，每天 2 次，饭前 30~60 分钟服用。为避免诊断治疗出现较高的假阴性，多数学者建议诊断治疗时长为 8 周，考虑到患者依从性等原因，最少时间不低于 2 周（相关内容参见本书第二章第 1 节）。

（三）诊断流程

LPRD 的具体诊断流程见图 2-3-4。

（四）诊断注意事项

1. **关于 RSI 和 RFS 评估**　这两个量表均是 20 多年前由 Belafsky 等设计，由于当时对于 LPRD 认识的局限性，受到主观影响较大，因此并不是非常完美的筛查工具；由于其相对简单快捷，且国内有信度效度分析和检验，且无其他更适合的筛查工具，因此目前还是以这两个量表为筛查手段；但在使用时需要仔细分析患者症状并熟练掌握体征判断标准，否则可能会出现较大偏差。

2. **关于诊断治疗**　LPRD 诊断治疗主要参考了胃食管反流疾病的相关诊断治疗经验，认为该方法简便有效，但其实诊断治疗的时长仍未统一。国内《咽喉反流性疾病诊断与治疗专家共识（2015 年）》中推荐的 8 周时长是基于胃食管反流疾病诊治经验、中国国情及患者依从性确定的。目前尚缺乏足够充分的临床数据支持。诊断治疗时长及方案的标准化将是今后重点研究的方向。另外需要关注质子泵抑制剂的不良反应。

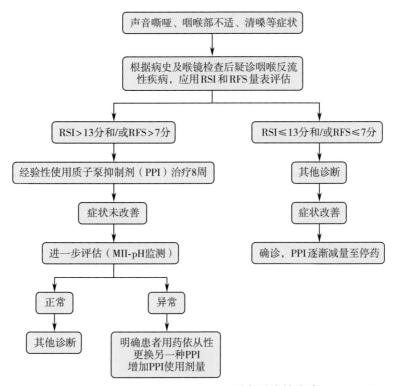

LPRD. laryngopharyngeal reflux disease，咽喉反流性疾病；RSI. Reflux Symptom Index，RSI 反流症状指数评分；RFS. Reflux Finding Score，反流体征评分；PPI. proton pump inhibitor，质子泵抑制剂；MII-pH 监测. 多通道腔内阻抗 -PH 监测（多通道腔内阻抗，multichannel intraluminal impedance，MII）。

图 2-3-4　LPRD 的诊断流程图

3. 关于客观检查手段　目前认为诊断 LPRD 的"金标准"是 24 小时喉咽部 pH 监测。判定咽喉反流事件必须符合：①喉咽 pH<4；②食管 pH 降低随后发生喉咽 pH 降低；③排除进食或吞咽时的 pH 降低；④ pH 快速下降而非缓慢下降。虽然标准清晰可执行，但国内能开展这项检查的医院并不是很多，并且只能监测到酸反流情况；同时正如前文所述，胃蛋白酶在 pH>4 的环境中仍有活性，而胃蛋白酶的活性是 LPRD 发生的主要机制；24 小时喉咽部 pH 监测可能会出现假阴性的结果。

　　弥补 24 小时喉咽部 pH 监测不足的另一手段是咽部 pH 监测，该监测系统可实时监测咽喉部气体 pH，并以 Ryan 指数反映检测结果。通过设定 pH<5.5（站立位）和 pH<5.0（卧位）这两个刻度以下 24 小时内反流次数、反流时间百分比及最长反流时间等参数综合计算出 Ryan 指数，以直立位 Ryan 指数>9.41 或 / 和卧位 Ryan 指数>6.79 为诊断标准。从这种监测手段中可以看出仍有局限性：探头贴附性、位置准确性将影响结果；设备及耗材价格较高，操作较烦琐使得不能广泛开展；另外 Ryan 指数的获得仅仅是国外数十例受试者的结果，在国内验证过程中亦有显示并不完全适合国人等。

　　4. 关于唾液胃蛋白酶检测　除《咽喉反流性疾病诊断与治疗专家共识(2015 年)》

推荐的客观检查手段外,还有学者希望从唾液样本的胃蛋白酶水平中找到另一客观诊断的方法,并且取得较好的结果。但由于唾液中的胃蛋白酶浓度是动态变化的,其检测时机、样本收集部位和病理阈值仍存在争议。

（作者：王　剑　审核：谢海雁　施举红）

参考文献

［1］ 中华耳鼻咽喉头颈外科杂志编辑委员会咽喉组, 中华医学会耳鼻咽喉头颈外科学分会咽喉学组. 咽喉反流性疾病诊断与治疗专家共识 (2015 年). 中华耳鼻咽喉头颈外科杂志, 2016, 51 (5): 324-326.

［2］ BARRETT CM, PATEL D, VAEZI MF. Laryngopharyngeal reflux and atypical gastroesophageal reflux disease. Gastrointest Endosc Clin N Am, 2020, 30 (2): 361-376.

［3］ LECHIEN JR, HANS S, BOBIN F, et al. Atypical clinical presentation of laryngopharyngeal reflux: A 5-year case series. J Clin Med, 2021, 10 (11)

［4］ 李进让, 肖水芳, 李湘平, 等. 咽喉反流性疾病诊断与治疗专家共识 (2015 年) 解读. 中华耳鼻咽喉头颈外科杂志, 2016, 51 (5): 327-332.

［5］ 郑杰元, 张立红, 李进让. 咽喉反流症状指数量表中文版信度和效度评价 [C]// 中华医学会第十三次全国耳鼻咽喉头颈外科学术会议论文集.: 115-115.

［6］ 李进让, PETER C BELAFSKY, 张立红. 中国喉科医师应用反流体征评分量表的信度研究. 中国耳鼻咽喉头颈外科, 2012, 19 (7): 388-390.

［7］ BELAFSKY PC, POSTMA GN, KOUFMAN JA. Validity and reliability of the reflux symptom index (RSI). J Voice, 2002, 16 (2): 274-277.

［8］ BELAFSKY PC, POSTMA GN, KOUFMAN JA. The validity and reliability of the reflux finding score (RFS). Laryngoscope, 2001, 111 (8): 1313-1317.

［9］ CALVO-HENRíQUEZ C, RUANO-RAVINA A, VAAMONDE P, et al. Is pepsin a reliable marker of laryngopharyngeal reflux? A systematic review. Otolaryngol Head Neck Surg, 2017, 157 (3): 385-391.

［10］ 王嘉森, 李进让, 吴慕坤. 胃蛋白酶试纸条检测诊断咽喉反流性疾病的可行性分析. 中华耳鼻咽喉头颈外科杂志, 2019, 54 (7): 501-505.

［11］ 邹哲飞, 陈伟, 袁琨, 等. 武汉市咽喉反流性疾病流行病学研究. 听力学及言语疾病杂志, 2018, 26 (06): 638-641.

［12］ 陈贤明, 李垚, 郭文玲, 等. 福州地区咽喉反流性疾病的流行病学调查. 中华耳鼻咽喉头颈外科杂志, 2016, 51 (12): 909-913.

［13］ XIAO S, LI J, ZHENG H, et al. An epidemiological survey of laryngopharyngeal reflux disease at the otorhinolaryngology-head and neck surgery clinics in China. Eur Arch Otorhinolaryngol, 2020, 277 (10): 2829-2838.

［14］ KAMANI T, PENNEY S, MITRA I, et al. The prevalence of laryngopharyngeal reflux in the English population. Eur Arch Otorhinolaryngol, 2012, 269 (10): 2219-2225.

［15］ SPANTIDEAS N, DROSOU E, BOUGEA A, et al. Laryngopharyngeal reflux disease in the Greek general population, prevalence and risk factors. BMC Ear Nose Throat Disord, 2015, 15: 7.

［16］ LECHIEN JR, PERAZZO PS, CECCON FP, et al. Management of laryngopharyngeal reflux in Brazil: A national survey. Braz J Otorhinolaryngol, 2022, 88 (6): 850-857.

［17］ WOOD JM, HUSSEY DJ, WOODS CM, et al. Biomarkers and laryngopharyngeal reflux. J Laryngol Otol, 2011, 125 (12): 1218-1224.

［18］ LI J, WANG J, WU M, et al. The role of nonacid reflux in laryngopharyngeal reflux diseases. Eur Arch Otorhinolaryngol, 2020, 277 (10): 2813-2819.

［19］ KANEMITSU Y, KUROKAWA R, TAKEDA N, et al. Clinical impact of gastroesophageal reflux disease in patients with subacute/chronic cough. Allergol Int, 2019, 68 (4): 478-485.

［20］ ÖZDEMIR P, ERDİNç M, VARDAR R, et al. The role of microaspiration in the pathogenesis of gastroesophageal reflux-related chronic cough. J Neurogastroenterol Motil, 2017, 23 (1): 41-48.

第 4 节 神经系统疾病与吞咽障碍

一、吞咽的神经生理

吞咽（swallow）是一个复杂的生理过程，包括口腔期、咽期和食管期三个阶段，分别完成将食团推送到咽喉部、食管，以及在食管内蠕动的功能。在口腔期前还涉及口唇闭合、牙齿咀嚼、舌头搅拌等准备工作。口腔期及之前的准备阶段是自主可控的，咽期和食管期是非自主的。全过程需要至少 25 对肌肉的精准协调运动，共有 6 对脑神经（Ⅴ、Ⅶ、Ⅸ、Ⅹ、Ⅺ、Ⅻ）参与其中。吞咽同时受中枢神经系统的支配，包括皮层、皮层下及延髓，延髓背内侧（孤束核）及腹外侧被称为中枢吞咽控制器（central pattern generator for swallowing，CPGs），分别参与吞咽的触发节律性调控及负责对食物的大小、味道、部位、黏稠度等信息进行加工处理。

二、神经源性吞咽障碍的定义、流行病学和预后

（一）定义和临床表现

神经源性吞咽障碍（neurogenic dysphagia）是指由神经系统疾病导致的吞咽障碍。不同的吞咽时期有着不同的吞咽障碍表现形式，口腔期受累会出现流涎、掉饭粒、满嘴食物，咽期受累表现为呛咳、哽噎、鼻腔反流等，食管期受累会有食物被卡住的感觉等。中枢神经系统疾病、周围神经系统疾病、神经肌肉接头疾病和肌病均可导致神经源性吞咽障碍。

（二）流行病学

不同病因导致的吞咽障碍在临床表现、治疗选择和预后方面的差异很大。研究表明，在脑血管病患者中，37%~78% 出现吞咽障碍。帕金森病（Parkinson's disease，PD）患者吞咽障碍的发生率为 11%~87%。有报道显示发病后 1 年吞咽功能即可受累，但患者通常在 10 年以后才会出现症状。北京协和医院门诊就诊的 PD 患者的消化道症状调查发现，吞咽困难占比约为 10%。20%~30% 的痴呆患者出现隐性误吸。有 1/3 多发性硬化患者出现吞咽受累。60% 的创伤性脑损伤患者出现有明显症状的吞咽障碍。肌萎缩侧索硬化诊断初期即有 30% 患者存在吞咽障碍，随着疾病进展几乎累及全部

患者。15% 的重症肌无力患者伴有吞咽功能受损,随着疾病进展,超过 50% 的患者受累,肌无力危象时一半以上患者出现吞咽障碍。炎性肌病同样容易合并吞咽障碍,其中 20% 皮肌炎患者受累,30%~60% 多发性肌炎患者受累,65%~86% 包涵体肌炎患者受累。

(三) 预后

吞咽障碍通常可以导致两方面较为严重的后果:吞咽效率下降可出现营养不良、脱水、能量摄取不足等问题;吞咽安全问题可导致误吸和肺炎。发生吞咽障碍的脑血管病患者合并误吸性肺炎的风险增加 3 倍以上,其中明确有误吸的重症患者合并误吸性肺炎的风险更高,通常需要长期护理,死亡率也明显增加。帕金森综合征患者群体中,肺炎往往是首要死亡原因,而吞咽障碍是发生肺炎的主要危险因素。吞咽障碍随PD 病程的进展而加重。一项对中国 PD 患者随访 6 年的研究显示,吞咽障碍比例从基线的 27.08% 上升到 6 年时的 39.58%。一旦出现主观吞咽障碍,存活期为 1~2 年。因此吞咽障碍的治疗主要以降低肺部感染和营养不良的并发症、降低死亡率、改善生活质量为主。

(四) 加重吞咽障碍的因素

神经系统疾病(nervous system diseases)的严重程度是首要的影响因素。对神经退行性疾病而言,吞咽障碍的加重不仅与病程相关,还可能与特定的因素有关。例如,前述中国 PD 患者随访研究指出,男性和认知损害为吞咽障碍加重的预测因素。另一个加重神经源性吞咽障碍的重要因素是老年。调查发现,在不同环境中的老年人发生吞咽障碍的比例有所不同,从高到低依次为各种原因住院的老年患者(51%~70%),护理院(50%)、急诊(44%)、独居(30%~40%)和社区(15%)老人。此外,药物不良反应也是加重吞咽障碍的一个重要因素,如镇静剂(典型或非典型)、苯二氮䓬类受体激动剂、静脉用阿片类。

三、神经源性吞咽障碍的诊断

按照德国神经病学会神经源性吞咽障碍相关诊断指南,基本流程主要包括三个步骤:病史采集、误吸筛查和吞咽评估。

(一) 病史采集

首先询问患者一般情况,如既往史、共病、用药(特别是镇静催眠药及最近的剂量变化)、起病情况和病程、当前的饮食、个人状况、既往诊断及既往治疗。其次,明确吞咽的具体问题,如饮食习惯改变,是否不能吃某些食物或某些黏稠的食物;服药有无困难;一顿饭吃多长时间,吃饭的姿势,吞咽有无困难;有无异常感觉,如吞咽后食物残留在口腔或咽喉、"食物卡在喉咙处"、球样异物感(进食或不进食时)等;有无声音改变;有无餐中或餐后很快出现清嗓、咳嗽或气短;有无食团反流至口腔或鼻;起病情况(急性 / 亚急性 / 慢性进行性 / 慢性复发性),首发吞咽障碍的部位(口 / 咽 / 食管);症状与特定因素的相关性(身体状况或情绪、时间)。再次,询问吞咽困难相关的并发症,包括是否发生支气管肺部感染、脱水、体重减轻[体重、体重指数（BMI）]。可选择标准化量表工具配合病史采集，如吞咽筛查量表（eating assessment tool，EAT-10）、吞咽生活质量问卷（swallowing quality of life，SWAL-QOL questionnaire）、吞咽障碍问卷（the swallowing disturbance questionnaire，SDQ）。

（二）误吸筛查

指南推荐的误吸筛查方法包括饮水试验（water swallowing tests，WST）、多种黏稠度试验（multi consistency tests，MCT；the "Gugging Swallowing Screen"；the Volume-Viscosity Test）、吞咽激发试验（swallow provocation test，SPT）。目前临床上常用饮水试验进行筛查，重点评估吞咽的安全性。多种黏稠度试验可进一步观察患者对不同性状、不同黏稠度食物的适应情况，为进一步制订营养补充方案提供帮助。吞咽激发试验检查非主动吞咽反射，重点关注咽期吞咽过程，适用于不能配合的患者。需要注意的是，筛查存在假阴性的可能，因此对于某些存在吞咽障碍高风险的患者，即便筛查结果为阴性，也建议完善进一步的吞咽评估。这些吞咽障碍高风险的情况包括：严重的神经功能缺损、严重的构音障碍或失语、严重的面瘫，常见于合并 PD、痴呆、卒中、多脑神经麻痹等。误吸筛查的获益研究中，多数以肺炎的发生和死亡为终点事件。一项多中心前瞻性观察性研究（Hinchey 等）结果表明：有筛查的研究中心的患者肺炎发生率和死亡率明显低于无筛查的研究中心，并且由护士进行的筛查可减少一半肺炎的发生；一项回顾性登记研究纳入了 60 000 例卒中患者，对比尽快进行筛查及 24 小时以后进行筛查，结果显示早期筛查使肺炎的发生率降低了 1/3（3.0% vs. 4.5%）。

（三）吞咽评估

吞咽障碍评估包括临床吞咽检查和辅助检查，特别是病因不清和/或吞咽的安全性和有效性不明确时，最好由经过专业训练的言语治疗师进行。评估的内容一般包括误吸风险，以及吞咽障碍的严重程度和模式，后者可作为进一步诊断、饮食建议和治疗的基线数据。具体而言，首先要评估口咽结构（口腔卫生和牙齿状况）、后组脑神经功能、唾液分泌和控制，检测呼吸吞咽协调性、主动和反射性咳嗽、语音功能和语音质量、喉部运动、口咽敏感性和自发吞咽频率等。然后进行不同稠度的吞咽测试，通常按软性、液体性和固体性顺序进行。临床评估较饮水试验会提供更多的相关临床信息，但是对于评价吞咽（特别是咽部）的安全性和有效性显然是不够的。因此仪器辅助的评估极为必要，即纤维鼻咽喉镜吞咽功能检查（flexible endoscopic evaluation swallowing，FEES）和视频透视吞咽检查（video fluoroscopic swallowing study，VFSS）。

FEES 是采用一个柔性鼻咽喉镜通过下鼻道或中鼻道经鼻插入咽部，可以提供全面的咽期吞咽的图像，并能够在口腔和食管阶段发现病变的间接征象。目的是确定病理运动模式，评估吞咽的有效性和安全性，以确定合适的食物黏稠度和进食策略，并指导患者的个体化治疗方案。FEES 在德国是急诊和康复诊所标准化的吞咽评估手段。问卷调查显示，60%~80% 的神经重症医师选择 FEES 作为吞咽障碍评估的常规诊断方法。一项纳入 23 家医院共 2 401 例不同疾病伴随的神经源性吞咽障碍的 FEES 研究表明,该方法安全可行,无论操作者的既往经验如何,患者均耐受良好。因此,FEES 被推荐用于床旁检测运动功能受损严重、卧床或不能配合的患者。此外,还有一些针对特定疾病开发并被验证的评估方案,例如针对左旋多巴敏感性 PD 患者的 FEES- 左旋多巴试验,针对重症肌无力的 FEES- 依酚氯铵试验等。需要注意的是,FEES 发现的任何结构异常,无论与吞咽的病理生理有无关联,都需要尽快请耳鼻喉科医师或言语治疗师会诊。

VFSS 或数字透视吞咽检查(digital fluoroscopic swallowing study,DFSS)是一种基于对比剂的放射学检查,可包括口腔期、咽期和食管期的整个吞咽过程。目前,VFSS 通常按照 Logemann 标准进行操作。VFSS 推荐用于鉴别咽期和食管期的吞咽障碍,特别适用于怀疑食管上括约肌障碍的患者。多种疾病的队列研究发现,咽喉关闭的潜伏期及食管上括约肌开放的时间与喉渗漏和误吸有关。VFSS 也能够预测卒中后的吞咽功能恢复。目前已有基于 VFSS 的全面性吞咽障碍评分,可以提供吞咽障碍严重程度的分级评定。例如帕金森病 VFSS 评分(Parkinson disease VFSS scale,PDVFS)可以进行疾病特异性的误吸性肺炎风险评估,吞咽毒性动态影像分级(dynamic imaging grade of swallowing toxicity,DIGEST)可用于眼咽型肌营养不良和肌萎缩侧索硬化的患者。

FEES 和 VFSS 都被认为是评估吞咽障碍的"金标准",但也各有侧重和不足,理想情况是两者都做。前者可操作性强,不需要患者配合,可以进行重复操作观察,但只能看到咽期的问题;后者评估吞咽全过程,信息完整,但是需要在放射条件下和患者的配合。一项荟萃分析提示,FEES 在发现喉渗漏和误吸方面比 VFSS 更为敏感,两者在诊断早期喉渗漏方面的能力是相似的。此外根据临床需要还可采用其他评估方法如食管测压(high-resolution manometry,HRM)、超声、磁共振成像(magnetic resonance imaging,MRI)、电子计算机断层扫描(computer tomography,CT)或肌电图(electromyogram,EMG)等。

当吞咽障碍病因明确时,吞咽评估主要为了选择并确定最为安全和便利的饮食方式,以及通过评估明确是否某些康复模式有助于吞咽障碍的治疗,此时 FEES 可作为检查的首选。研究表明,FEES 可以辅助 50%~60% 不同神经系统疾病的患者进行饮食决策。对于 PD 患者的研究发现,18% 无主观吞咽障碍症状的患者可以通过 FEES 发现需要进行规律治疗的客观吞咽障碍,8% 的患者甚至需要管饲饮食。对这些患者,FEES 主要需要明确黏稠度特异性的吞咽安全性(有无渗漏和误吸)以及有效性(有无潴留),相应的量表评分(如渗漏 - 误吸量表、耶鲁潴留量表)有助于精准评估。若存在食管相关的问题,则需要进行 VFSS 或 HRM。

当吞咽障碍的病因不清时,需要进行团队会诊,至少包括消化科医师、神经科医师、耳鼻喉科医师、语音治疗师、言语治疗师、老年科医师和放射科医师。首要问题是明确有无可解释吞咽障碍的神经系统疾病。病史及伴随的临床症状和体征查体有助于神经系统疾病的诊断。但若仅有吞咽障碍,则需要进行 FEES。如果 FEES 发现了特异性或提示性吞咽障碍表现形式,则可以作出基于 FEES 的吞咽障碍诊断,并尽快启动相关的治疗。否则,需要启动神经系统相关的辅助检查进一步评估诊断(如肌电图、MRI、血和脑脊液检查等)。

在常规的吞咽评估之外,药片吞咽评估也是非常必要的。研究显示,大约30%的PD患者存在药片通过咽部时的障碍,而对照组只有15%。既往研究也表明,无论是FEES还是VFSS,使用鼻胃管对于吞咽功能和误吸均无负面影响,因此在进行吞咽评估或治疗时不必拔出。但若导致声门肿胀或咽部黏膜病变,则倾向于行经皮内镜胃造瘘术(percutaneous endoscopic gastrotomy,PEG)。

四、神经源性吞咽障碍的处理

(一) 治疗的基本原则

目前有多种不同的治疗方法可用于神经性吞咽困难的治疗。由于特定治疗的指征不仅取决于吞咽障碍的表型,也取决于吞咽障碍的潜在病因,因此在最终的治疗策略确定之前,进行适当的诊断检查以明确吞咽障碍的病因和类型是至关重要的。下文将分别介绍饮食、行为、药物、神经调控、外科手段及进行 PEG 的相关指征,并解释多学科综合治疗在吞咽困难患者中的重要性。

(二) 治疗选择

1. 饮食干预方法 饮食干预方面,原则上应基于吞咽检查的结果进行饮食干预,包括质地改良饮食、液体增稠和 / 或系统性调整食团大小。神经源性吞咽障碍的患者表现出进食液体误吸时可使用液体增稠剂,并可尝试不同类型的增稠剂以改善患者依从性。质地改良饮食用于慢性吞咽障碍患者,以改善营养状态。同时,需要检测营养不良、脱水、误吸性肺炎等并发症。现有的研究还不足以推荐使用何种质地改良食品和增稠液体预防误吸性肺炎。一项纳入了 500 多例 PD 或痴呆相关性吞咽困难的随机对照研究,比较了接受增稠液体组和低头进食正常液体组之间误吸性肺炎的发生率,结果未发现有显著差异。

2. 康复治疗 也称吞咽行为治疗或功能性吞咽障碍治疗(functional dysphagia therapy,FDT),包括修复式技术和补偿式技术。前者旨在修复和改善残存的吞咽功能,包括吞咽前刺激、动力性技术(如舌压迫)以及特定的动作练习(如 Shaker 动作、Masako 动作、呼气肌肉强化训练);后者用于在吞咽过程中确保安全和有效,包括姿势性动作(如收下颌低头和转头动作)及特定的吞咽技术(如 Mendelsohn 动作、声门上吞咽)。以下简要介绍几种常用的康复训练动作。

(1)Shaker 动作:适用于咽部有残留和食管上括约肌开放受损的患者。这是一项抬头运动练习,目的是增加食管上括约肌开口的前后径和横截面积。这种练习是非侵入性的,专为治疗食管上括约肌功能障碍导致的吞咽困难而设计,可以替代侵入性手术,如环咽肌切开术或肉毒杆菌注射。

(2)呼气肌肉强化训练(expiratory muscle strength training,EMST):用于治疗运动神经病、脑卒中和 PD。快速而有力地面对一个连接在单向阀上的仪器吹气,直到患者产生足够的呼气压力才能允许气流通过。它的目的是通过增加生理负荷来加强呼气和颏下肌肉的力量。在针对帕金森病、亚急性脑卒中和肌萎缩侧索硬化症患者的 RCT 研究中，该方法被证明可改善吞咽时的渗漏和误吸，且安全性和耐受性良好。该疗法对老年受试者的吞咽相关肌肉力量也有积极影响。但研究尚未发现 EMST 对亨廷顿病患者的吞咽功能改善作用。

（3）低头动作（the chin-down maneuver）：用于因延迟的吞咽起始和 / 或舌根回缩减弱导致气道保护能力下降的患者，以改善口腔食团控制和早期渗漏，提高吞咽安全性。

（4）用力吞咽：用于改善舌肌力量和吞咽的生理。在一项脑卒中患者的随机对照研究中，与对照组相比，试验组用力吞咽后，舌前部和后部力量方面有较明显的改善。

3. 药物治疗　药物治疗前应尽可能明确吞咽受损的类型。药物治疗可作为吞咽行为治疗的补充，特别是吞咽反射延迟的患者。因为药物治疗的证据有限，对患者进行药物治疗需要个体化评估风险和收益。具有改善吞咽障碍潜能的药物包括瞬时阳离子通道亚家族 V 成员 1 蛋白受体激动剂（TRPV1）、血管紧张素转换酶抑制剂、多巴胺能药物和 Sigma-1 受体激动剂，但仍然需要大量观察性和干预性研究来确定药物对吞咽功能的影响。早期研究表明，辣椒素（一种 TRPV1）和主观吞咽能力的改善有关，定期使用天然辣椒素可能促进脑卒中吞咽困难患者吞咽功能的恢复。

4. 神经调控治疗　在开始治疗前应尽可能明确吞咽受损的类型。由于目前研究证据有限，神经调控原则上用于临床试验或登记，所有神经调控的方法均应作为吞咽行为治疗的补充。调控手段包括外周神经刺激如神经肌肉电刺激（neuromuscular electrical stimulation，NMES）、咽部电刺激（pharyngeal electrical stimulation，PES）和中枢神经刺激，如重复经颅磁刺激（repetitive transcranial magnetic stimulation，rTMS）、经颅直流电刺激（transcranial direct current stimulation，tDCS）。有证据表明，NMES 可以改善不同病因的口咽部吞咽障碍患者的吞咽功能。NMES 联合行为吞咽治疗优于单独行为吞咽治疗，尤其是脑卒中后口咽部吞咽障碍。一项随机对照试验结果显示 NMES 可显著促进获得性脑损伤后口咽吞咽困难患者吞咽功能的改善。PES 指对舌根和咽后壁通过经鼻插入的导管进行电刺激，一项大型的多中心研究证明该方法更适用于伴幕上病变的脑卒中、气管切开患者，指南推荐参加前瞻性临床登记。rTMS 与 tDCS 作用于控制吞咽的中枢神经系统，在几项小型的 RCT 研究中这两种非侵入性的治疗方法被证明对改善吞咽障碍有中度但持续的效果，并且探讨了 4 种无创神经刺激疗法中，rTMS、tDCS 和 NMES 治疗脑卒中后吞咽困难均有效，根据概率排序，rTMS 可能是最有效的治疗方法。尽管这些方法在最近的一些研究和不同的患者群体中进行了测试，但需要更大的具有临床相关终点的多中心随机对照试验来最终评估它们各自的有效性。

5. 外科治疗　对于环咽肌功能障碍伴食管上括约肌开放受损的患者，可考虑环咽肌切除及微创治疗。干预或外科治疗的指征需要考虑以下标准：①诊断应基于 VFSS 和高分辨率测压 HRM；②吞咽障碍的表型和病因明确；③足疗程（大约 1 年）的保守治疗无效，包括原发病治疗和吞咽行为治疗；④要排除难治性胃食管反流；⑤出现明显的舌喉上抬。在环咽肌切开术中,形成食管上括约肌(UES)的肌肉(环咽肌、咽下缩肌和食管上横纹肌)可以通过开放或内镜途径纵向切开。微创治疗方案包括扩张 UES(用球囊或探针)和内镜下或经皮注射肉毒毒素。一项比较扩张术、肌切开术及肉毒毒素注射治疗在环咽肌功能障碍中疗效的研究表明,在环咽肌功能障碍患者中,肌切开术的成功率明显高于肉毒毒素注射。到目前为止,这些方法已经在包涵体肌炎、眼咽肌萎缩症、多发性硬化、肌萎缩侧索硬化症、卒中和帕金森病患者中进行了临床观察。手术并发症包括瘘管、声门上水肿、纵隔炎、咽后血肿、食管损伤、喉痉挛和严重出血,因此手术指征需要多学科团队共同决策。操作需要在有相关资质的专科中心进行。对于治疗无效的声门关闭不全,可选择最小创伤性的微创声带内移术,旨在改善咳嗽和减少误吸。有研究表明,行声带内移术(vocal fold medialisation,VFM)后的单侧声带活动不能(unilateral vocal fold immobility,UVFI)的患者吞咽症状有显著改善,并且这种症状的改善似乎会持续一段时间。

6. **PEG 的指征**　如果经口摄入不足超过 4 周导致非意向性体重下降(1 个月下降 ≥5% 或 3 个月下降 ≥10%),和 / 或进食误吸风险高于反流误吸风险时,应放置 PEG。如果吞咽受损的病因具有可逆性(如疾病短期恶化或可预见的良好疗效),应考虑鼻胃管。PEG 是以个体化为基础谨慎考虑的,放置 PEG 管应该是出于医疗原因,而不是为了节省时间、金钱或人力,更不能替代良好的护理。医护人员需充分将患者及家属的意愿、照料背景、伦理、预后和生活质量考虑在内。肠内管喂养的主要目的是避免由于口服营养摄入不足而进一步体重下降,纠正明显的营养不良,并改善患者的生活质量。鉴于此,PEG 管使用的适应证范围是广泛的。但对于痴呆晚期患者,不建议采用 PEG。对于使用持续肠内左旋多巴灌注的患者,如果吞咽足够安全和有效,可继续经口进食。即便采用了 PEG,如果临床和辅助检查评估提示安全的话,也可继续进行口腔清洁和经口进食。

7. **口腔卫生和流涎的处理**　神经源性吞咽障碍的患者,需要建立良好的口腔卫生习惯以降低肺炎的风险,必要时可进行连续的口腔护理。既往研究报道,改善口腔健康状况对预防误吸性肺炎有重要作用。神经源性吞咽障碍患者的严重流涎可使用唾液腺肉毒毒素注射治疗,或抗胆碱能药物治疗。如果药物治疗不足以控制症状,或者不良反应导致不能继续应用,可以考虑唾液腺的放疗。对于神经源性吞咽困难患者,抑制唾液分泌过多是非常重要的。一方面,可以使用抗胆碱能毒蕈碱受体阻断剂对唾液腺的抑制作用,如阿托品、莨菪碱、吡咯糖,这些药物可口服、静脉注射、肌内注射、经皮或局部使用(如舌下滴剂或喷雾)。2019 年国际帕金森病和运动障碍学会推荐格隆溴铵用于治疗 PD 流涎症。另一方面,大唾液腺腺体内注射肉毒毒素能可逆地减少唾液腺胆碱能神经腺传递。一般来说,A 型肉毒毒素(BoNT-A)和 B 型肉毒毒素(BoNT-B)被认为在 BoNT-A 和 BoNT-B 用药的培训中具有 "可接受的风险,经过专门的监测",它们应由受过良好训练的医师使用,并能进行专门的监测技术。此外,放射疗法也是个体化治疗选择,如抗胆碱能药物治疗或肉毒毒素注射治疗不能充分控制症状或重复注射不可行的情况。虽然外照射对唾液腺具有明确和长期的疗效,但必须考虑到可能的不良反应以及潜在的致癌性。

五、帕金森综合征案例

71 岁老年女性,既往有糖尿病、失眠、抑郁病史 10 年,长期用多种镇静药物。因走路不稳、反复跌倒 2 年就诊。就诊时走路需要两个人搀扶,说话不清,饮水呛咳,便秘,认知障碍。经辅助检查后,诊断为帕金森叠加综合征,进行性核上性麻痹。

该患者进行了多学科团队评估,在吞咽障碍方面给出如下会诊意见。

营养科:建议增加食物增稠剂改善呛咳。

老年科:指导进食时的姿势——坐起;建议食物的选择——均质少渣的食物;提醒未来发展的可能性——随吞咽功能障碍进展,将来有可能会需要有创性干预,例如管饲,因此建议定期随诊评估。

康复科:吞咽功能障碍通过训练已经有所改善,建议坚持训练。

耳鼻喉科:造影检查提示吞咽启动延迟,有隐性误吸。由于近期没有继发感染,暂时不需要外科处理。建议用增稠剂,防止误吸。目前鼓励经口进食。6~12 个月随访。注意有无反复肺部感染,注意体重变化。

小结:神经源性吞咽障碍包括复杂的病因,既可以定位于中枢神经系统,也可以定位于周围神经系统。对病因的判断和对吞咽障碍类型的评估同等重要。误吸的筛查可以降低重症肺炎等并发症的风险,建议尽早进行,以提高患者的获益。治疗应基于上述评估的结果,康复治疗是主要的治疗模式,营养方式、神经调控、外科治疗、护理等多学科参与的综合治疗是吞咽障碍处理的重要手段。

(作者:王一淳 王含 审核:谢海雁 施举红)

参考文献

［1］MARTINO R, FOLEY N, BHOGAL S, et al. Dysphagia after stroke: Incidence, diagnosis, and pulmonary complications. Stroke, 2005, 36 (12): 2756-2763.

［2］AGHAZ A, ALIDAD A, HEMMATI E, et al. Prevalence of dysphagia in multiple sclerosis and its related factors: Systematic review and meta-analysis. Iran J Neurol, 2018, 17 (4): 180-188.

［3］DZIEWAS R, ALLESCHER HD, AROYO I, et al. Diagnosis and treatment of neurogenic dysphagia-S1 guideline of the German Society of Neurology. Neurol Res Pract, 2021, 3 (1): 23.

［4］李晓青, 王含, 孙晓红, 等. 帕金森病患者消化道症状特征分析. 中华神经科杂志, 2021, 54 (9): 928-934.

［5］BELAFSKY PC, MOUADEB DA, REES CJ, et al. Validity and reliability of the Eating Assessment Tool (EAT-10). Ann Otol Rhinol Laryngol, 2008, 117 (12): 919-924.

［6］MCHORNEY CA, ROBBINS J, LOMAX K, et al. The SWAL-QOL and SWAL-CARE outcomes tool for oropharyngeal dysphagia in adults: III. Documentation of reliability and validity. Dysphagia, 2002, 17 (2): 97-114.

［7］ MANOR Y, GILADI N, COHEN A, et al. Validation of a swallowing disturbance questionnaire for detecting dysphagia in patients with Parkinson's disease. Mov Disord, 2007, 22 (13): 1917-1921.

［8］ BRAY BD, SMITH CJ, CLOUD GC, et al. The association between delays in screening for and assessing dysphagia after acute stroke, and the risk of stroke-associated pneumonia. J Neurol Neurosurg Psychiatry, 2017, 88 (1): 25-30.

［9］ HINCHEY JA, SHEPHARD T, FURIE K, et al. Formal dysphagia screening protocols prevent pneumonia. Stroke, 2005, 36 (9): 1972-1976.

［10］ MARIAN T, DüNSER M, CITERIO G, et al. Are intensive care physicians aware of dysphagia？The MAD (ICU) survey results. Intensive Care Med, 2018, 44 (6): 973-975.

［11］ VAN SNIPPENBURG W, KRöNER A, FLIM M, et al. Awareness and Management of Dysphagia in Dutch Intensive Care Units: A Nationwide Survey. Dysphagia, 2019, 34 (2): 220-228.

［12］ LOGEMANN J. A. Manual for the videofluorographic study of swallowing. 1st ed. San Diego, CA: College-Hill Press, 1986: 71.

［13］ BUHMANN C, BIHLER M, EMICH K, et al. Pill swallowing in Parkinson's disease: A prospective study based on flexible endoscopic evaluation of swallowing. Parkinsonism Relat Disord, 2019, 62: 51-56.

［14］ kim g, baek s, park hw, et al. Effect of nasogastric tube on aspiration risk: Results from 147 patients with dysphagia and literature review. Dysphagia, 2018, 33 (6): 731-738.

［15］ DZIEWAS R, WARNECKE T, HAMACHER C, et al. Do nasogastric tubes worsen dysphagia in patients with acute stroke？. BMC Neurol, 2008, 8: 28.

［16］ ROBBINS J, GENSLER G, HIND J, et al. Comparison of 2 interventions for liquid aspiration on pneumonia incidence: A randomized trial. Ann Intern Med, 2008, 148 (7): 509-518.

［17］ TROCHE MS, OKUN MS, ROSENBEK JC, et al. Aspiration and swallowing in Parkinson disease and rehabilitation with EMST: A randomized trial. Neurology, 2010, 75 (21): 1912-1919.

［18］ PARK JS, OH DH, CHANG MY, et al. Effects of expiratory muscle strength training on oropharyngeal dysphagia in subacute stroke patients: A randomised controlled trial. J Oral Rehabil, 2016, 43 (5): 364-372.

［19］ PARK JS, OH DH, CHANG MY. Effect of expiratory muscle strength training on swallowing-related muscle strength in community-dwelling elderly individuals: A randomized controlled trial. Gerodontology, 2017, 34 (1): 121-128.

［20］ PLOWMAN EK, TABOR-GRAY L, ROSADO KM, et al. Impact of expiratory strength training in amyotrophic lateral sclerosis: Results of a randomized, sham-controlled trial. Muscle Nerve, 2019, 59 (1): 40-46.

［21］ REYES A, CRUICKSHANK T, NOSAKA K, et al. Respiratory muscle training on pulmonary and swallowing function in patients with Huntington's disease: A pilot randomised controlled trial. Clin Rehabil, 2015, 29 (10): 961-973.

［22］ PARK HS, OH DH, YOON T, et al. Effect of effortful swallowing training on tongue strength and oropharyngeal swallowing function in stroke patients with dysphagia: A double-blind, randomized controlled trial. Int J Lang Commun Disord, 2019, 54 (3): 479-484.

［23］ NAKATO R, MANABE N, SHIMIZU S, et al. Effects of capsaicin on older patients with oropharyngeal dysphagia: A double-blind, placebo-controlled, crossover study. Digestion, 2017, 95 (3): 210-220.

［24］ WANG Z, WU L, FANG Q, et al. Effects of capsaicin on swallowing function in stroke patients with dysphagia: a randomized controlled trial. J Stroke Cerebrovasc Dis, 2019, 28 (6): 1744-1751.

［25］ BURGOS R, BRETóN I, CEREDA E, et al. ESPEN guideline clinical nutrition in neurology. Clin Nutr, 2018, 37 (1): 354-396.

［26］ TERRé R, MEARIN F. A randomized controlled study of neuromuscular electrical stimulation in oropharyngeal dysphagia secondary to acquired brain injury. Eur J Neurol, 2015, 22 (4): 687-e44.

［27］ DZIEWAS R, STELLATO R, VAN DER TWEEL I, et al. Pharyngeal electrical stimulation for early decannulation in tracheotomised patients with neurogenic dysphagia after stroke (PHAST-TRAC): a prospective, single-blinded, randomised trial. Lancet Neurol, 2018, 17 (10): 849-859.

［28］ CHIANG CF, LIN MT, HSIAO MY, et al. Comparative efficacy of noninvasive neurostimulation therapies for acute and subacute poststroke dysphagia: A systematic review and network meta-analysis. Arch Phys Med Rehabil, 2019, 100 (4): 739-750. e4.

［29］ DOELTGEN SH, BRADNAM LV, YOUNG JA, et al. Transcranial non-invasive brain stimulation in swallowing rehabilitation following stroke--a review of the literature. Physiol Behav, 2015, 143: 1-9.

［30］ GILHEANEY Ó, KERR P, BéCHET S, et al. Effectiveness of endoscopic cricopharyngeal myotomy in adults with neurological disease: Systematic review. J Laryngol Otol, 2016, 130 (12): 1077-1085.

［31］ RANDALL DR, EVANGELISTA LM, KUHN MA, et al. Improved symptomatic, functional, and fluoroscopic outcomes following serial "series of three" double-balloon dilation for cricopharyngeus muscle dysfunction. J Otolaryngol Head Neck Surg, 2018, 47 (1): 35.

［32］ KIM MS, KIM GW, RHO YS, et al. Office-based electromyography-guided botulinum toxin injection to the cricopharyngeus muscle: Optimal patient selection and technique. Ann Otol Rhinol Laryngol, 2017, 126 (5): 349-356.

［33］ KOCDOR P, SIEGEL ER, TULUNAY-UGUR OE. Cricopharyngeal dysfunction: A systematic review comparing outcomes of dilatation, botulinum toxin injection, and myotomy. Laryngoscope, 2016, 126 (1): 135-141.

［34］ CATES DJ, VENKATESAN NN, STRONG B, et al. Effect of vocal fold medialization on dysphagia in patients with unilateral vocal fold immobility. Otolaryngol Head Neck Surg, 2016, 155 (3): 454-457.

［35］ LöSER C, ASCHL G, HéBUTERNE X, et al. ESPEN guidelines on artificial enteral nutrition--percutaneous endoscopic gastrostomy (PEG). Clin Nutr, 2005, 24 (5): 848-861.

［36］ SCHINDLER A, PIZZORNI N, CEREDA E, et al. Consensus on the treatment of dysphagia in Parkinson's disease. J Neurol Sci, 2021, 430: 120008.

［37］ YONEYAMA T, YOSHIDA M, OHRUI T, et al. Oral care reduces pneumonia in older patients in nursing homes. J Am Geriatr Soc, 2002, 50 (3): 430-433.

［38］ WAGNER C, MARCHINA S, DEVEAU JA, et al. Risk of stroke-associated pneumonia and oral hygiene. Cerebrovasc Dis, 2016, 41 (1-2): 35-39.

［39］ SEPPI K, RAY CHAUDHURI K, COELHO M, et al. Update on treatments for nonmotor symptoms of Parkinson's disease-an evidence-based medicine review. Mov Disord, 2019, 34 (2): 180-198.

第三章

误吸与呼吸系统疾病

【要点提示】　　本章深入地阐述了胃食管反流与慢性咳嗽、误吸相关气道疾病的病因、临床表现以及防治原则;通过临床、影像学及病理学特征详细阐释了误吸对呼吸系统各个解剖部位产生的病理生理改变,包括误吸对呼吸系统的直接影响及造成呼吸系统原发病急性加重;进一步阐明了呼吸科医师了解并熟悉误吸相关呼吸系统疾病对临床救治过程的重要意义,同时也强调了影像学表现的解读需要与临床经验密切结合,进行细致的鉴别诊断才能避免误漏诊。本章还通过丰富案例和珍贵图片还原了某些少见的临床场景,令人耳目一新。此外,还特邀专家介绍了一些特殊类型的误吸性肺炎,包括溺水和脂质性肺炎,极大改善了相关领域资料匮乏的情况。

第 1 节　胃食管反流病与慢性咳嗽

一、慢性咳嗽

(一) 概述

咳嗽是机体的防御性神经反射,有利于呼吸道分泌物和有害因子的清除,但频繁、剧烈的咳嗽会对患者的生活、工作、社会活动造成不利影响。

1. 咳嗽的分类

(1) 按时间分类：急性咳嗽（小于 3 周）、亚急性咳嗽（3~8 周）、慢性咳嗽（大于 8 周）。

(2) 按性质分类：干咳、湿咳（每天痰量大于 10ml）。

(3) 按胸部 X 线检查分类：胸片异常、胸片无明显异常。

慢性咳嗽（chronic cough）指病程大于 8 周，胸部 X 线片无明显异常，以咳嗽为主要或唯一呼吸系统症状者。胸片有明确病变者（如肺炎、肺结核、肺癌等）导致的慢性咳嗽不在本文讨论范围。

2. 流行病学

全球数据报告成人慢性咳嗽患病率高达 10%，美国每年约 3 000 万人次的患者因慢性咳嗽就诊，中国呼吸科门诊超过 1/3 的患者因慢性咳嗽就诊。慢性咳嗽致患者生活质量下降，社会经济负担增加。

（二）病因

慢性咳嗽的病因构成复杂，主要包括咳嗽变异型哮喘（cough variant asthma，CVA）、上气道咳嗽综合征（原称鼻后滴流综合征，upper airway cough syndrome，UACS）、胃食管反流性咳嗽（gastroesophageal reflux cough，GERC）、非哮喘型嗜酸性粒细胞性支气管炎（eosinophilic bronchitis，EB）等常见病因，上述疾病占慢性咳嗽病因的 70%~95%。其中 GERC 在慢性咳嗽中的地位逐渐被认识。

其他病因还包括变应性咳嗽、心因性咳嗽等，约 1% 的患者经全面检查后仍不能明确病因。

部分慢性咳嗽患者同时存在多种病因，在这些混合病因中，胃食管反流性咳嗽和咳嗽变异型哮喘是最常见的病因成分。

（三）发生机制

非自主咳嗽反射由咳嗽反射弧完成，包括咳嗽外周感受器、迷走传入神经、咳嗽高级中枢、传出神经及效应器（膈肌、喉、胸腹部肌群等）。支配气管、肺的 C 纤维以及对机械、酸敏感的有髓机械受体（Aδ 纤维）受到刺激时，能够直接诱发咳嗽。分布于上气道、咽喉、食管的迷走神经受到刺激亦可能导致咳嗽的发生。咳嗽受延髓咳嗽中枢控制，大脑皮层对此有调节作用（图 3-1-1）。

（四）诊断流程

慢性咳嗽的诊断应首先考虑：①咳嗽变异型哮喘；②上气道咳嗽综合征（曾称鼻后滴流综合征）；③胃食管反流性咳嗽；④非哮喘型嗜酸性粒细胞性支气管炎。

慢性咳嗽的诊断应遵循以下原则：①重视病史，包括消化系统病史、耳鼻咽喉病史、职业和

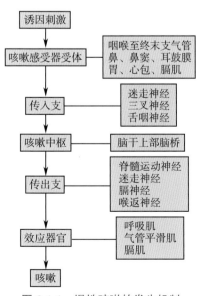

图 3-1-1　慢性咳嗽的发生机制

环境因素暴露史、吸烟史、用药史等;②根据病史选择适当的检查,按照从简单到复杂的原则;③从常见病到少见病;④诊断和治疗两者应同步或顺序进行。不具备检查条件时,可根据临床特征先进行诊断性治疗,根据治疗反应确定病因,治疗无效时再选择相关检查,如有典型胃食管反流症状或进食后咳嗽,先按胃食管反流性咳嗽进行治疗;⑤治疗有效是明确病因诊断的前提,治疗部分有效但未完全缓解时,应评估影响疗效的因素及是否存在其他混合病因;⑥治疗无效时应重新审核诊断,及有无影响治疗疗效的因素。

我国《咳嗽的诊断与治疗指南(2021年)》推荐的慢性咳嗽病因诊断流程见图 3-1-2。

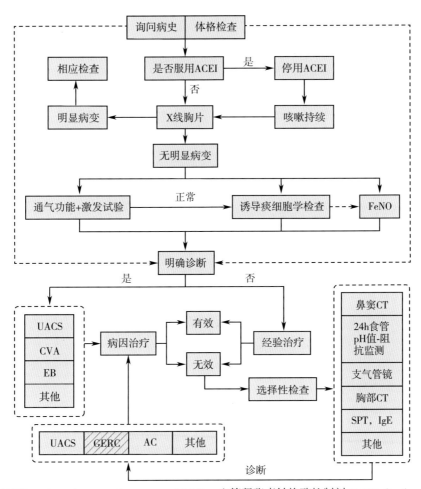

ACEI. angiotensin converting enzyme inhibitor,血管紧张素转换酶抑制剂;FeNO. fractional exhaled nitric oxide,呼出气一氧化氮;UACS. upper airway cough syndrome,上气道咳嗽综合征;CVA. cough variant asthma,咳嗽变异型哮喘;EB. eosinophilic bronchitis,嗜酸性粒细胞性支气管炎;SPT. skin prick test,皮肤点刺试验;GERC. gastroesophageal reflux cough,胃食管反流性咳嗽;AC. atopic cough,变应性咳嗽。

图 3-1-2　慢性咳嗽病因诊断流程图

二、胃食管反流性咳嗽

(一) 概述

1. **胃食管反流病**(gastro-esophageal reflux disease，GERD)　指胃内容物通过胃食管交界处逆行进入食管、口咽或呼吸道而引起不适症状和 / 或器官损害的一种疾病。GERD 的全球患病率为 8%~33%。可导致胃食管反流的原因包括食管下括约肌松弛(包括短暂性食管下括约肌松弛)、食管运动异常及食管裂孔疝等。

GERD 的典型症状包括反流、胃灼热，此外还可出现胸痛、胸闷、咽喉不适、咳嗽、哮喘等不典型症状。根据 GERD 的症状特点，可分为不同的临床表型，除以消化系统为主的表型外，还包括咽喉反流表型及慢性咳嗽表型。GERD 包括酸反流和非酸反流。酸反流者，反酸、胃灼热症状较明显；而非酸反流者症状不典型，部分 GERD 患者甚至无明显反流症状。

2. **胃食管反流性咳嗽**(GERC)　GERC 指因胃酸和其他胃内容物反流进入食管，导致以咳嗽为突出表现的临床综合征，属于 GERD 的一种特殊类型，是慢性咳嗽的常见原因。当慢性咳嗽患者伴反酸和胃灼热等典型反流症状，或遵循指南推荐的诊治流程排除慢性咳嗽其他常见病因，或针对当前的非 GERC 病因规范治疗后效果不佳时，就要考虑 GERC 的可能。

常见的危险因素包括肥胖、吸烟、饮酒、饱餐、浓茶、喜食辛辣刺激及油腻食物、久坐、焦虑、抑郁、使用非甾体抗炎药或抗胆碱能药物、体力劳动等。

流行病学：GERC 占慢性咳嗽的 10%~40%，随着 GERD 的常见危险因素逐渐增多，GERC 患者越来越多，GERD 在慢性咳嗽中的作用越来越突出。在欧美国家，GERC 是仅次于上气道咳嗽综合征和咳嗽变异型哮喘的慢性咳嗽第三常见病因。而在国内，GERC 的重要性在不同医院间有较大差异，文献报告 GERC 占慢性咳嗽的 4.6%~20.3%，频率低于嗜酸性粒细胞性支气管炎和变应性咳嗽，为慢性咳嗽的第四或第五位病因。随着我国 GERC 诊治知识的普及和西方化生活方式，近年来诊断的 GERC 不断增多。

(二) 发生机制

目前对于胃食管反流性咳嗽发生机制的研究提出主要两种理论：反流理论(reflux theory)和反射理论(reflex theory)。此外，神经元功能障碍、免疫介导和神经精神因素之间的共同作用导致气道高反应性，进而引起咳嗽，而咳嗽可引起腹压增大，腹 - 胸压力梯度减小，进一步促进胃内容物反流至食管(胸腔)，故胃食管反流与咳嗽发生之间是相互促发的关系。

1. **反流理论**　反流理论又称近端反流(proximal reflux)理论或微误吸(micro-aspiration)理论。反流理论是指食管下段结构或功能异常，胃内容物反流到口咽部，部分进入气道，直接刺激气管及支气管黏膜下的咳嗽感受器，引起咳嗽(图 3-1-3)。同时，胃内容物反流至口咽部后还会刺激迷走反射，促进气道黏液分泌，间接激活气道咳嗽感受器,引起咳嗽。另外,如果咽喉功能存在障碍,胃内容物反复误吸进入气道/肺,这种长期慢性微误吸可能导致小气道、肺间质病变等,进一步加重咳嗽。

咽喉反流发生后,微量或大量胃内容物高位反流并误吸入肺引起误吸性炎症,如炎症波及肺内气道,还可通过刺激快适应牵张感受器(RARs),进而兴奋咳嗽中枢导致咳嗽的发生。气道 C 传入神经纤维上的瞬时感受器电位香草酸受体(TRPV1)是一种配体门控的非选择性阳离子通道蛋白,对酸性(pH<5.9)等环境刺激敏感,兴奋后引起 Ca^{2+} 内流,产生动作电位,神经冲动可上传咳嗽中枢。因此,酸性反流物(pH<4)误吸入下呼吸道,可通过降低下呼吸道黏膜表面的 pH,激活 TRPV1 受体。长期的反流物刺激使咳嗽感受器发生表达上调、寡聚化增多、从胞内移至胞膜上或磷酸化方式等可塑性改变,气道咳嗽感受器数量增加,敏感性增高,咳嗽中枢的兴奋性也增强。

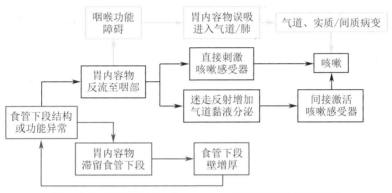

图 3-1-3　反流理论(reflux theory)引起咳嗽的机制示意

2. **反射理论**　反射理论又称远端反射(distal reflex)或食管-气管支气管迷走反射。反射理论认为食管下端黏膜感受器受到反流物的刺激,通过食管-支气管反射兴奋咳嗽中枢引起咳嗽。同时引起相应传出神经支配的气道黏膜区域血管扩张和通透性增加、血浆外渗,激活气道 C 传入神经纤维释放 P 物质、神经激肽 A、钙基因相关肽等神经肽,引起神经源性炎症或间接通过激活肥大细胞释放组胺、前列腺素 E2、前列腺素 D2 和白三烯等炎症介质,刺激咳嗽感受器而引起咳嗽,或激活 TRPV1 而增高咳嗽反射敏感性,导致对生理条件下不诱发咳嗽或较弱咳嗽的各种内源性和外源性刺激产生过度反应,引起持续咳嗽。

反射理论的主要依据是气管和食管共同起源于胚胎前肠,并接受迷走神经支配,气道和食管内的机械感受器 Aδ 传入纤维和 C 传入神经纤维及气道的 RARs 均来自迷走神经的节状神经节和颈神经节,感受伤害性刺激的初级神经元周围的 C 传入神经纤维均表达 TRPV1,其激活特性及涉及冲动传递的神经递质也相似,均能通过释放神经肽诱发局部神经源性炎症,传递冲动的次级迷走传入神经元中枢端在脑干咳嗽中枢孤束核交汇,形成复杂的神经网络联系,触发机体对外界刺激的多样反应如咳嗽等。因此,食管下段感受器传入的刺激信号会被孤束核误认为是气道内的刺激信号,从而发出咳嗽指令(图 3-1-4)。

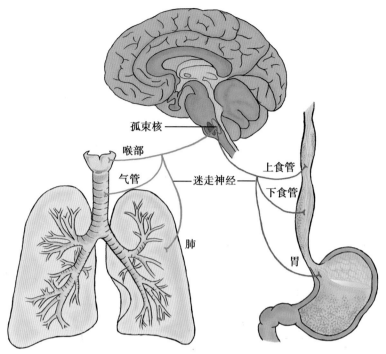

图 3-1-4 食管 - 气管支气管迷走反射

3. 气道高敏感性 咳嗽高敏感性也在 GERC 的发生中起重要作用。正常情况下不应引起咳嗽的微弱致咳刺激导致咳嗽发生时,机体就处于咳嗽高敏感性状态,表现为对阈上或阈下致咳刺激的超强反应。咳嗽高敏感性可以发生在外周或中枢,或同时涉及两部位,多为可逆的,经治疗咳嗽症状消失或缓解后咳嗽高敏感性可下降或恢复正常。但也有少部分患者在启动病因消除后咳嗽症状和咳嗽高敏感性仍持续存在。

远端反射导致的神经源性炎症,以及长期近端反流刺激,都会导致气道上皮细胞损伤以及咳嗽感受器的暴露。这种暴露引起咳嗽感受器的重构及数量上调,导致气道敏感性增加,促进咳嗽的发生。

咳嗽高敏感性在 GERC 发生中的作用表现在两方面:一方面患者已经处在咳嗽高敏感状态,生理水平的胃食管反流对食管和气道施加的刺激在平时可能不是致咳刺激,或不是足够强度的致咳刺激,但在此时就能兴奋气道的咳嗽感受器而引发咳嗽;另一方面胃食管反流本身导致咳嗽高敏感性。频繁进入食管下端的低位反流不断刺激局部的黏膜感受器,感知的机械或化学刺激通过神经冲动传入脑干孤束核相近的迷走神经中枢区域,致敏咳嗽中枢,使其兴奋性增加,突触传递速度加快,对来自气道的外周低度阈下致咳刺激或无关刺激信号发生反应,导致 GERC 的发生。上述两方面的作用在临床上很难相互区分,而且常相互影响,形成正反馈循环。

4. 神经元功能障碍 神经元功能障碍在慢性咳嗽中发挥重要作用。传出神经末梢还会释放神经肽,如 P 物质等,诱发神经源性炎症,或刺激肥大细胞上的神经肽受体,释放类胰蛋白酶、组胺、前列腺素 E2 及其他炎症介质,刺激咳嗽感受器,产生咳嗽。

在这种机制中,胃内容物仅仅反流至食管下段,并没有达到咽部或进入气道,但同样可以引起咳嗽反射。

5. 咳嗽加重胃食管反流 咳嗽时腹压增大,腹 - 胸压力梯度减小,可进一步促进胃内容物反流至食管(胸腔)。咳嗽引起的腹压增高如超过食管下括约肌的收缩压力,可导致胃食管反流。长期咳嗽还可刺激咽腔黏膜上的感受器,兴奋冲动经三叉神经迷走支传入脑干感觉中枢,再通过迷走神经传出到胃肠,增加胃酸分泌,引起贲门括约肌松弛,从而加重反流。气管黏膜咳嗽感受器受刺激引起的迷走神经兴奋也可通过食管 - 支气管反射的神经通路激动共同的中枢,引起胃食管运动功能异常,进一步加剧反流。胃食管反流又加重咳嗽,如此反复形成恶性循环。持续 GERC 可使咳嗽中枢形成优势兴奋灶,对外周咳嗽感受器传入的致咳刺激反应更强烈。中枢高敏感性一旦形成,咳嗽的无关刺激也可持续诱发咳嗽。故咳嗽与反流可互为因果。

6. 免疫介导 传统的观点认为食管黏膜的炎症反应是由反流物的化学腐蚀所致,即炎症是由黏膜层向黏膜下层方向发展的,但形态学研究发现,反流物刺激食管黏膜后,淋巴细胞数量从上皮层向黏膜下层逐步增高,呈现炎症从黏膜下层向黏膜层发展的现象,因此,新的观点认为,免疫因素参与介导了反流所致食管黏膜损伤及食管功能的改变。另有研究发现,胃食管反流性咳嗽患者较对照组呼气冷凝物的半胱氨酸 - 白三烯浓度更高,这表明免疫反应可能也介导了胃食管反流性咳嗽的发生。

7. 精神心理因素及食管细菌定植 研究表明,精神心理因素可通过影响食管抗反流屏障、食管动力进而引发咳嗽。曾艳凌等研究显示胃食管反流性咳嗽患者存在焦虑抑郁状态,且焦虑抑郁状态与食管上括约肌压力呈负相关;王巍等研究表明胃食管反流性咳嗽患者焦虑、抑郁发病率高,精神心理状态与食管动力之间存在相关性,随着焦虑、抑郁状态加重,食管下括约肌静息压及食管运动功能降低。所以精神心理因素可能是胃食管反流性咳嗽的重要发病机制之一。

食管细菌定植机制可以对其他主流机制进行补充。GERC 患者由于反复的胃食管反流,可导致食管内微环境发生改变,食管和咽腔内可有较多的产酸菌如链球菌及乳酸菌定植,这些定植菌可通过自身的质子泵产酸,即使没有胃食管反流,这些细菌产生的 H^+ 也可通过上述途径刺激咳嗽中枢,产生咳嗽。

(三) 病理学改变

1. GERC 的病理生理学改变 GERC 的病理生理学改变主要是由于胃酸微量吸入、食管 - 支气管神经反射增加,引起气道高反应性,反流物由肺部吸入后刺激气道内的酸敏感感受器而引发咳嗽。气道高敏感性是慢性咳嗽重要的临床与病理生理学特征。咳嗽敏感性增高包括外周咳嗽敏感性增高与中枢咳嗽敏感性增高。中枢咳嗽敏感性增高是慢性咳嗽,特别是难治性慢性咳嗽的重要病理生理学特征。

食管结构和功能完整性构成防止胃食管反流的主要防御屏障,其中食管上、下括约肌显得尤其重要。食管上括约肌位于咽与食管的移行处,为食管近端增厚的环形肌,是食团进入食管的第一个关口,可防止吸气时空气进入食管,最大程度减少呼吸无效腔及防止食物反流入咽腔。食管下括约肌为食管末端 2~4cm 的环形肌束,静息压力 10~30mmHg(1mmHg=0.133kPa),较胃内压高 5~10mmHg,其形成的高压带能将食管和胃分隔开,能有效阻止胃内容物逆流入食管。当食管上、下括约肌收缩力和压力下降,松弛频率增加,又伴有食管蠕动性收缩异常导致反流物和酸廓清能力降低,胃内容物就容易抵达食管近端并通过食管上括约肌到达咽喉腔。

其次,胃食管反流物中的盐酸和胃蛋白酶可以直接刺激上述分布于咽部的咳嗽受体和 C 传入神经纤维引发咳嗽。咽喉部黏膜无富含碳酸酐酶,在受到含酸的胃内容物侵害时通常无法形成足够数量的 HCO_3^- 对胃酸进行中和,难以保持咽喉部黏膜 pH 的稳定,不能防止胃内容物中的胃蛋白酶激活及随后的消化性破坏作用。炎症过程导致的乳酸等酸性物质堆积和 pH 改变可刺激 C 神经纤维兴奋,兴奋后不仅直接将冲动传至咳嗽中枢,还可释放速激肽和降钙素基因相关肽,作用于多种效应细胞导致气道神经源性炎症,直接或间接兴奋咳嗽受体,放大咳嗽传入神经冲动信号使咳嗽加剧。

2. 胃食管反流性咳嗽的病理解剖学改变

(1)咽喉部黏膜上皮组织对于胃酸和胃蛋白酶更加敏感,易受到酸性反流物的损伤。即使是弱酸或弱碱等非酸性反流物也可导致不同程度的咽喉黏膜损害。组织损伤后继发的黏膜血管扩张、血浆渗出、组织水肿、上皮损伤和炎症细胞浸润是咽喉炎症的典型病理改变。黏膜肿胀使气道上皮细胞间隙增大,牵拉刺激咽部的咳嗽感受器而引起咳嗽。炎症损害气道上皮细胞,咽喉部的咳嗽感受器因上皮脱落而裸露,更容易被外来刺激直接作用和兴奋。

(2)食管内酸性物质可激活局部的神经轴索反射,通过局部神经反射引起支气管黏膜释放炎性物质,从而导致呼吸道炎症反应,呼吸道黏膜水肿,增加气道高反应性,引起咳嗽。

(3)食管上皮细胞间隙扩大和细胞旁通透性增加,食管上皮细胞间隙扩大可导致细胞对酸的通透性增加。此种通透性增加可作为一种调节信号而引起反射性咳嗽。

(四) 临床特点

1. GERC 患者中女性稍多于男性,肥胖者发病率更高。

2. GERC 以干咳为主,日间咳嗽为著或日夜差异不大,常于餐后出现。发声、漱口、平卧、进食(特别是甜食、酸性或油腻食物)可诱发咳嗽。咳嗽敏感性增加。与其他原因导致的慢性咳嗽相比,胃食管反流性咳嗽病程更长,症状缓解所需时间更长。

3. 相关伴随症状 GERC 患者可伴有咽部异物感、咽痒、反酸、胃灼热、胸闷、胸痛、嗳气。但反酸、胃灼热在胃食管酸性反流性咳嗽患者中的发生率仅为 25%~33%,是导致患者容易漏诊误诊的原因。如反流物的 pH 越低,pH 下降幅度大和高位反流多者,出现反酸和胃灼热症状的机会较大。伴有反流性咽喉炎者,可有咽部不适、鼻后滴流感、咽部梗阻感、咽部异物感和频繁清喉动作,甚至伴有慢性鼻窦炎。嗳气多见于非酸性反流的患者。

4. 患者主观感受和表达能力的差异可导致对症状描述的易变性和不确定性,通过问卷调查定量分析相关症状频率和强度有助于诊断 GERC。

（五）胃食管反流性咳嗽的评估

1. 临床问卷

（1）Hull 气道反流问卷（hull airway reflux questionnaire，HARQ）：最初用于咳嗽高敏综合征的临床评估。后来的研究发现各种慢性咳嗽的病因中，胃食管反流性咳嗽的得分明显高于其他病因，因此也用于评估胃食管反流性咳嗽。HARQ 包含 14 个与咽喉症状、咳嗽特点、反流症状有关的问题，根据严重程度和发作频率按 0~5 分评分（表 3-1-1）。HARQ ≥ 24 分时应考虑胃食管反流性咳嗽，其灵敏度和特异度均在 77% 左右。

表 3-1-1　Hull 气道反流问卷

单位：分

在过去 1 个月内，下列问题对您有多大的影响？　（0= 不影响，5= 严重 / 频繁影响）						
声音嘶哑或声音有问题	0	1	2	3	4	5
清嗓子	0	1	2	3	4	5
咽部黏液增多，或鼻后滴流	0	1	2	3	4	5
咳嗽时干呕或呕吐	0	1	2	3	4	5
刚躺下或弯腰时咳嗽	0	1	2	3	4	5
咳嗽时胸闷或喘息	0	1	2	3	4	5
烧心（胃灼热）、消化不良、胃酸反上来（若因此服药，得 5 分）	0	1	2	3	4	5
喉咙发痒或异物感	0	1	2	3	4	5
进食时咳嗽（餐中或餐后不久）	0	1	2	3	4	5
吃某些食物时咳嗽	0	1	2	3	4	5
早上起床时咳嗽	0	1	2	3	4	5
唱歌或说话（例如在电话上）引起咳嗽	0	1	2	3	4	5
白天咳嗽比晚上多	0	1	2	3	4	5
嘴里有奇怪的味道	0	1	2	3	4	5
总分			70			

（2）GERD 问卷（gastroesophageal reflux disease questionnaire，GerdQ）：包括 4 个反流正相关问题和 2 个反流负相关问题（表 3-1-2），用于初步评估 GERD 的可能性，GerdQ 评分 ≥ 8 分提示 GERD 诊断。

（3）GERD 问卷（GerdQ）联合 Hull 气道反流问卷（HARQ）：GerdQ 对于酸反流的诊断价值优于 HARQ，HARQ 对于非酸反流的诊断价值优于 GerdQ。两者联合使用可能进一步提高诊断正确率。但整体来说，临床问卷评分对胃食管反流性咳嗽的诊断价值有限，仅适合作为初步评估。

表 3-1-2　GERD 问卷

单位：分

在过去 7 天里	0 天	1 天	2~3 天	4~7 天
1. 有几天会感到胸骨后烧灼感(烧心)？	0	1	2	3
2. 有几天会感到胃内容物(液体或食物)反流到喉咙或嘴里(反流)？	0	1	2	3
3. 有几天会有中上腹疼痛？	3	2	1	0
4. 有几天会感到恶心？	3	2	1	0
5. 有几天因烧心或反流症状导致夜间无法安睡？	0	1	2	3
6. 除了医师的医嘱,有几天会因烧心和 / 或反流症状而额外服药？	0	1	2	3

2. 反流监测　包括咽喉反流监测、食管 24 小时 pH 监测、食管 24 小时 pH- 阻抗监测及食管 24 小时 pH- 阻抗 - 动力监测。

(1)咽喉反流监测：通过置入患者口咽部的 pH 电极,记录患者咽喉区域的酸度变化,进而监测抵达咽喉部的酸性反流,以确定是否存在咽喉反流。诊断标准：①24 小时咽喉酸反流事件 ≥ 3 次或喉咽部 pH<4 的时间 / 监测总时间 ≥ 1%,或 24 小时喉咽反流面积指数(RAD)>63,符合条件之一或一个以上者为阳性；②直立位时 Ryan 指数 >9.41 和 / 或卧位时 >6.79。咽喉反流监测为诊断反流性咽喉炎的客观检查方法。《2019 年中国胃食管反流病多学科诊疗共识》认为咽喉反流就是指胃内容物反流至食管上括约肌以上部位(包括鼻腔、口腔、咽、喉、气管和肺等)的高位反流,为 GERD 的食管外表现。但咽喉反流监测存在不能反映食管下端反流信息的缺陷,应用范围较局限。

(2)食管 24 小时 pH 监测：可用于监测酸反流。病理性酸反流的标准：远端食管 pH<4 的时间(AET)>4%,DeMeestery 评分 >14.72 分。但单纯 pH 监测无法识别非酸反流,会导致非酸反流患者的漏诊。

(3)食管 24 小时 pH- 阻抗监测：既可监测酸反应(pH<4)又可监测弱酸(pH 4~7)及碱(pH>7)反流的情况,判断食管内容物为气体、固体、液体或混合体,同时可监测反流物的反流平面(近端反流或远端反流),是对反流更全面的评估。根据患者记录的咳嗽与反流事件的时间关系,可评估咳嗽与反流的症状相关概率(symptom association probability,SAP),若反流事件后 2 分钟内发生咳嗽,则认为咳嗽是由反流引起的。食管 24 小时 pH- 阻抗监测是目前临床中诊断胃食管反流性咳嗽的首选检测方法。但由于患者为自主记录,记录的咳嗽时间与客观发生时间可能存在误差,影响对 SAP 的分析。

(4)食管 24 小时 pH- 阻抗 - 动力监测：pH- 阻抗与动力的联合监测,可客观地记录反流事件与咳嗽发生的时间关系,准确分析 SAP,判断是反流诱发咳嗽,还是咳嗽引起反流,从而明确胃食管反流性咳嗽的存在,是对食管 24 小时 pH- 阻抗监测的补充。食管 24 小时 pH- 阻抗 - 动力监测可同时评估食管动力,为 PPI 治疗失败的胃食管反流相关咳嗽患者的 PPI 治疗优化及促动力治疗提供依据。北京协和医院李晓青团队通过动态食管 pH- 阻抗 - 动力监测显示反流性咳嗽的时间相关性(图 3-1-5)提出,咳嗽发作与反流发作有关的依据是咳嗽发作在反流发作的 2 分钟内,则被认为与反流发作有关。反流发作后 2 分钟内出现咳嗽发作,考虑是反流引起咳嗽发作(图 3-1-5A);咳嗽发作后 2 分钟内出现的反流发作,被定义为咳嗽引起反流发作(图 3-1-5B);当反流发作和咳嗽发作之间间隔超过 2 分钟,被定义为无关。

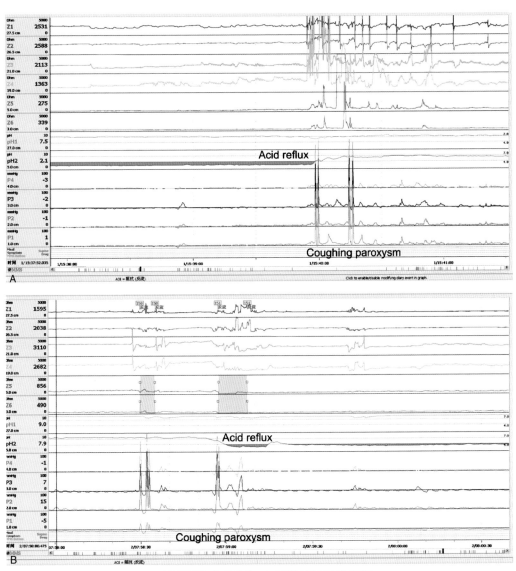

A. 反流所致咳嗽发作;B. 咳嗽所致反流发作。

图 3-1-5　动态食管 pH- 阻抗 - 动力监测反流性咳嗽的时间相关性

3. **上消化道内镜检查**　临床怀疑 GERD,伴经验性 PPI 治疗效果不佳时,或出现吞咽困难、上消化道出血、呕吐、非故意体重下降等报警症状时,应进行上消化道内镜检查。上消化道内镜下提示的高级别食管炎(LA-C 或 D)、巴雷特食管或溃疡瘢痕狭窄是胃食管反流的确诊证据。内镜检查对 GERD 的诊断特异度高,但敏感度低。

4. **生物标志物检测**　包括唾液 / 诱导痰胃蛋白酶和诱导痰 /BALF 含脂质巨噬细胞指数。

(1)唾液 / 诱导痰胃蛋白酶:在唾液、诱导痰或支气管肺泡灌洗液中检测到胃蛋白酶提示胃内容物进入口咽部和 / 或下呼吸道,目前主要用于误吸相关肺疾病的科学研究,且尚未证实其与慢性咳嗽的相关性,暂未在临床常规开展。

(2)诱导痰 /BALF 含脂质巨噬细胞(lipid-laden macrophage,LLM)指数:部分研究结果显示诱导痰或支气管肺泡灌洗液中 LLM 指数是诊断咽喉反流或胃反流误吸的潜在指标,但需除外其他原因导致的内源性或外源性脂质性肺炎。目前暂未证明 LLM 指数与胃食管反流性咳嗽严重程度 PPI 治疗反应的相关性,尚未在临床常规开展。

(六)诊断标准

GERC 的诊断要在综合分析症状和体征的基础上,获取异常胃食管反流的客观证据,建立反流和咳嗽的因果关系,表 3-1-3 总结了 GERC 的确诊标准,表 3-1-4 总结了 GERC 的临床诊断标准。

表 3-1-3　GERC 的确诊标准

确诊标准	1. 慢性咳嗽 ≥ 8 周,以白天咳嗽为主,伴或不伴反流、胃灼热、胸痛或其他症状 2. 食管 24 小时 pH- 阻抗监测 DeMeester 积分 ≥ 12.70 分和 / 或 SAP ≥ 80%,SI ≥ 45%(或食管 24 小时 pH- 阻抗监测提示异常非酸反流,SAP ≥ 95%) 3. 抗反流治疗后咳嗽明显减轻或消失

注:SAP. 症状相关概率(以 2 分钟为时间窗,统计所有时间窗内是否存在反流事件、临床症状的频数,通过卡方检验计算反流事件对临床症状产生的影响有无统计学意义);SI. 症状指标(与反流相关症状数占总症状数的百分比)。

表 3-1-4　GERC 的临床诊断标准

对于没有条件进行食管 24 小时 pH- 阻抗监测者	
临床诊断标准	1. 明显的进食相关性咳嗽,如餐后咳嗽、进食咳嗽 2. 伴典型的胸骨后烧灼感、反酸症状,或 GerdQ 评分 ≥ 8 分 3. 排除 CVA、UACS、EB 等慢性咳嗽的常见病因或按这些疾病治疗效果不佳,应考虑胃食管反流性咳嗽的可能,诊断性治疗(PPI 试验)有效
PPI 试验:服用标准剂量 PPI,如奥美拉唑 20~40mg,每日 2 次(≥ 2 周) 若抗反流治疗后咳嗽明显减轻或消失,可临床诊断胃食管反流性咳嗽	

注:GerdQ. 胃食管反流病问卷;CVA. 咳嗽变异型哮喘;UACS. 上气道咳嗽综合征;EB. 嗜酸性粒细胞性支气管炎;PPI. 质子泵抑制剂。

（七）治疗

治疗原则是减少反流的时间和频率,消除刺激反流的因素,缓解和消除咳嗽症状,改善患者的生活质量。

1. GERC 的药物治疗（具体见第四章第 3 节）

（1）抗酸药:抗酸治疗是胃食管反流性咳嗽的治疗基础,疗程至少 8 周。不仅对于酸反流,即使对于弱酸反流和非酸反流,抗酸药物也可以起到一定作用。

1）PPI:通过抑制胃黏膜壁细胞的 H^+-K^+-ATP 酶,阻断胃酸分泌的终末步骤,对基础状态和各种刺激引起的胃酸分泌有强大而持久的抑制作用。PPI,如奥美拉唑、艾索美拉唑、雷贝拉唑、兰索拉唑、泮托拉唑等,建议餐前 0.5~1 小时服药。

2）H_2 受体阻断剂（H_2RA）:H_2 受体阻断剂能可逆阻断壁细胞上组胺 H_2 受体,抑制 50%~70% 的 24 小时胃酸分泌,效果不如 PPI,长期使用易产生耐药性,但抑制夜间胃酸分泌有优势。如法莫替丁、雷尼替丁等。

3）钾离子竞争性酸阻滞剂（potassium ion competitive acid blocker,PCAB）:可逆性抑制 H^+-K^+-ATP 酶,抑制胃酸分泌。

（2）促动力药:可增强胃肠道平滑肌运动,减少反流物质对食管下段的刺激。大部分胃食管反流性咳嗽（特别是非酸反流）患者存在食管运动功能障碍,建议在抗酸药基础上联合促动力药。促动力药包括多潘立酮、莫沙必利、伊托必利等。

2. 难治性胃食管反流性咳嗽的治疗

（1）难治性胃食管反流性咳嗽（refractory gastroesophageal reflux cough）的定义:存在异常反流客观证据的慢性咳嗽患者,经标准抗反流药物治疗 8 周后咳嗽无改善。

（2）注意寻找难治性胃食管反流性咳嗽的原因:①核实药物剂量及疗程是否足够,药物使用是否正确。②排查是否存在混合病因,部分慢性咳嗽患者除存在 GERD 外,还同时存在 1 种或 1 种以上的慢性咳嗽病因,如咳嗽变异型哮喘、上气道咳嗽综合征、嗜酸性粒细胞性支气管炎等,需要同时对合并病因进行治疗。③复查食管 24 小时 pH-阻抗监测,及食管高分辨率测压以指导药物优化。

（3）在除外上述原因后的难治性胃食管反流性咳嗽,可使用神经调节剂。

1）巴氯芬:是一种选择性神经递质 γ- 氨基丁酸（GABA）-β 受体激动剂,一方面可抑制食管下括约肌松弛,减少胃食管反流的发生,另一方面可抑制延髓咳嗽中枢的兴奋性,减少咳嗽敏感性。研究显示巴氯芬可使一半以上的难治性胃食管反流性咳嗽患者的咳嗽症状得到改善。不良反应主要为嗜睡、困倦、头晕。

2）加巴喷丁:是 GABA 的亲脂性结构类似物,因其可能具有抑制咳嗽中枢敏感性的作用而成为一种可能有效的非特异性镇咳药物。不良反应主要为嗜睡、困倦、头晕等,相比巴氯芬较轻。

3）神经调节剂的使用方法:无论是巴氯芬或加巴喷丁,均需采取小剂量起始,逐渐加量的方法,以增加患者对药物的耐受性。达到治疗疗程后应逐渐减量至停药,不可骤停,以避免出现神经系统撤药反应。具体用法可参考表 3-1-5。

（4）难治性胃食管反流性咳嗽的升级治疗策略：对于标准抗反流治疗方案下的无反应者，第一步，PPI 剂量加倍 + 促动力药，治疗 8 周，若治疗有效，持续用药直到咳嗽完全缓解，若治疗无效，进入第二步；第二步，在第一步用药基础上加用 H_2RA，治疗 8 周，若治疗有效，持续用药直到咳嗽完全缓解，若治疗无效，进入第三步；第三步，停用第二步方案，改为标准剂量 PPI+ 神经调节剂，治疗 8 周，若治疗有效，持续用药直到咳嗽完全缓解，之后神经调剂逐渐递减，若治疗无效，停药。

表 3-1-5　巴氯芬及加巴喷丁治疗难治性胃食管反流性咳嗽的参考用法

药物	阶段	疗程 /d	剂量
巴氯芬	增量	1~9	起始剂量：30mg/d，之后每 3 天增加 10mg/d
	最大治疗量	10~66	60mg/d（20mg，每日 3 次）
	减量	67~87	第一周减为 30mg/d，之后每周减 10mg/d
加巴喷丁	增量	1~6	起始剂量：100mg，每日 3 次，之后每 3d 增加 100mg/ 剂
	最大治疗量	7~63	900mg/d（300mg，每日 3 次）
	减量	64~74	每周减量 100mg/ 剂

3. 胃食管反流性咳嗽的行为治疗

（1）生活方式调整

1）避免进食过饱和睡前进食，餐后不立即平卧。

2）避免进酸性、甜食、辛辣和油腻食物，避免饮用咖啡、酒精、酸性饮料。

3）避免吸烟，避免剧烈运动。

4）抬高床头。

5）体重超重者应减重。

（2）Speech 治疗（行为治疗）

1）宣教：解释慢性咳嗽的本质，向患者强调反复咳嗽无效且有反作用，强调咳嗽抑制的益处，强调个体是有能力主动控制咳嗽的。

2）咳嗽抑制方法：识别咳嗽预兆，改善吞咽技巧，训练缩唇呼吸。

3）用嗓卫生：减少喉部刺激，加强湿化，以减少对咳嗽感受器的刺激。

4）心理教育：促进患者对行为疗法的接受和认同，促进咳嗽控制的内化。使患者相信咳嗽只是个体对刺激物的反应，而不是无法控制的现象，接受咳嗽的控制过程有效且艰难，制订可行性目标。

（3）其他：如反复小口啜饮可减轻咳嗽（个案报道）。

4. GERC 的手术治疗　抗反流手术的指征及适宜人群：在严格抗反流内科治疗后，咳嗽仍不能缓解，严重影响患者生活质量，食管 24 小时 pH- 阻抗监测结果显示仍然存在严重的反流者，方考虑手术治疗。其次，GERC 诊断明确且抗反流药物治疗有效，但患者不愿长期用药且有手术意愿,且无食管蠕动功能减退者。

术式包括全胃底折叠术(又称尼森手术,Nissen operation)、部分胃底折叠术、内镜下射频消融术等。约 80% 的患者咳嗽症状减轻,但完全缓解率<50%。因术后并发症及复发等问题,要注意对手术指征的严格把握。

5. GERC 的预后　　GERC 的发病机制尚未完全明确,危险因素较多,病因持续存在的情况下,症状仍迁延不愈,甚至发展为胃食管反流性哮喘、吸入性肺炎及慢性肺间质纤维化等。若病因得到控制,咳嗽症状会逐渐改善或治愈。

三、典型病例

患者,女,70 岁。因"咳嗽 1 年"入院。近 1 年来,反复出现咳嗽,干咳、无痰,夜间为甚,平卧加重,偶伴有窒息感。在多家医院门诊就诊,给予镇咳药物效果不佳,症状反复发作。入院后辅助检查:血常规、炎性指标正常,胸部 X 线检查正常,肺功能正常。

入院后再次追问病史,患者诉平素有反酸、胃灼热及胸骨后闷痛不适。咳嗽与夜间进食相关,晚餐进食稀饭及甜食后咳嗽明显,随即完善 24 小时 pH 监测(图 3-1-6),提示反酸事件在仰卧位共占 8.5h,其中长时间酸反流次数在仰卧位为 7 次,pH<4 的时间百分比为 25.7%,餐后占 1.4%,总 DeMeester 评分为 52.9 分(正常值小于 14.72 分)。

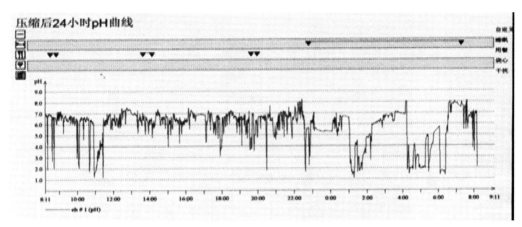

图 3-1-6　24 小时 pH 监测曲线

复习患者胸部 CT,显示食管扩张明显,在纵隔窗显示在扩张的食管内可见液体平面(图 3-1-7)。

最后诊断为 GERC。

治疗方法如下。①生活方式调整:避免进食过饱和睡前进食,餐后活动 40 分钟;避免进甜食、辛辣和油腻食物;夜间睡眠抬高床头。②抑酸剂艾索美拉唑 40mg 餐前 0.5~1 小时,每日 1 次口服,促动力药莫沙必利 5mg,每日 3 次餐后半小时后服用。

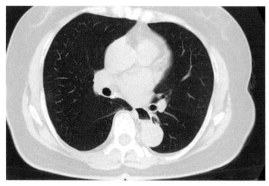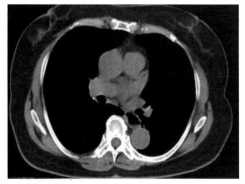

图 3-1-7　胸部 CT 显示食管扩张明显，扩张的食管内见液体平面

随访：通过生活方式干预后 1 个月后，患者症状部分减轻，随后使用药物治疗后症状完全缓解。

（作者：李玉红　施举红　张 婷　审核：施举红　谢海雁）

参考文献

［1］中华医学会呼吸病学分会哮喘学组. 咳嗽的诊断与治疗指南 (2021). 中华结核和呼吸杂志, 2022, 45 (1): 13-46.

［2］HOUGHTON LA, LEE AS, BADRI H, et al. Respiratory disease and the oesophagus: Reflux, reflexes and microaspiration. Nat Rev Gastroenterol Hepatol, 2016, 13 (8): 445-460.

［3］XU X, YU L, CHEN Q, et al. Diagnosis and treatment of patients with nonacid gastroesophageal reflux-induced chronic cough. J Res Med Sci, 2015, 20 (9): 885-892.

［4］ZHANG M, ZHU Y, DONG R, et al. Gabapentin versus baclofen for treatment of refractory gastro-esophageal reflux-induced chronic cough. J Thorac Dis, 2020, 12 (9): 5243-5250.

［5］XU X, LV H, YU L, et al. A stepwise protocol for the treatment of refractory gastroesophageal reflux-induced chronic cough. J Thorac Dis, 2016, 8 (1): 178-185.

［6］VERTIGAN AE, THEODOROS DG, GIBSON PG, et al. Efficacy of speech pathology management for chronic cough: A randomised placebo controlled trial of treatment efficacy. Thorax, 2006, 61 (12): 1065-1069.

［7］ABDULQAWI R, DOCKRY R, HOLT K, et al. P2X3 receptor antagonist (AF-219) in refractory chronic cough: A randomised, double-blind, placebo-controlled phase 2 study. Lancet, 2015, 385 (9974): 1198-1205.

［8］陈旻湖, 周丽雅. 胃食管反流病诊疗规范与进展. 北京: 人民卫生出版社, 2016: 25.

［9］LI X, LIN S, WANG Z, et al. Gastroesophageal reflux disease and chronic cough: A possible mechanism elucidated by ambulatory pH-impedance-pressure monitoring. Neurogastroenterol Motil, 2019, 31 (12): e13707.

［10］陈强, 张利, 邱忠民. 胃食管反流性咳嗽的诊治: 共识与争议. 中华结核和呼吸杂志, 2022, 45 (1): 6-9.

［11］弓三东, 崔立红. 胃食管反流性咳嗽发病机制的研究进展. 世界华人消化杂志, 2014 (19): 2665-2670.

[12] 赖克方. 慢性咳嗽. 2 版. 北京: 人民卫生出版社出版, 2019.
[13] 中国医疗保健国际交流促进会胃食管反流多学科分会. 中国胃食管反流病多学科诊疗共识. 中华胃食管反流病电子杂志, 2020, 7 (1): 1-28.

第 2 节　误吸性肺炎

一、概述

误吸（aspiration）是将口咽或胃内容物误吸进入气管支气管和下呼吸道的过程。近期研究发现越来越多的误吸相关性肺部综合征（aspiration related pulmonary syndrome）类型，其临床表现和影像学表现多种多样，但误吸性肺炎仍是其中最常见的病变类型。根据误吸物的不同，误吸性肺炎通常可分为误吸性肺部感染（aspiration pulmonary infection）和误吸性化学性肺炎（aspiration chemical pneumonitis）。误吸性肺部感染是指误吸由致病菌定植的口咽分泌物引起的肺部感染。误吸性化学性肺炎是指误吸无菌胃内容物等物质而引起的化学损伤为主的肺部炎症。临床上两者难以完全区分，有时重叠存在相互影响加重肺部炎症损伤，严重者导致急性呼吸困难、低氧血症甚至 ARDS。

误吸性肺部感染占社区获得性肺炎的 5%~15%，医院获得性肺炎的比例更高。美国 2012 年 7 月—2015 年 6 月医疗保险数据分析显示，在共 110 万例老年肺炎住院患者中误吸性肺部感染占 13.6%。此外，随着年龄的增加，误吸性肺部感染的发病率显著增加。一项西班牙的观察研究显示，大于 75 岁的患者因误吸性肺部感染住院发病率从 2003 年的 1.90/10 万人升高到 2013 年的 3.47/10 万人，其中 94 岁以上人群的发病率分别为 85~94 岁和 75~84 岁的 1.9 倍和 6.8 倍。美国老年患者误吸性肺部感染 30 天住院病死率为 29.4%，远高于同期肺炎的病死率 11.6%。最近一项韩国的回顾性研究显示，误吸性肺炎患者的 1 年、3 年和 5 年病死率分别为 49.0%、67.1% 和 76.9%。此外，美国数据显示误吸性肺炎的中位住院医疗费用显著增高，从 2002 年的 16 369 美元增加到 2012 年的 30 325 美元，10 年间增加 85%。

目前国内尚无误吸性肺炎发病率和病死率多中心准确的流行病学数据。但 21 世纪以来我国老年化趋势日益严重，预计 2030 年 60 岁以上人口占比将达 25% 左右，2050 年老年人口数占总人口的三分之一。因此，根据日本等老年化社会误吸性肺炎发病率高、病死率高、疾病负担高等特点，医务人员应加强误吸相关知识的学习，提高老年误吸相关肺炎的诊疗能力以改善此类患者的预后。

二、危险因素

误吸性肺炎（aspiration pneumonia）的常见危险因素包括意识状态降低、气道防御机制受损、吞咽困难、胃食管反流病（GERD）和反复呕吐等（表 3-2-1）。在欧美国家，意识状态降低和 GERD 较常见,10%~20% 的成年人群存在至少每周一次的 GERD 症状,因此隐匿性误吸的情况不容忽视。在我国,神经系统疾病引起的意识障碍和吞咽困难是引起误吸常见的危险因素;其次,鼻咽癌和食管癌放疗后患者可以长期生存,但其并发的吞咽困难往往容易进食误吸。此外,一氧化碳等中毒也会导致意识障碍并发误吸。韩国一项纳入 537 例急性一氧化碳中毒的回顾性研究显示高达 19.2% 的患者在中毒 48 小时发生误吸性肺炎。

表 3-2-1 误吸性肺炎的常见危险因素

意识状态降低(如使用镇静药、全身麻醉、酒精中毒、药物过量使用)
气道防御功能受损(如声带麻痹、气管内插管)
吞咽困难
神经功能障碍(如脑卒中、帕金森病、阿尔茨海默病)
上气道消化道结构异常(如肿瘤、既往手术或放疗病史)
食管疾病(如肿瘤、既往手术、动力障碍、气管食管瘘)
胃食管反流病
反复呕吐

三、病理生理学改变

对于健康人群来说,在睡眠过程中也会出现误吸事件,与睡眠期间机体的防御机制即呼吸和吞咽之间的协调性下降有关。大多数情况下,人体在误吸后出现呛咳反射,气道黏膜廓清作用等保护的作用下能够快速清除误吸物,故无临床表现,误吸属于亚临床事件。当宿主防御机制降低或一次大量误吸、反复多次误吸则会进展为临床显著的疾病。

过去肺部被认为是一个无菌环境,但新近的研究已证实,健康受试者的肺部存在多种细菌。肺部微生态群多种多样,并不完全与口腔微生物种群相同。口腔微生物吸入肺部后,改变了原有呼吸道环境和宿主免疫反应,使得原有肺部微生态群发生了变化,出现病理性变化。

误吸性肺部感染是由吸入含有致病微生物的口咽分泌物所导致。口腔定植微生物移行至肺部可导致肺部感染,常见于有基础疾病的老年人。由于老年人唾液清除功能下降,口腔卫生环境较差,加之高龄导致咳嗽反射和免疫功能的下降,吸入病原微生物后导致肺部微生物群稳态失衡,随后继发细菌或合并真菌等感染。

胃酸吸入会导致气道和肺实质化学性损伤的发生,级联炎症反应继发于这种化学性损伤,会导致炎症细胞的聚集和各种炎症介质的释放。当大量胃酸误吸时,会导致弥漫性肺泡损害和进行性低氧血症的急性肺损伤的发生。

四、误吸性化学性肺炎

(一) 定义

误吸性化学性肺炎是指吸入肺毒性物质对肺的刺激性反应,导致急性肺损伤。吸入物包括胃酸、胆汁、碳氢化合物、酒精、矿物油、动物脂肪等。其中研究最多的是误吸胃酸所致的肺炎,最早是 Mendelson 在 1932—1945 年的 44 016 名产妇中报道了胃酸误吸的发生率高达 0.15%,因此误吸性化学性肺炎也称 Mendelson 综合征。后陆续发现醉酒、中毒等也可由于呕吐胃内容物误吸发生。误吸性化学性肺炎也经常发生在围术期,尤其是麻醉插管或拔管时或进行喉镜等操作期间。据报道,全麻患者发生化学性肺炎的风险为 1/3 000~1/2 000,且老年和 ICU 患者风险更高。有报道 ICU 患者中 88.9% 的患者至少发生了一次误吸。

误吸性化学性肺炎好发于意识状态降低的患者,如使用镇静剂、全身麻醉、药物过量、癫痫、严重脑卒中或脑外伤者。临床上常见的误吸诸如酸性胃液、酒精和碳水化合物等物质造成下呼吸道和肺实质发生炎症反应。虽然误吸性化学性肺炎是因为化学性损伤起病(低 pH 相关),但是往往会在后期继发细菌感染,特别是抑酸治疗时,如使用质子泵抑制剂或肠内营养。后期继发的肺内细菌感染会促进误吸胃内容物中细菌在肺内的定植。

(二) 病理生理学

误吸性化学性肺炎,也称 Mendelson 综合征,由 Mendelson 于 1946 年首次报道。其研究纳入了 66 例在乙醚麻醉期间误吸胃内容物的产科患者,胃内容物的大量吸入可导致化学性肺炎,多限于大容量、低 pH(通常 pH<2.5)误吸。酸性物质误吸引起的肺损伤是由于炎症介质的释放,包括趋化因子(如白细胞介素-8)、促炎细胞因子(如肿瘤坏死因子)和中性粒细胞募集。除了酸性物质,化学物直接损伤呼吸道黏膜诱发支气管平滑肌痉挛气道阻力增加,气道高反应性。肺泡上皮细胞受损使肺泡毛细血管通透性增加导致呼吸衰竭。细胞因子参与化学物对呼吸道的作用,化学物对肺泡上皮细胞和肺毛细血管内皮细胞的损伤导致肺纤维化。

动物实验表明,只有在吸入大量 pH<2.5 的酸性液体(1~4ml/kg,相当于成人一次吸入至少 70ml 胃酸)的情况下,才会诱发严重的化学性肺炎。少量的胃酸误吸引起的症状轻微,但胃食管反流患者反复发生化学性误吸可导致肺纤维化。在吸入大量胃酸的情况下,3 分钟内即可出现肺不张、支气管周围出血、肺水肿和支气管上皮细胞变性;4 小时内肺泡腔充满多形核白细胞和纤维蛋白;48 小时内可见透明膜形成,此时肺已严重水肿,并有出血伴肺泡实变。

(三) 临床特征

误吸性化学性肺炎在胃内容物反流误吸后以急性咳嗽、呼吸困难和喘息起病。随后数小时中,会出现低氧血症和低血压,甚至可能进展为急性呼吸窘迫综合征。但是,有时患者的误吸比较隐匿,如接受全麻的患者仅仅表现为影像学上新发的实变伴外周血氧饱和度的下降。在起病 24~48 小时后，误吸性化学性肺炎患者会进展为弥漫性肺内实变影。早期 Mendelson 报道的患者临床病情均在 24~36 小时内迅速消退，在不使用抗生素治疗的情况下影像学表现在 4~7 天内消退。但后续研究表明，在老年、虚弱或多种基础疾病的患者中，化学性肺炎也可表现为严重的病情，可导致 ARDS 甚至死亡。

当患者出现以下临床特征应怀疑为误吸性化学性肺炎。

1. 有误吸的危险因素。

2. 急性咳嗽、呼吸困难和喘息，可伴有低氧血症或心动过速等。

3. 新近出现的发热。

4. 体格检查示肺部听诊闻及弥漫性湿啰音或哮鸣音。

5. 胸部影像学检查示重力依赖区肺部多发实变影。直立位时重力依赖区肺叶为肺下叶。而在仰卧位时发生误吸可导致下叶背段和上叶后段病变。少数患者会出现急性肺损伤的弥漫性阴影的影像学表现。

（四）诊断

当存在明确误吸病史时，同时结合相应的临床和影像学表现，诊断误吸性化学性肺炎并不难。需要注意的是，并非存在明确误吸就是误吸性化学性肺炎。当误吸病史不明确时，可考虑支气管镜或支气管肺泡灌洗液（BALF）检测协助诊断。如支气管镜下发现支气管红斑则提示酸损伤。若气道内存在胆汁或颗粒样物质即考虑为误吸性化学性肺炎。胃液相关生物标志物，如胃蛋白酶和胆汁酸，可用以检测呼吸道分泌物或BALF 标本。尽管下呼吸道检测到这些生物标志物提示误吸，有助于诊断误吸相关呼吸系统疾病，然而也存在一定局限性，目前仍没有统一公认的检测标准，有待进一步研究。在通常情况下，误吸性化学性肺炎是通过病史（如接受全身麻醉）、急性进展的呼吸道症状、弥漫性肺实变影、除外其他可能病变的基础上进行临床诊断。

（五）治疗

对于明确误吸的患者，应即刻行口咽抽吸，并使患者头部偏向一侧以防止进一步误吸，若患者已经留置气管内导管（endotracheal tube, ETT），则立即行气管内抽吸以清除可能阻塞气道的液体和颗粒物。肺泡灌洗是一种快速、直接、有效的非创伤性治疗手段，是支气管镜进入气管 - 支气管后给予 0.9% 氯化钠溶液进行灌洗。不仅能够直视患者病灶部位，而且通过物理吸引、冲洗稀释直接清除呼吸道局部痰栓、炎性分泌液及水肿液，抑制炎性及氧化应激反应，改善肺氧合状态，有助于促进呼吸道恢复通畅。支气管肺泡灌洗或能用于清除颗粒物，但不能保护肺部免于已经发生的化学性损伤。

误吸性化学性肺炎的治疗主要为支持治疗、改善氧合，必要时为呼吸衰竭的患者提供机械通气。一般不建议预防性使用抗菌药物，除非有证据表明存在感染。目前激素在误吸性化学性肺炎治疗中的作用仍然存有争议。不鼓励常规使用糖皮质激素治误吸性化学性肺炎，病程较短、中至重度 ARDS 患者可试用全身糖皮质激素治疗。部分处于病程早期的中重度患者可考虑给予全身用糖皮质激素治疗以缓解症状、改善预后。

酸性物质误吸通常无菌，因此不需要常规给予抗生素治疗。但对于服用抑酸药或存在小肠梗阻的患者,反流物中含有细菌,应考虑给予抗生素治疗。

总体而言,对于轻中度误吸性化学性肺炎患者,即使影像上存在新发浸润影,也可不予以抗生素治疗,48 小时后再评估临床与影像的变化;但对于存在持续性或进行性加重的呼吸系统损伤伴全身炎性反应的重症患者,则建议经验性加用广谱抗生素治疗,然后在 72 小时内根据症状变化及呼吸道标本培养结果决定后续抗生素治疗方案。

五、误吸性肺部感染

(一) 概述

误吸性肺部感染是指误吸入口咽分泌物,定植在口腔中的病原菌进入呼吸道而引起的肺部感染。一般为需氧菌,也可能为厌氧菌或一些特殊病原体如真菌等。误吸性肺部感染并不是一类独立疾病,它可发生于社区获得性肺炎及医院获得性肺炎中。研究发现误吸性肺部感染与社区获得性肺炎具有相似的病理生理学、微生物学、诊断及治疗,有 5%~15% 的社区获得性肺炎患者被临床医师诊断为误吸性肺部感染。误吸性肺部感染常见于老年人,病史中常合并心力衰竭和脑血管疾病、精神状态改变、吞咽困难、胃肠动力受损和神经障碍,这些合并症是误吸肺部感染的重要诱因。老年人患者中误吸性肺部感染的发病率及死亡率明显高于社区获得性肺炎。

(二) 病原微生物

以往,误吸性肺部感染通常是指毒力较低的细菌所致的感染,主要是口腔的厌氧菌和链球菌,两者均为误吸易感患者正常口腔菌群的常见组成部分。近年来,研究发现误吸相关的肺部感染在社区获得性肺炎与医院获得性肺炎中的病原微生物发生了转变,厌氧菌的发病率并不高。最新的一项国际多中心研究表明,在伴有误吸危险因素的社区获得性肺炎中,主要分离株为肺炎链球菌、流感嗜血杆菌和肠杆菌科等;而在医院获得性病例中,以包括金黄色葡萄球菌和铜绿假单胞菌在内的革兰氏阴性杆菌为主,厌氧菌并不多见。越来越多的研究质疑了厌氧菌在误吸性肺部感染中的主导地位,发现毒力较强的常见细菌更重要,如金黄色葡萄球菌、铜绿假单胞菌及其他革兰氏阴性杆菌。

(三) 病理生理学

传统理论认为,正常情况下喉水平以下的下呼吸道无菌。然而,最近的研究发现有呼吸道微生物群从鼻道延伸至肺泡。疾病可能会导致肺部微生物群的变化(失调),进而干扰或损害肺部防御机制。肺部微生物群的稳定性可能是通过细菌迁移和消除的平衡以及反馈回路来维持的。细菌的迁移主要通过微呼吸将细菌从口咽转移到肺部,而消除细菌主要通过纤毛清除和咳嗽进行。负反馈回路和正反馈回路可以分别抑制或放大信号,例如细菌生长的信号。炎症事件可能导致上皮和内皮损伤,形成一个正反馈回路,可促进炎症,破坏细菌稳态,增加感染易感性。临床上发生的误吸,尤其是对于存在细菌清除受损风险因素的患者,如意识状态降低或咳嗽反射受损,可能会进一步破坏肺部微生物群稳态,细菌可在人类口腔的不同部位定植,如牙龈、牙菌斑和舌头,并触发正反馈回路的增加,导致肺部微生物群稳态失衡,继发细菌或合并真菌等感染。发生误吸性肺部感染的原因包括侵袭量大、吸入微生物的致病性强、宿主防御机制异常,临床上常常上述多种原因并存。

(四) 临床特征

误吸性肺部感染的临床表现复杂,取决于患者就诊时所处的感染病程、致病菌以及宿主状态。大多数患者表现为肺炎的常见症状,包括咳嗽、咳脓痰、呼吸困难和发热,通常急性起病。厌氧菌感染的进展相对缓慢,通常是数日或数周,而不是数小时。部分患者伴有体重减轻和贫血。

临床上误吸发生较为隐匿,往往容易被忽视导致反复肺部感染。当存在误吸易感因素,如滥用药物、酒精中毒或麻醉导致的意识障碍或吞咽困难,需要临床医师的重视,尤其存在牙周疾病的证据。痰液常有恶臭味,该表现通常对厌氧菌感染有诊断意义。

误吸性肺部感染患者由于存在炎症,血常规中白细胞计数和中性粒细胞百分比往往增高。C 反应蛋白、降钙素原等炎性标志物水平也会相应升高,有助于评估病情严重程度。胸部影像学典型表现为两肺散在斑片状边缘模糊阴影,胸部 CT 可以更准确地显示病变分布部位,具有更高的诊断价值。日本学者 Komiya 等回顾性分析 53 例吞咽困难导致误吸性肺炎的 CT 影像学改变,92% 的患者均与肺部重力依赖区体位相关。值得注意的是,下肺受累为主仅有 47%。

(五) 诊断

根据误吸的危险因素、患者所处环境(家中、医院)、起病临床特征以及胸部影像学提示肺部阴影,通常可临床诊断为误吸性肺部感染。临床医师在判断是否存在误吸性肺部感染时应关注两点:一是有无误吸的危险因素和证据,二是有无肺炎的临床表现。

(六) 治疗

与误吸性化学性肺炎不同,当疑诊细菌感染时,应对有症状的误吸性肺部感染患者给予经验性抗感染治疗。误吸性肺部感染的初始抗生素治疗方案选择要考虑以下因素:发生误吸的环境(社区、医院或养老机构)、临床是否怀疑厌氧菌感染、疾病严重程度和患者对抗生素过敏的情况。后续可根据疗效以及病原学培养结果调整用药方案。

如前所述,误吸性肺部感染的致病菌已从既往的厌氧菌为主转变为需氧菌为主,抗生素选择也随之变化。在厌氧菌为主的年代,广泛使用青霉素可筛选出产青霉素酶的厌氧菌。这些青霉素耐药的拟杆菌种的存在,导致青霉素的疗效弱于克林霉素。而由于许多厌氧菌感染是需氧厌氧混合感染,因此单独使用甲硝唑治疗厌氧菌性误吸性肺部感染的失败率高达 50%。一些前瞻性研究表明,氨苄西林 / 舒巴坦、克林霉素、莫西沙星和碳青霉烯在治疗误吸性肺部感染中的疗效相似。

1. 发生在社区的误吸性肺部感染 对于有症状的误吸性肺部感染门诊患者,若不存在耐药病原菌的危险因素,建议首选阿莫西林 / 克拉维酸(250~500mg/125mg 口服,每日 3 次),或者莫西沙星(400mg 口服,每日 1 次),或克林霉素(450mg 口服,每日 3 次)以兼顾需氧菌与厌氧菌。

对于需要住院治疗的非重症误吸性肺炎患者,建议氨苄西林 / 舒巴坦(1.5~3g 静脉输液,每6小时1次),或厄他培南(1g 静脉输液,每日1次)以同时覆盖需氧菌与厌氧菌。也可考虑三代头孢联合甲硝唑或克林霉素。

对于病情危重的误吸性肺炎患者,建议开始给予亚胺培南、美罗培南或哌拉西林/他唑巴坦,以覆盖几乎所有的厌氧菌及大部分需氧菌。若患者存在耐甲氧西林金黄色葡萄球菌(MRSA)或铜绿假单胞菌的危险因素,则应加用覆盖这些病原体的药物(表3-2-2)。

表3-2-2 社区获得性肺炎患者 MRSA 和铜绿假单胞菌感染的危险因素

	MRSA	**铜绿假单胞菌**
强危险因素	• 已知 MRSA 定植 • 先前 MRSA 感染 • 合格痰标本上检测到簇状革兰氏阳性球菌	• 已知铜绿假单胞菌定植 • 先前铜绿假单胞菌感染 • 合格痰标本上检测到革兰氏阴性杆菌 • 先前3个月内住院使用静脉抗生素

其他可疑诊染的危险因素	• 近期住院或抗生素使用,尤其先前3个月内住院静脉使用抗生素
	• 近期流感样疾病
	• 坏死性或空洞性肺炎
	• 脓胸
	• 免疫抑制
	• MRSA 定植的危险因素:
	  ➢ 终末期肾病
	  ➢ 密集的居住环境
	  ➢ 注射毒品
	  ➢ 接触性运动的参与者
	  ➢ 男同性恋
		• 近期住院或长期住在疗养机构
		• 近期使用任一种抗生素
		• 频发慢性阻塞性肺疾病急性加重,需要激素或抗生素治疗
		• 结构性肺病(支气管扩张、囊性纤维化)
		• 免疫抑制

若患者伴有严重的牙龈疾病,或影像提示为坏死性肺炎或肺脓肿,应加用覆盖厌氧菌的抗生素。除上述外其他可供选择的方案有:甲硝唑(500mg 口服或静脉输液,每日3次)+阿莫西林(500mg 口服,每日3次),或+青霉素 G(100~200 万 U 静脉输液,每4~6小时1次),或+头孢曲松(1~2g 静脉输液,每日1次)。

2. 发生在医院或养老机构的误吸性肺部感染 医院或养老机构的误吸性肺部感染患者,通常要更多考虑需氧菌,尤其是革兰氏阴性杆菌(如肺炎克雷伯菌、大肠杆菌、铜绿假单胞菌等)和金黄色葡萄球菌。抗生素选择方面可考虑哌拉西林/他唑巴坦、头孢他啶、头孢吡肟、左氧氟沙星、环丙沙星、亚胺培南或美罗培南等。若患者存在结构性肺病(支气管扩张或囊性纤维化)或呼吸道标本可见大量占优势的革兰氏阴性杆菌,则提示革兰氏阴性杆菌感染的风险很高,需联合使用两类抗生素(如β内酰胺类或碳青霉烯类+氨基糖苷类或喹诺酮类)。若患者所在病房金黄色葡萄球菌中 MRSA 的占比未知或>20%,则在上述治疗基础上还应加用抗 MRSA 治疗(万古霉素或利奈唑胺)。若后续未检出 MRSA,可停用该药。此外,若患者伴有严重牙龈疾病或影像学检查提示为坏死性肺炎或肺脓肿,则应加用覆盖厌氧菌的抗生素。误吸性肺部感染常用抗生素用法见表 3-2-3。

表 3-2-3　误吸性肺部感染抗生素治疗

药物	用法
氨苄西林 / 舒巴坦	1.5~3g,每 6 小时 1 次,静脉用药
阿莫西林 / 克拉维酸	250~500mg/125mg,每日 3 次,口服
哌拉西林 / 他唑巴坦	4.5g,每 8 小时 1 次,静脉用药
头孢曲松	1~2g,每日 1 次,静脉用药
头孢吡肟	2g,每 8~12 小时 1 次,静脉用药
厄他培南	1g,每日 1 次,静脉用药
亚胺培南	500mg,每 6 小时 1 次;或 1g,每 8 小时 1 次,静脉用药
美罗培南	1g,每 8 小时 1 次,静脉用药
左氧氟沙星	500mg,每日 1 次,静脉用药或口服
莫西沙星	400mg,每日 1 次,静脉或口服
克林霉素	450mg,每日 3~4 次,口服;600mg,每 8 小时 1 次,静脉用药
阿米卡星	15mg/kg,每日 1 次,静脉用药
万古霉素	15mg/kg,每 12 小时 1 次,静脉用药
利奈唑胺	600mg,每 12 小时 1 次,静脉用药或口服
多黏菌素	每天 900 万 U,分 2~3 次,静脉用药

3. **抗生素疗程及结局**　如果患者对治疗反应良好且无肺外感染,抗生素疗程通常为 5~7 天。但若患者形成坏死性肺炎、肺脓肿或脓胸,则需要更长的疗程,直至影像学显示病灶消退或明显改善,如只残留小而稳定的病灶。这通常需要 3~8 周时间。对于初始静脉输液的患者,若临床改善、血流动力学稳定、能够口服药物并且胃肠道功能正常,则可转为口服抗生素。推荐的口服药物包括阿莫西林 / 克拉维酸、莫西沙星或克林霉素。误吸肺炎经抗生素治疗的治愈率为 76%~88%,一些患者可以完全恢复,但部分重症误吸性肺炎患者可能遗留肺纤维化。

六、误吸所致机械性阻塞(mechanical obstruction)

惰性的液体或颗粒物吸入支气管内或肺内本身并不产生毒害,但可能导致气道阻塞或反射性气道关闭。

1. **液体阻塞**　常被误吸且本身无毒性的液体:盐水、钡剂、包括水在内的大多数饮用液体和 pH>2.5 的胃内容物。其中吸入液体导致单纯机械性阻塞最常见的病例为淹溺者。人体溺水后数秒内会本能地屏气,引起潜水反射(呼吸暂停、心动过缓和外周血管剧烈收缩),以保证心脏和大脑的血液供应。若不能及时脱离溺水环境,则继而出现高碳酸血症和低氧血症,从而刺激呼吸中枢,进入非自发性吸气期,随着吸气水进入呼吸道和肺泡,充塞气道从而导致严重缺氧、高碳酸血症和代谢性酸中毒。近乎淹溺者可有头痛或视觉障碍、剧烈咳嗽、胸痛、呼吸困难、咳粉红色泡沫样痰等症状。若继续淹溺,则出现神志丧失、呼吸停止及大动脉搏动消失,直至最终死亡。当目击液体误吸事件时,可将患者头部偏向一侧,并予以口咽抽吸治疗。若患者已发生呼吸停止,则应予以口对口人工呼吸或面罩高流量吸氧;若发生心脏停搏,则立即予以心肺复苏。对于症状很快恢复的轻症患者,如果随后影像学检查没有显示新的肺部阴影,除了防止后续发生误吸的措施外,不需要进一步治疗。

2. **固体颗粒物阻塞** 常见引起支气管阻塞的固体颗粒物包括花生、其他蔬菜颗粒、无机材料和牙齿,较常见于幼儿(1~3 岁)及老年人。包括花生在内的蔬菜类物质在影像上不显影,因此易被漏诊。若吸入颗粒物位于左右支气管或更远端,患者通常仅表现为刺激性咳嗽,影像上表现为肺不张或阻塞性肺气肿伴纵隔移位和膈肌抬高。当支气管仅部分阻塞时,还可闻及单侧哮鸣音。也有部分老年患者仅误吸时出现一过性咳嗽,后续并无明显症状。对于此类患者,通常需要通过可弯曲支气管镜或硬质支气管镜取出异物。若异物超过 1 周,则易合并细菌感染,须评估有无合并肺部感染。若误吸的颗粒物较大,卡在喉部或气管内,可导致突发呼吸窘迫、发绀以及失声,如不能立即解除阻塞,则可迅速致死。成人在餐厅用餐过程中误吸肉类时可发生此急症,因其临床症状与心肌梗死类似,也称餐馆冠脉综合征。海姆利希手法(Heimlich maneuver)也称腹部冲击法,主要用于气道异物梗塞的现场急救,已经在全世界被广泛使用。具体做法:身边的人先从背后环抱患者,握拳抵住其肋骨下缘与肚脐之间,再向上推压以产生压力,利用冲击产生向上的压力,压迫两肺下部,从而驱使肺部残留空气形成一股气流,这股带有冲击性、方向性的直入气管的气流能将堵住气管、喉部的食物硬块等异物排出。

七、误吸性肺炎的预防

为降低术后误吸风险,术前患者应禁食至少 8 小时,禁水至少 2 小时。对于紧急气管插管的昏迷患者,应给予抗生素治疗 24 小时。应避免使用增加误吸风险及影响吞咽的药物,如镇静药、抗精神病药以及抗组胺药。鼻胃管和经皮胃造口管可为吞咽困难患者有效地输送营养和口服药物,但与经口喂养相比并不能降低误吸性肺炎的发生率。幽门后置管(如鼻十二指肠管、鼻空肠管)也并不能比鼻胃管减少误吸风险。因此,对于卒中或其他原因所致的吞咽困难患者,不建议给予胃肠管进食,而建议给予增稠液体食物以增强经口进食的能力。对于接受肠内营养的患者以及神志水平低下的患者,半卧位(30°~45°)比平卧位更有助降低误吸风险。对于口咽功能异常的患者,应在吞咽时下颌内收、头部转向一侧,鼓励少量多次吞咽及每次吞咽后主动咳嗽。当卒中患者同时合并高血压时,推荐使用血管紧张素转换酶抑制剂(ACEI)来控制血压,有助于促进咳嗽以及改善吞咽反射,从而降低误吸性肺炎的风险。口腔护理在一定程度上可降低误吸性肺炎的风险,因此在有条件的机构推荐加强口腔护理,并拔除蛀牙。

八、典型案例

患者,男,79 岁。因"咳嗽、咳痰 1 周,加重伴呼吸困难 1 天"入院。既往有阿尔茨海默病病史,长期居住养老院。家属代诉患者 1 周前进食呛咳后出现咳嗽、咳黄脓痰,不易咳出,无发热,遂至当地医院就诊,考虑支气管炎可能,予以口服头孢地尼治疗 2 天。患者咳嗽加重,加用罗红霉素联合头孢地尼治疗 5 天,咳嗽、咳黄脓痰较前好转。入院前 1 天患者进食时突发呼吸困难、口唇发绀,送至急诊抢救室就诊,血气分析提示 I 型呼吸衰竭,予以急诊气管插管辅助通气后收入我科呼吸危重症病房。

入院时查体:体温 36.7℃,脉搏 84 次 /min,呼吸频率 20 次 /min,血压 130/82mmHg。浅昏迷,外周血氧饱和度 97% [气管插管呼吸机辅助通气(IPPV 模式,氧浓度 50%,潮气量 500ml,呼吸频率 15 次 /min,PEEP 8cmH$_2$O)],胸廓无畸形,双肺呼吸音清,两肺可闻及明显湿啰音及痰鸣音,右侧为著。心率 84 次 /min,律齐,腹软,无压痛,双下肢无凹陷性水肿。

入院后辅助检查:血常规,白细胞计数(WBC)20.58×10^9/L,中性粒细胞百分比 83.4%,红细胞计数(RBC)5.38×10^{12}/L,血红蛋白(HGB)142.0g/L,血小板计数(PLT)199×10^9/L;C 反应蛋白(CRP)209.18mg/L;D- 二聚体 1.43μg/L;血降钙素原、真菌 1-3-β-D- 葡聚糖检测(G 试验)、半乳甘露聚糖抗原检测(GM 试验)正常;血气分析:pH 7.354,二氧化碳分压(PaCO$_2$)46.2mmHg,氧分压(PaO$_2$)56.5mmHg,乳酸 3.2mmol/L;胸部 CT 显示两肺多发斑片状及结节状高密度影(图 3-2-1)。

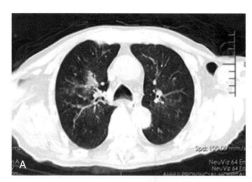
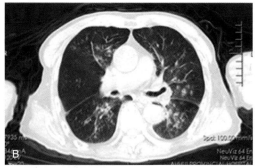
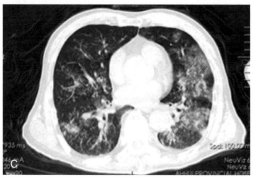

图 3-2-1 入院时胸部 CT

CT 示两肺多发斑片状及结节状高密度影,下肺为著。

入院诊断：误吸性肺部感染（重症），Ⅰ型呼吸衰竭，阿尔茨海默病。

诊断依据：老年男性，既往有阿尔茨海默病的误吸危险因素，进食时突然出现呼吸困难伴口唇发绀。入院时查体两肺听诊满布痰鸣音，辅助检查白细胞计数及 C- 反应蛋白水平明显增高，血气分析符合呼吸衰竭，胸部 CT 提示支气管肺炎且以两下肺为著。

治疗：鉴于患者属于社区获得性误吸性肺炎，给予哌拉西林他唑巴坦抗感染、化痰、有创呼吸机辅助通气等对症支持治疗，同时置入鼻胃管予以肠内营养支持，调整患者床头高度（30°）。入院后完善床旁支气管镜检查，镜下可见右侧各支气管管腔内大量脓性分泌物及食物残渣，予以吸除并送检病原学检查，吸除后管腔未见新生物及溃疡。左下叶各支气管管腔少量脓性分泌物，予以吸除并送病原学检查，吸除后黏膜光滑。BALF mNGS（宏基因组二代测序）回报为纹带棒状杆菌，痰培养提示耐药鲍曼不动杆菌，菌落计数 2+。经上述治疗后，患者咳嗽咳痰、气喘好转，复查血常规：WBC 10.15×10^9/L，中性粒细胞百分比 76.5%，RBC 3.9×10^{12}/L，HGB 127.0g/L，PLT 247×10^9/L；CRP 16.01mg/L。炎性指标较前明显下降，4 天后拔除气管插管更换鼻导管吸氧，血气分析提示：pH 7.435，$PaCO_2$ 34.9mmHg，PaO_2 66mmHg，乳酸 0.53mmol/L；2 周后复查胸部 CT 显示两肺多发斑片状及结节状影，较前吸收（图 3-2-2），提示治疗有效。患者病情稳定后予以出院随诊。

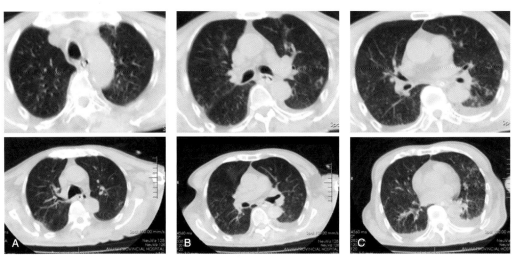

图 3-2-2　治疗 2 周后胸部 CT
胸部 CT 示两肺多发斑片状及结节状影，较前吸收。

分析：目前误吸性肺部感染诊断依赖于特征性的临床表现（存在误吸史）、误吸相关危险因素、实验室检查及影像学的提示性改变等。对于有误吸危险因素或发生误吸的患者，如新发呼吸系统症状或症状加重，可临床诊断误吸性肺部感染。本病例存在高龄、阿尔茨海默病误吸危险因素，结合其发病情况、临床表现及相关辅助检查均支持误吸性肺部感染诊断。对于体弱、老年人常以隐匿性误吸为主且临床症状不典型，难以直接观察误吸,容易忽视误吸性肺部感染的诊断。同时,老年患者常合并多种基础疾病,机体免疫功能下降,反应能力较差,由于不良的口腔卫生导致定植菌的负荷量增多,使得老年患者误吸性肺炎的发病风险增加且预后不良。以往一直认为厌氧菌是误吸性肺部感染的主要病原体,但近期的研究发现误吸性肺部感染中毒力更强的细菌如金黄色葡萄球菌、铜绿假单胞菌及其他革兰氏阴性杆菌更常见。因此,初始抗生素治疗方案应根据发生误吸的环境(社区获得性或医院获得性)、是否存在厌氧菌感染风险、疾病严重程度等选择,其后依据培养结果和疗效调整用药方案。

(作者:胡晓文　孙雪峰　审核:施举红　谢海雁)

参考文献

[1] HU X, LEE JS, PIANOSI PT, et al. Aspiration-related pulmonary syndromes. Chest, 2015, 147 (3): 815-823.

[2] MATSUSE T, OKA T, KIDA K, et al. Importance of diffuse aspiration bronchiolitis caused by chronic occult aspiration in the elderly. Chest, 1996, 110 (5): 1289-1293.

[3] RYU AJ, NAVIN PJ, HU X, et al. Clinico-radiologic features of lung disease associated with aspiration identified on lung biopsy. Chest, 2019, 156 (6): 1160-1166.

[4] HU X, YI ES, RYU JH. Solitary lung masses due to occult aspiration. Am J Med, 2015, 128 (6): 655-658.

[5] MANDELL LA, NIEDERMAN MS. Aspiration pneumonia. N Engl J Med, 2019, 380 (7): 651-663.

[6] MARIK PE. Aspiration pneumonitis and aspiration pneumonia. N Engl J Med, 2001, 344 (9): 665-671.

[7] MENDELSON CL. The aspiration of stomach contents into the lungs during obstetric anesthesia. Am J Obstet Gynecol, 1946, 52: 191-205.

[8] LINDENAUER PK, STRAIT KM, GRADY JN, et al. Variation in the diagnosis of aspiration pneumonia and association with hospital pneumonia outcomes. Ann Am Thorac Soc, 2018, 15 (5): 562-569.

[9] PALACIOS-CEñA D, HERNáNDEZ-BARRERA V, LóPEZ-DE-ANDRéS A, et al. Time trends in incidence and outcomes of hospitalizations for aspiration pneumonia among elderly people in Spain (2003-2013). Eur J Intern Med, 2017, 38: 61-67.

[10] WON JH, BYUN SJ, OH BM, et al. Risk and mortality of aspiration pneumonia in Parkinson's disease: A nationwide database study. Sci Rep, 2021, 11 (1): 6597.

[11] WU CP, CHEN YW, WANG M J, et al. National trends in admission for aspiration pneumonia in the united states in 2002-2012. Ann Am Thorac Soc, 2017, 1 (6): 874-879.

[12] 佘君, 丁建文, 申捷, 等. 成人吸入性肺炎诊断和治疗专家建议. 国际呼吸杂志, 2022, 42 (2): 86-96.

[13] SOHN CH, HUH JW, SEO DW, et al. Aspiration pneumonia in carbon monoxide poisoning patients with loss of consciousness: Prevalence, outcomes, and risk factors. Am J Med, 2017, 130 (12): 1465. e21-1465. e26.

[14] NEILL S, DEAN N. Aspiration pneumonia and pneumonitis: A spectrum of infectious/noninfectious diseases affecting the lung. Curr Opin Infect Dis, 2019, 32 (2): 152-157.

［15］KOMIYA K, ISHII H, KADOTA J. Healthcare-associated pneumonia and aspiration pneumonia. Aging Dis, 2015, 6 (1): 27-37.

［16］ISBISTER GK, DOWNES F, SIBBRITT D, et al. Aspiration pneumonitis in an overdose population: frequency, predictors, and outcomes. Crit Care Med, 2004, 32 (1): 88-93.

［17］RAGHAVENDRAN K, NEMZEK J, NAPOLITANO LM, et al. Aspiration-induced lung injury. Crit Care Med, 2011, 39 (4): 818-826.

［18］MARIK PE. Pulmonary aspiration syndromes. Curr Opin Pulm Med, 2011, 17 (3): 148-154.

［19］MARIK PE. Aspiration pneumonia: Mixing apples with oranges and tangerines. Crit Care Med, 2004, 32 (5): 1236; author reply 1236-1237.

［20］STOVOLD R, FORREST IA, CORRIS PA, et al. Pepsin, a biomarker of gastric aspiration in lung allografts: A putative association with rejection. Am J Respir Crit Care Med, 2007, 175 (12): 1298-1303.

［21］ERVINE E, MCMASTER C, MCCALLION W, et al. Pepsin measured in induced sputum--a test for pulmonary aspiration in children？. J Pediatr Surg, 2009, 44 (10): 1938-1941.

［22］WU YC, HSU PK, SU KC, et al. Bile acid aspiration in suspected ventilator-associated pneumonia. Chest, 2009, 136 (1): 118-124.

［23］DIBARDINO DM, WUNDERINK RG. Aspiration pneumonia: A review of modern trends. J Crit Care, 2015, 30 (1): 40-48.

［24］MARIN-CORRAL J, PASCUAL-GUARDIA S, AMATI F, et al. Aspiration risk factors, microbiology, and empiric antibiotics for patients hospitalized with community-acquired pneumonia. Chest, 2021, 159 (1): 58-72.

［25］ALMIRALL J, BOIXEDA R, DE LA TORRE MC, et al. Aspiration pneumonia: A renewed perspective and practical approach. Respir Med, 2021, 185: 106485.

［26］EL-SOLH AA, PIETRANTONI C, BHAT A, et al. Microbiology of severe aspiration pneumonia in institutionalized elderly. Am J Respir Crit Care Med, 2003, 167 (12): 1650-1654.

［27］KEVRIC I, MOREHEAD RS. Significant aspirations: Recurrent pneumonia. Am J Med, 2013, 126 (11): 956-959.

［28］KOMIYA K, ISHII H, UMEKI K, et al. Computed tomography findings of aspiration pneumonia in 53 patients. Geriatr Gerontol Int, 2013, 13 (3): 580-585.

［29］LEE AS, RYU JH. Aspiration pneumonia and related syndromes. Mayo Clin Proc, 2018, 93 (6): 752-762.

［30］TERAMOTO S. The current definition, epidemiology, animal models and a novel therapeutic strategy for aspiration pneumonia. Respir Investig, 2022, 60 (1): 45-55.

第 3 节　溺水与误吸性肺炎

一、概述

近年来随着自然灾害以及交通意外等频发，溺水（drowning）是常见的意外死亡原因之一。误吸性肺炎是溺水的常见并发症，与误吸的水源性质、误吸量以及有无意识障碍等全身情况有关，90% 的淹溺患者会误吸环境中的污水，引起误吸性肺炎，其病原体包括内源性(口咽、上呼吸道和消化道)细菌、外源性细菌及少见的真菌。

二、流行病学

根据世界卫生组织的统计数据,每年全球约有 30 万人因为溺水导致死亡。溺水在中低收入国家更为严重,其中中国、印度、巴基斯坦和孟加拉国溺水死亡人数几乎占全球的一半,是世界第三大意外伤害杀手,溺水是 1~4 岁儿童和 15~19 岁青少年意外死亡的三大原因之一。溺水的重要危险因素包括男性、14 岁以下儿童、酗酒、低收入或教育程度低人群、农村居民、水上危险行为和缺乏监督。

溺水后误吸性肺炎的发病率目前仍不明确。1996 年的一项回顾性研究发现误吸性肺炎的发病率为 14.7%。近年来误吸性肺炎的发病率较前升高,法国的一项回顾性研究显示溺水后误吸性肺炎的发病率可达 24%,另一项研究纳入 74 例海水淹溺的患者,发现溺水后误吸性肺炎的发病率可高达 59%。溺水后误吸性肺炎的准确发病率有待未来开展多中心的前瞻性研究。

三、病理生理学改变

缺氧后肺损伤程度是影响溺水事故预后的重要因素,尽早实施心肺复苏术恢复患者氧合和通气是救治成功的关键。在大多数溺水事件中,患者气道在水面之下,本能地引起反应性屏气,如果没有及时获救,由于缺氧,患者不能坚持屏气而被迫深呼吸,大量液体进入呼吸道和肺泡,堵塞气道或肺泡,诱发支气管痉挛,阻止气体交换,可引起严重缺氧、高碳酸血症及代谢性酸中毒;溺水引起肺泡基底膜损害、肺泡炎症、蛋白渗出、肺泡透明膜形成、肺广泛水肿伴局部出血;液体误吸还可引起肺内血液分流、肺顺应性下降、可使肺表面活性物质失活和肺泡萎陷,造成肺水肿等并发症;上述机制综合作用可造成急性呼吸窘迫综合征,患者往往表现为进行性呼吸窘迫和难治性低氧血症。

四、高危因素

决定溺水后误吸性肺炎风险的首要因素是误吸量。通常认为误吸的量越大,患者面临的感染风险越高。继发于癫痫、晕厥、外伤或猝死的淹溺患者往往存在意识障碍,呼吸系统保护反射减弱消失,比其他患者更易发生误吸,增加误吸性肺炎发生的风险。如果水源为污染的水,其水中病原体的种类和数量显著增加,误吸性肺炎的风险亦会增加。此外,水的温度、化学成分等可能会影响水中微生物数量及类型。通常微生物的数量随温度的升高而增加,相比淡水,高渗的海水中不利于微生物的生长。

五、临床表现

(一)临床症状

轻症患者可出现咳嗽、咳痰或发热等表现,严重者出现胸闷、呼吸困难,合并真菌感染如曲霉菌、尖端赛多孢子菌,可伴咯血甚至呼吸衰竭。尖端赛多孢子菌较为少见,但可侵及骨骼和关节导致骨髓炎、关节炎,表现为关节肿胀、疼痛和运动受限;侵及中枢神经系统可引起颅内脓肿或脑膜炎相应的神经症状和体征。

(二)体征

患者可有肺炎相似的体征。发热患者常呈急性面容,重症患者合并呼吸衰竭时可有呼吸窘迫、发绀,合并感染性休克时低血压、四肢末梢湿冷,胸部体征随病变范围、实变程度、胸腔积液等情况而异。实变严重的病变部位可出现语颤增强,叩诊浊音提示实变和/或胸腔积液,听诊可闻及支气管呼吸音和干、湿啰音,合并胸腔积液时可出现叩诊浊音或实音、语颤减弱、呼吸音减弱或消失等体征。

(三)实验室检查

1. **血常规** 细菌感染患者常表现为外周血白细胞计数或中性粒细胞百分比增加,部分患者白细胞计数减少。

2. **C 反应蛋白(C-reactive protein,CRP)** CRP 是细菌性感染较敏感的指标,但特异性较差,需排除非感染性炎症导致其升高的可能。

3. **降钙素原(procalcitonin,PCT)** PCT 在细菌感染引起的全身性炎症反应早期即可升高,为全身感染/脓毒症的早期、快速诊断与鉴别诊断、病程监测和指导治疗、预后评估提供有效的临床依据。

4. **1,3-β-D- 葡聚糖试验(G 试验)、半乳甘露聚糖试验(GM 试验)** 是真菌感染早期诊断的可靠指标,具有较高的灵敏度和特异度。G 试验是早期诊断侵袭性真菌感染的有效生物标志物,研究表明血清中 1,3-β-D- 葡聚糖水平升高早于临床症状及微生物学证据。对于深部曲霉菌感染的患者,血清 GM 试验结果增高可比影像学异常提前出现。GM 试验的动态监测可以作为重症感染患者抗曲霉菌治疗效果和预后评估的有效手段。

5. **动脉血气分析** 一般用于评估病情较重的患者,可以实时准确地了解血液氧合和酸碱平衡状态。

(四)影像学表现

患者胸部 X 线检查可表现为单侧或双侧斑片状、点片状浸润影。胸部 CT 检查可表现为沿支气管血管束分布的点状、毛玻璃样、斑片状高密度影,上叶后段及下叶多见。合并真菌感染时可见双肺多发结节、斑片影,大多数结节可伴有空洞,周围有晕轮征。

(五)病原学特点

溺水后误吸性肺炎的致病菌主要取决于吸入物、口腔定植菌等,污水/河水中含有的病原微生物种类主要包括革兰氏阴性菌(如产气单胞菌、肠杆菌属)及革兰氏阳性菌(如链球菌和金黄色葡萄球菌)。有研究通过当地水源进行全基因组测序,发现溶血棒状杆菌的感染病例与当地的河水暴露有关。值得警惕的是,溺水后即使免疫功能正常的患者也会引起机会性感染。吸入污水水源的患者可继发肺部真菌感染,如曲霉菌、尖端赛多孢子菌。

六、诊断

溺水后误吸性肺炎的诊断主要基于溺水诱因以及肺炎的相关表现(出现肺炎的症状和体征,炎性指标的异常升高,胸部影像学出现新发渗出影)。然而溺水患者可合并急性肺水肿,患者出现咳嗽、呼吸困难等肺炎相似的临床症状,同时伴有胸部影像学弥漫性的实变影,应激情况下也可出现发热、白细胞计数升高,需与误吸性肺炎进行鉴别。

七、治疗原则

对有肺部感染症状的患者或者淹没于污染水源中的患者应积极经验性使用抗生素治疗。研究发现淹溺发生在海水里的患者误吸性肺炎发病率低于淹溺在沼泽或受污染的水中。抗生素应覆盖内源性病原体(口咽、上呼吸道和呕吐时的消化道)和水生环境中发现的病原体,根据所涉及的水的类型(海水、淡水或受污染的水)而有所不同。如患者溺水后出现发热、肺部浸润影应尽早使用抗生素。大多数细菌引起的溺水后误吸性肺炎可用广谱青霉素/β-内酰胺酶抑制剂联合治疗,对于病情较重的肺部感染患者,可考虑联合氨基糖苷类药物。

对于溺水水源为污水,如有提示真菌感染的呼吸道症状、影像学表现及炎性指标的升高,可尽早进行经验性抗真菌治疗。国内施毅等总结11例溺水后侵袭性曲霉病多发生在溺水后1~2周,病死率高达45%。笔者对所在单位近年来溺水后误吸性肺炎进行回顾性研究发现,对于误吸污水水源的患者尽早行气管镜检查,进行气道清理及获取病原学检查,尽早启动抗真菌治疗可提高重症病例的救治率。

支气管肺泡灌洗可以减少吸入物对肺实质的损害,以及清除呼吸道中吸入的污染的外源性异物。大部分患者呼吸道中有异物,包括呕吐物、泥土、沙子和水生植物的碎片。溺水水源为严重污染的患者、溺水地点为浅水或者溺水时在海底附近曾有剧烈挣扎的患者,吸入污染物质的风险较高,推荐支气管肺泡灌洗去除大颗粒物质。

总之,误吸性肺炎是溺水常见的严重并发症,应提高警惕,及时行支气管镜协助去除异物、明确病原学,结合患者溺水的环境及特点及时给予针对性抗感染治疗有助于改善预后。

八、典型案例

患者,男,55岁,农民。因"坠入化粪沟后意识不清4小时"急诊入院。入院前4小时患者自驾农用四轮车不慎坠入化粪沟中。10余分钟后被家属救起,当时呼之不应,眼口鼻中有污物进入,呛咳出少量污物,遂于急诊就诊。完善检查未见头颅、腹腔脏器损伤,肺部CT提示两肺斑片影。遂收住我科进一步诊治。

入院查体:体温36.7℃,脉搏84次/min,呼吸20次/min,血压130/82mmHg。神

志清,精神差,口唇无发绀,两肺呼吸音粗,可闻及散在湿啰音,心腹无阳性体征,双下肢无凹陷性水肿。辅助检查:血常规,WBC 13.93×10^9/L,中性粒细胞百分比 80.9%,RBC 5.38×10^{12}/L,HGB 159.0g/L,PLT 245×10^9/L;CRP 46.8mg/L;血生化、凝血功能未见异常;红细胞沉降率(ESR)、PCT、G 试验正常;胸部 CT 示:两肺絮状及斑片状阴影,边缘模糊,左肺为著(图 3-3-1)。气管镜检查发现左侧支气管管腔内大量黑色颗粒样残渣物质及白色坏死物覆盖(图 3-3-2)。

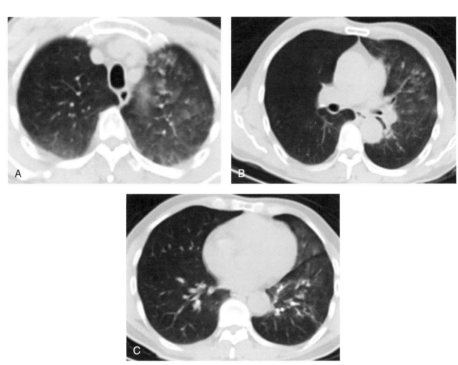

图 3-3-1 入院时胸部 CT
胸部 CT 显示双肺絮状及斑片状阴影,边缘模糊,左肺为著。

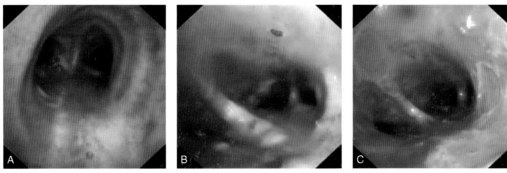

图 3-3-2 支气管镜检查所见异常
支气管镜见左主支气管、左上叶、左下叶各管腔可见大量黑色颗粒残渣物质,
左下叶明显,黏膜明显充血水肿,吸除后可见白苔样坏死物覆盖。

诊断：溺水，误吸性肺炎，继发性侵袭性支气管肺曲霉病。

诊断依据：患者发病前意外坠入化粪沟，痰中带有大量黑色残渣样物质，血常规提示白细胞计数、中性粒细胞百分比以及 CRP 增高，胸部 CT 见新发肺部阴影改变，气管镜检示左侧支气管管腔异物。

处理措施：患者入院后评估病情，予以完善痰培养、痰真菌培养等病原学检查，美罗培南抗感染、雾化吸入、化痰等治疗。入院后第 2 天行支气管镜检查见左主支气管、左上叶、左下叶各管腔可见大量黑色颗粒残渣物质，左下叶明显，黏膜明显充血水肿，吸除后可见白苔样坏死物覆盖，清除误吸的污物并送检肺泡灌洗液培养。结合患者溺水水源为化粪池水，合并真菌感染风险较高，故联合伏立康唑抗真菌感染，病原学结果回归：土生克雷伯菌（肺泡灌洗液及痰液）、黑曲霉（肺泡灌洗液）。第 6 天复查胸部 CT 提示病灶进展（图 3-3-3）。由于患者出现幻视幻听，考虑为伏立康唑不良反应，调整抗真菌方案为卡泊芬净及两性霉素 B 联合静脉滴注治疗。患者咳嗽逐步好转，体温恢复正常，复查胸部 CT 示病灶明显吸收（图 3-3-4）。

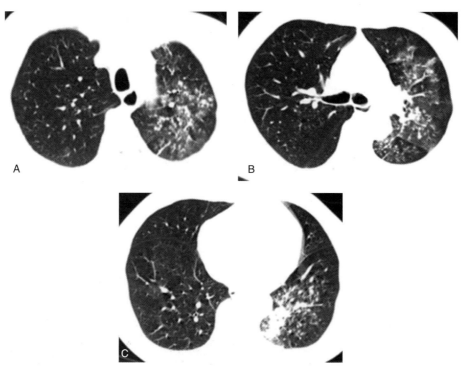

图 3-3-3　治疗第 6 天复查胸部 CT
胸部 CT 示左肺多发斑片状、结节状高密度影，右肺斑片状影较前吸收。

分析：溺入粪水致误吸性肺炎系吸入粪水中含吲哚、粪臭素、硫醇和硫氢化物等多种腐蚀性有机污物及多种致病菌引起的肺部炎症，可致局部组织水肿、出血甚至坏死、急性呼吸窘迫综合征。严重时可引起全身炎症反应甚至多脏器功能不全。入院后积极行支气管镜清除气道内污物、炎性分泌物及病原体有助于减轻患者肺部局部严重反应，同时有利于保持气道通畅及改善远端终末细支气管和肺泡的氧合。

　　溺水致误吸性肺炎病原体多为革兰氏阴性菌,越来越多病例报道显示水源为污水,需重视曲霉菌、尖端赛多孢子菌等真菌感染,重症患者合并真菌感染病死率较高。所以本病例在初期即给予经验性广覆盖治疗,在获得明确致病微生物后调整抗感染方案,从而迅速有效地控制炎症,恢复良好。

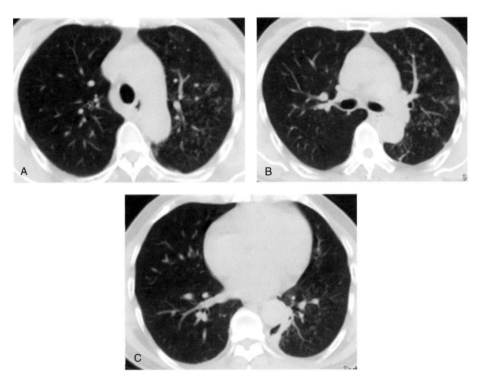

图 3-3-4　治疗第 20 天复查胸部 CT
胸部 CT 示双肺散在斑片状、结节状影,较治疗前明显吸收。

(作者:费广茹　胡晓文　审核:施举红　谢海雁)

参考文献

[1] CERLAND L, MéGARBANE B, KALLEL H, et al. Incidence and consequences of near-drowning-related pneumonia-a descriptive series from Martinique, French West Indies. Int J Environ Res Public Health, 2017, 14 (11): 1402

[2] 黄锦裕, 佘宇航. 全球溺水负担: GBD 2017 全球疾病负担死亡率的估计研究. 伤害医学 (电子版), 2020, 9 (4): 61-64.

[3] LAYON AJ, MODELL JH. Drowning: Update 2009. Anesthesiology, 2009, 110 (6): 1390-1401.

[4] SZPILMAN D, BIERENS JJ, HANDLEY AJ, et al. Drowning. N Engl J Med, 2012, 366 (22): 2102-2110.

[5] 郭巧芝, 马文军. 溺水流行特征与预防控制研究进展. 中华流行病学杂志, 2009, 30 (12): 1311-1314.

[6] VAN BERKEL M, BIERENS JJ, LIE RL, et al. Pulmonary oedema, pneumonia and mortality in

submersion victims; a retrospective study in 125 patients. Intensive Care Med, 1996, 22 (2): 101-107.

［7］ROBERT A, DANIN PÉ, QUINTARD H, et al. Seawater drowning-associated pneumonia: A 10-year descriptive cohort in intensive care unit. Ann Intensive Care, 2017, 7 (1): 45.

［8］ORLOWSKI JP, ABULLEIL MM, PHILLIPS JM. The hemodynamic and cardiovascular effects of near-drowning in hypotonic, isotonic, or hypertonic solutions. Ann Emerg Med, 1989, 18 (10): 1044-1049.

［9］孟庆义, 李立艳, 李蕾. 淹溺的病理生理机制解析. 实用休克杂志 (中英文), 2019, 3 (3): 144-149.

［10］ENDER PT, DOLAN MJ. Pneumonia associated with near-drowning. Clin Infect Dis, 1997, 25 (4): 896-907.

［11］HE XH, WU JY, WU CJ, et al. Scedosporium apiospermum infection after near-drowning. Chin Med J (Engl), 2015, 128 (15): 2119-2123.

［12］中华医学会呼吸病学分会. 中国成人社区获得性肺炎诊断和治疗指南 (2016 年版). 中华结核和呼吸杂志, 2016, 39 (4): 253-279.

［13］中国医药教育协会感染疾病专业委员会. 感染相关生物标志物临床意义解读专家共识. 中华结核和呼吸杂志, 2017, 40 (4): 243-257.

［14］苗强, 徐晓华, 魏彬, 等. 炎性指标联合 (1, 3)-β-D 葡聚糖检测在早期鉴别诊断真菌与细菌血流感染中的价值. 实用医学杂志, 2021, 37 (1): 96-100.

［15］TAVAZZI G, VIA G, MARZANI FC, et al. Invasive pulmonary aspergillosis after near-drowning. Lancet Infect Dis, 2016, 16 (12): 1430.

［16］KANAMORI H, AOYAGI T, KURODA M, et al. Chromobacterium haemolyticum pneumonia associated with near-drowning and river water, Japan. Emerg Infect Dis, 2020, 26 (9): 2186-2189.

［17］CHEN TC, HO MW, CHIEN WC, et al. Disseminated Scedosporium apiospermum infection in a near-drowning patient. J Formos Med Assoc, 2016, 115 (3): 213-214.

［18］李培, 曹鄂洪, 赵蓓蕾, 等. 溺水后侵袭性曲霉病三例并文献复习. 中华结核和呼吸杂志, 2011, 34 (9): 657-662.

［19］RUAN Q, LIU Q, YU S, et al. A 60-year-old man with fever and headache after a near-drowning event. Clin Infect Dis, 2018, 66 (2): 314-315.

［20］马扬, 石鑫, 孙恩华, 等. 溺水导致急性侵袭性肺地霉属感染个案报道并文献复习. 临床肺科杂志, 2017, 22 (6): 1156-1158.

［21］费广茹, 孙宛君, 王东升, 等. 溺水后吸入性肺炎 18 例. 中国感染与化疗杂志, 2019, 19 (3): 259-262.

第 4 节　外源性脂质性肺炎

一、概述

(一) 定义

脂质性肺炎 (lipid pneumonia) 是一种慢性间质性肺炎, 以肺泡腔内出现大量含脂质微粒的泡沫细胞, 并以肺纤维化为其病理特征的肺炎。最早在 1925 年由 Laughlen 报道并提出此肺炎与泻药的使用相关, 确切发生率目前不明确。

脂质性肺炎临床症状、体征无特异性, 常因体检或其他系统症状(包括呼吸), 行胸部高分辨率 CT（HRCT）检查发现。病变类似于肺癌、肺部感染性疾病、间质性肺疾病等，由于对该疾病的临床认识不足，容易漏诊与误诊，在治疗无效的情况下，进一步需进行病理学检查而确诊。

（二）分类

按照呼吸道中的脂类来源主要分为内源性脂质性肺炎和外源性脂质性肺炎两类。

内源性脂质性肺炎是肺泡内脂质聚集，多为慢性肺部感染 / 疾病（支气管扩张、肺脓肿、硬皮病、肺尘埃沉着病及纤维化、放射性肺炎等）的并发症，或由于肺肿瘤阻塞、脂质代谢异常导致。

外源性脂质性肺炎（exogenous lipid pneumonia）由于吸入或误吸动物性、植物性、矿物性油脂引起的肺炎。外源性脂质性肺炎按照起病缓急，分为急性和慢性两类。急性脂质性肺炎主要与误吸有关，误吸物多为含烃化合物，常见为汽油、柴油等。慢性脂质性肺炎是在较长时间内反复吸入脂类物质所致，如长期应用油性滴鼻剂，肠梗阻及长期便秘使用液体石蜡等，尤其是经常睡前或卧位使用此类物质时更易发生，通常起病隐匿。

（三）危险因素

吸入或呛入脂肪物质是外源性脂质性肺炎的主要原因。咽喉部及食管解剖结构的缺陷、会厌功能缺陷、胃肠道功能失调、胃食管反流病或麻醉手术后、脑性瘫痪等为最常见的原因，偶可见于自体脂肪移植隆胸术后等。很多患者对吸入史不明确，当怀疑脂质性肺炎时，需仔细询问病史。

职业相关（如吞火表演），或由于个人生活习惯如使用油类泻药、润唇膏、唇彩和凡士林等，从容器中吸入各种矿物油（如柴油），是矿物油脂呛入的诸多危险因素。许多传统的民间疗法，如使用油性滴鼻剂，大量的动物脂肪喂养婴幼儿等，是动物油脂误吸入气管的危险因素。民间使用芝麻油冲洗鼻分泌物和缓解蛔虫引起的小肠梗阻，是植物油引起外源性脂质性肺炎的危险因素。医源性使用丙碘酮行支气管造影及鼻饲等是医源性脂质性肺炎的危险因素。

二、发病机制

（一）吸入油脂造成支气管黏膜及肺泡的直接损伤

吸入或呛入引起的油脂类物质进入气管和支气管后，不刺激咳嗽反射，但会抑制支气管壁的纤毛运动系统，使纤毛丧失运动能力，损伤假复层纤毛柱状上皮，引起支气管黏膜直接损伤。

油脂类物质进入肺组织，破坏肺表面活性物质，导致肺部血管通透性增高，充血、水肿、出血坏死，从而对肺组织造成化学性损伤。

油脂类物质对肺组织造成化学性损伤进一步影响肺泡气体交换，导致通气 / 血流比例失调，出现呼吸衰竭。

（二）油脂进入肺内被巨噬细胞吞噬,形成大量组织细胞及肉芽肿

矿物油或脂肪类物质进入肺泡腔后迅速乳化,被肺泡内的巨噬细胞吞噬,由于肺泡巨噬细胞不能代谢脂肪物质,进入胞质内的脂类物质却不能被巨噬细胞溶解掉,巨噬细胞凋亡后油脂会反复释放到肺泡内,引起局部炎症反应,反复循环;油脂的释放导致巨细胞肉芽肿性反应(脂质肉芽肿),形成异物肉芽肿。

含有脂肪酸和细胞内脂质空泡的巨噬细胞进一步扩张肺泡壁和小叶间隔,导致肺间质纤维化;在脂质性肺炎晚期,肺泡腔内有大量脂质被巨噬细胞吞噬后,形成组织细胞,更多组织细胞通过淋巴管引流的过程,慢慢迁移进入肺间质内,引起纤维组织增生,逐渐形成肺间质纤维化。

（三）肺损伤后炎症反应以及机体的自我修复

首先油脂类物质作为异物被巨噬细胞吞噬后,巨噬细胞会释放炎症细胞因子,促使参与炎症反应的多形核白细胞在肺组织内趋化和聚集,巨噬细胞和多形核白细胞的激活进一步引起急性肺损伤的病理过程和炎性反应。

其次,肺组织会启动自身炎症修复机制,肺血管内皮和上皮修复是在炎症适度的基础上,肺内干细胞分化并有序迁移到损伤区域,包括基细胞、Club 细胞、Ⅱ型肺泡细胞、肺间质内的成纤维细胞等,抑制过度的炎症反应,实现肺损伤后的自我修复。

三、病理变化

（一）病理生理学改变

病理学上,脂质性肺炎被认为是由肺泡中的脂肪物质引起的慢性异物反应。外界油脂均可抑制咳嗽反射、声门关闭、影响黏膜纤毛的正常输送功能,这些均会引起程度不同的炎症反应。矿物油和植物油导致的肺部炎症反应相对较轻,而动物油被吸入后可引发肺泡水肿和出血等严重的炎症反应。吸入脂质物不同,发生的病理生理改变有所不同(图 3-4-1)。

植物油例如橄榄油,可被乳化,但不能为肺的酯酶所水解,大部分被咳出,肺损伤轻微。残留的植物油进一步减少表面活性物质,进入肺泡的油滴会因为汇聚并被纤维组织包裹而形成结节。

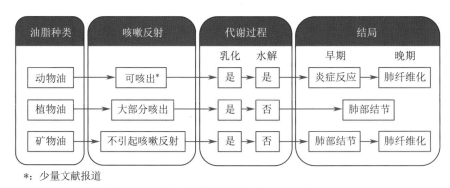

*:少量文献报道

图 3-4-1 吸入不同脂质后发生的病理生理改变

　　矿物油刺激性小,经咽部进入支气管树而不引起咳嗽反射。阻碍气道上皮的纤毛运动对吸入油类的排出。由于矿物油为惰性物质,在体内不被水解,吸入肺脏迅速乳化,被巨噬细胞所吞噬,通过淋巴管运走;留下残留物,引起肺间质扩张,导致肺间质纤维化。部分矿物油同样会减少表面活性物质,进入肺泡的油滴会因为汇聚并被纤维组织包裹而形成结节。

　　动物油可被肺酯酶所水解,释放脂肪酸,引起显著的炎性反应。在同一病变中能同时存在早期炎症和晚期纤维化。

　　(二) 病理解剖学改变

　　外源性脂质性肺炎组织学病理主要表现为脂质空泡,主要沿气道分布,并伴有炎性反应,巨噬细胞浸润,肺泡间隔扩张至小叶间隔增厚,巨噬细胞进入淋巴系统,最后呈现纤维化反应。但在肺泡灌洗液及肺组织病理中表现稍有不同。肺泡灌洗液离心后病理可见多个富含脂质的巨噬细胞(图 3-4-2)。

　　肺组织活检病理:早期镜下为肺泡腔及终末支气管腔内充满大量泡沫组织细胞,肺泡上皮往往转化为立方上皮,肺泡壁和肺泡间隔几乎正常,这是巨噬细胞吞噬脂类物质的结果(图 3-4-3)。随着病程的发展,肺泡壁、支气管壁及间隔内可见较大的空泡及炎性浸润,泡沫细胞逐渐被纤维组织取代,并可见纤维组织增生,最后病变处肺组织出现广泛纤维化。

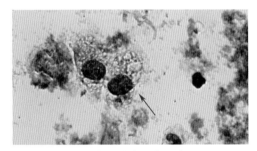 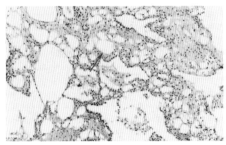

图 3-4-2　肺泡灌洗液离心病理显示多个富含脂质的巨噬细胞(箭头)　　图 3-4-3　肺组织活检镜下为肺泡腔及终末支气管腔内充满大量泡沫组织细胞(箭头)

　　在外源性脂质性肺炎早期,肺泡腔内的巨噬细胞吞噬脂质后,形成组织细胞内圆形、大小不等的空泡样脂滴表现。但在石蜡切片的制片过程中有二甲苯,二甲苯溶化脂溶性物质,在病理上往往表现为圆形或类圆形、体型较大的空腔,是组织细胞吞噬脂性物质后,脂性物质被溶化后的组织细胞,此时免疫组织化学中组织细胞的 CD68 为阳性(图 3-4-4)。外源性脂质性肺炎晚期,肺泡腔内有大量脂质后,吞噬细胞吞噬大小不等空泡样脂性物质后形成组织细胞,更多组织细胞进入间质内,逐渐形成间质纤维化,故在病理切片中看到间质纤维化结构中存在空泡样结构,有时组织细胞细胞核会压向一侧,类似印戒细胞样改变。

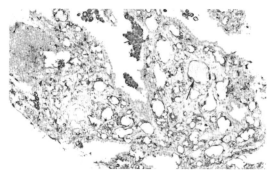

图 3-4-4　肺组织活检镜下为肺泡腔及终末支气管腔内
组织细胞免疫组织化学检测显示 CD68 阳性（箭头）

四、临床表现

外源性脂质性肺炎的临床表现取决于吸入脂类物质的类型、剂量和频次。根据发病情况，可有急性或慢性表现。

急性外源性脂质性肺炎并不常见，可能类似感染性肺炎症状，发热，伴或不伴咳嗽、呼吸困难，通常是由于大量暴露于矿物油或动物脂肪引发的。

慢性长期吸入脂类物质后可无症状，或者仅表现为轻微咳嗽、咳痰、咯血、体重下降等非特异性症状和呼吸困难。少见的临床表现包括胸痛、咯血和间断性发热，这可能与脂质相关的炎性反应或继发感染有关。

体格检查通常无明显异常，可能会出现叩诊呈浊音，听诊可闻及爆裂音、干啰音。在长期的进展中，会出现缺氧相关的表现，如杵状指等。

五、辅助检查

（一）动脉血气分析

动脉血气分析可正常，活动后可出现低氧血症。重症患者可有明显低氧血症、低碳酸血症和轻度呼吸性碱中毒。

（二）肺功能

肺功能检查通常为限制性通气功能障碍、肺弥散功能下降。

（三）痰液检查

痰液直接检查一般很少找到载脂巨噬细胞，部分患者的痰液中巨噬细胞内可见空泡，集合成团，苏丹Ⅲ染色时呈深橘黄色。

（四）胸部影像学

胸部 X 线片：可见单侧或双侧浸润影，呈局限性或弥散性分布，多见于双下肺，空气支气管征可见，发生纤维化时，肺容量减少，有线性和结节状浸润影。亦有局限性块影，似支气管肺癌。

胸部 CT：病变可呈弥漫性或局限性，累及双侧或单侧，包括实变、磨玻璃影、铺路石征、牵拉性支气管扩张、小叶间隔增厚以及结节影或团块影等。实变通常为非均质性的,其负衰减值低至 –30~–150HU,对脂质性肺炎具有诊断价值(图3-4-5)。然而,叠加的炎性反应可作为混淆因素而增加病灶的衰减值,故脂质性肺炎病灶密度较常见感染性病变(包括结核)及肿瘤低,但仍高于皮下脂肪密度,对诊断有较大提示意义。

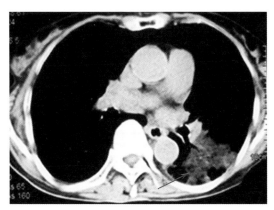

图 3-4-5　胸部 CT 纵隔窗显示肺实变区
CT 值为负衰减值

其他影像学异常包括肺气肿、纵隔气肿、气胸和胸腔积液,偶有空洞改变。气囊通常发生在磨玻璃影或实变区域内,通常见于大量吸入矿物油的患者。气胸和肺纵隔气肿罕见,有文献报道吸入碳氢化合物后4天内会出现气胸和肺纵隔气肿,气胸和肺纵隔气肿表现与预后不良相关。

在停止暴露于脂质吸入环境后,影像学检查通常显示局部或完全缓解。然而,即使在停止暴露和症状改善后,一些病例仍可出现进展或维持静态,这些情况造成的肺实质瘢痕,可导致持续的肺部阴影。

（五）肺泡灌洗液

肺泡灌洗液是诊断外源性脂质性肺炎的优选标本。肺泡灌洗液可呈浑浊外观,表面有脂肪滴。冰冻标本可使用特殊染色检查以鉴别油脂种类。脂肪特异的染液苏丹红进行涂片染色,镜下会显示细胞间有大小形状不一的脂滴。苏丹Ⅲ染色可显示饱含脂质的呈橙色的巨噬细胞。

肺泡灌洗液色谱分析法和红外线光谱学可以鉴定肺泡灌洗液内的脂质成分,进一步明确脂质性肺炎诊断。

六、诊断及鉴别诊断

外源性脂质性肺炎临床表现不典型、普通 X 线无显著特异性,胸部高分辨率 CT 及支气管肺泡灌洗液和支气管肺组织活检有助于诊断。

（一）诊断依据

病史:外源性脂质性肺炎有油脂接触史,或具有吸入的高危因素。

症状:咳嗽、咯血、胸痛、胸闷、气促及发热(多为低热)、盗汗、乏力等。

查体:部分患者有呼吸急促、肺部叩诊呈浊音,听诊可闻及支气管呼吸音或干湿啰音及捻发音。

辅助检查:①痰液标本中出现含脂质巨噬细胞;②肺组织病理活检为本病确诊的"金标准",可以看到肺泡腔及终末支气管腔内充满大量泡沫组织细胞;③胸部 CT 表现为弥漫性或局限性实变,其 CT 值低至 −150~−30HU,伴有周边磨玻璃影、铺路石征、牵拉性支气管扩张、小叶间隔增厚以及结节影或团块影等;④肺泡灌洗液可呈浑浊外观,表面有脂肪液滴。使用脂肪特异的染液苏丹红进行涂片染色,显示细胞间有大小形状不一的脂滴。苏丹Ⅲ染色可显示饱含脂质的巨噬细胞。肺泡灌洗液色谱分析法和红外线光谱学可以明确灌洗液内有脂质成分。

（二）鉴别诊断

1. **细菌性肺炎**　有咳嗽、低热、胸痛等症状,与脂质性肺炎相似,影像学肺实变影也相似。痰液检查及肺组织病理活检可明确诊断。

2. **肺结核**　咳嗽、低热、胸痛、气促、盗汗等症状与脂质性肺炎相似。但本病多发于上叶尖后段或下叶背段,边缘多清晰,钙化一般较多且呈层状或爆米花状,常有结核病史或接触史,病理见干酪样坏死、结核肉芽肿形成、抗酸染色阳性有助于鉴别。

3. **肺癌并肺内转移**　脂质性肺炎肺部 CT 检查可表现为肺部肿块影,影像学表现与肺癌很难鉴别。但肺癌形成的肿块一般呈软组织密度,且病变发展较快,肺组织病理可见肿瘤细胞,免疫组化显示上皮标志物阳性可资鉴别。

4. **肺泡蛋白沉积症**　双肺弥漫分布碎石路征、支气管充气征和地图样病变与脂质性肺炎相似,但无脂质吸入史,肺泡灌洗液为乳白色浑浊液体,静置后分层,底层为蛋白沉渣。而脂质性肺炎的肺泡灌洗液为乳黄色浑浊液体,静置后表面为脂类物质。

5. **肺出血**　肺出血的影像学多表现为肺腺泡密度增高影及小叶中心或全小叶磨玻璃影,大量出血时可累及多个肺叶的融合病变,与脂质性肺炎相似,但肺出血的患者有原发病,血红蛋白水平会进行性下降,肺泡灌洗液主要为红细胞或见含铁血黄素颗粒,可资鉴别。

七、治疗

脂质性肺炎目前尚无明确的诊疗指南,治疗主要有以下几方面。

（一）一般支持治疗

包括避免持续暴露、氧疗、化痰、解除气道痉挛、合并 ARDS 时使用呼吸机辅助通气,合并脏器功能不全时,加强脏器功能支持治疗。叩背、刺激咳嗽等促进油脂的排出。

（二）支气管镜行肺泡灌洗

支气管肺泡灌洗治疗可有效清除积存在肺泡内的脂质物质,减轻对局部的炎性反应刺激,同时被证实是安全有效的,早期进行治疗效果较好。

（三）抗细菌治疗

合并细菌感染时,应早期完善病原学检查,选择敏感抗生素。动态监测血常规、C-反应蛋白、降钙素原等炎性指标及肺部CT,早期予以经验性抗菌治疗。

（四）激素的应用

糖皮质激素被认为是有效的治疗方法,糖皮质激素可达到保持细胞微粒体膜的稳定性、减轻炎性反应、减轻组织水肿、减少肺内渗出、降低肺泡毛细血管通透性,还能促进肺泡表面活性物质合成,稳定肺泡表面活性物质的目的,但激素应用的剂量及疗程尚无定论。

（五）手术治疗

对一些高度怀疑癌症、反复感染、合并肺脓肿、局部肺功能损毁严重且长期内科治疗无效者,必要时行局部肺叶切除术。

八、典型病例

患者,女,78岁,主诉:体检发现肺部阴影1年,咳嗽咳痰2个月,加重20天。2010年体检发现肺部阴影,未诊治。2011年9月出现咳嗽,咳白色黏痰。2011年10月胸部增强CT(图3-4-6)提示左下肺实变影,可见支气管充气征,未见明显强化;双肺多发磨玻璃影,沿支气管血管束分布;纵隔及肺门多发淋巴结。自行服用"消炎药"治疗无好转。

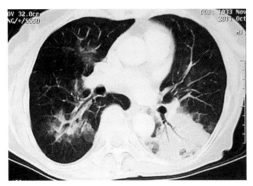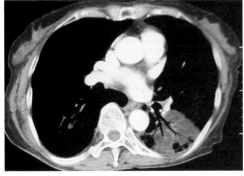

图3-4-6　2011年10月胸部增强CT

2011年11月痰量增多,就诊于呼吸科。查体:体温36.5℃,SpO₂ 96%,体型消瘦。双耳听力减低,浅表淋巴结未及肿大,双肺呼吸音清,双下肺可闻及少量细湿啰音,无杵状指,心腹查体无明显异常,双下肢无水肿。既往史:2001年发现鼻咽癌,行放疗。耳鼻喉科评估无复发,放疗后出现听力下降。入院后完善血常规正常,血气分析(ABG)示 PaO_2 75.4mmHg。炎性指标:ESR 90mm/h,高敏C反应蛋白(hsCRP)16.6mg/ml,PCT<0.5ng/ml。NT-proBNP 304pg/ml。病原学:痰培养,苯唑西林敏感的金黄色葡萄球菌;痰涂片为革兰氏阳性球菌;真菌涂片、抗酸及弱抗酸染色、放线菌培养、奴卡菌培养、六胺银染色均阴性;G试验597pg/ml,结核感染T细胞检测(T-SPOT.TB)阴性,肿瘤标志物正常。痰细胞学未见瘤细胞,免疫:ANA 1∶160,抗dsDNA、抗ENA、ANCA

(-)。肺功能: 一氧化碳弥散量(DLCO)3.23L/51%,弥散功能下降。

2011 年 11 月 25 日胸部增强 CT(图 3-4-7)结果: 双肺多发斑片状磨玻璃影,较前增多,右肺中叶及左肺下叶实变,大致同前,感染性病变可能,细支气管肺泡癌不除外。

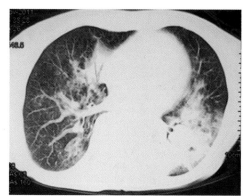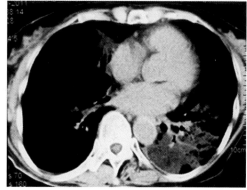

图 3-4-7　2011 年 11 月 25 日胸部增强 CT

CT 引导下行经皮肺穿刺,病理学检查(图 3-4-8): 肺组织内见大量无肺泡上皮衬覆的大小不等的空腔和肺间质的增宽,以及间质内大小不等的空泡样结构,纤维组织增生,部分肺泡腔内可见组织细胞,组织细胞内有空泡样结构,胞质宽广。间质内除空泡结构外,还见多核巨细胞和散在的淋巴细胞。免疫组织化学检测结果显示 CD68 表达阳性,提示空腔样结构为组织细胞。符合脂质性肺炎病理特征。

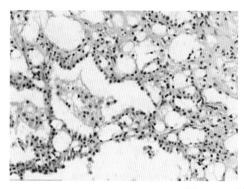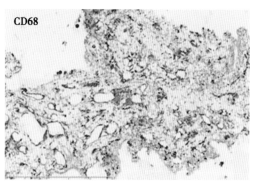

图 3-4-8　肺穿刺病理表现

为了进一步验证脂质性肺炎诊断,首先对患者进行肺泡灌洗,肺泡灌洗液外观浑浊,静置后上层有悬浮乳黄色的油状液体(图 3-4-9)。对肺泡灌洗液进行乳糜试验,乳糜试验结果为阳性,证明其中有脂肪颗粒;将肺泡灌洗液送检病理,在肺泡灌洗液涂片中见到较多吞噬脂肪颗粒的组织细胞,病理科进行苏丹红染色显示为阳性(图 3-4-10);肺泡灌洗液涂片送检至检验科进行苏丹Ⅲ染色结果为阳性(图 3-4-11);最后将肺泡灌洗液送至药监科进行质谱分析(图 3-4-12),结果确定肺泡灌洗液中含有薄荷油成分,至此患者诊断明确,为吸入薄荷油而引起的外源性脂质性肺炎。追问病史,患者诉自2001 鼻咽癌术后长期使用薄荷油滴鼻剂,再次验证脂质性肺炎诊断成立。

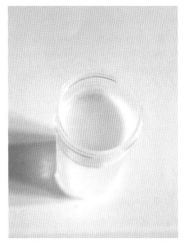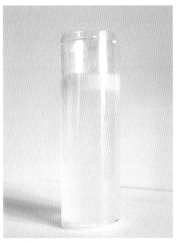

图 3-4-9　肺泡灌洗液静置后外观

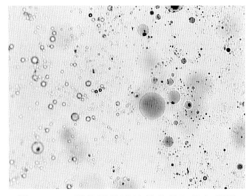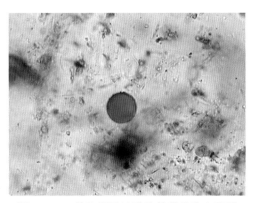

图 3-4-10　肺泡灌洗液涂片苏丹红染色阳性　　　图 3-4-11　肺泡灌洗液涂片苏丹Ⅲ染色阳性

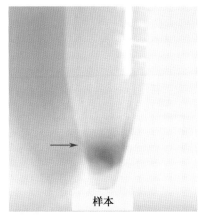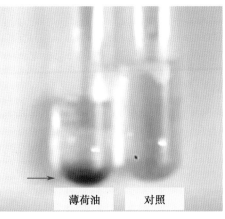

图 3-4-12　肺泡灌洗液进行质谱分析结果

治疗方面,首先停用薄荷油滴鼻剂,避免误吸。患者无明显呼吸困难以及活动受限,考虑到全肺灌洗对老年人风险较大,未行全肺灌洗。鉴于患者在痰培养中结果回报为对甲氧西林敏感的金黄色葡萄球菌(Methicillin Sensitive Staphylococcus Aureus, MSSA),并有肺内大片阴影,短期加用抗生素,疗程为 5 天。治疗 3 个月后随诊,肺内磨玻璃影有部分吸收,但左下肺实变未见明显改善(图 3-4-13)。1 年后随诊,病情稳定。

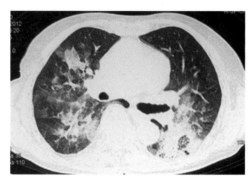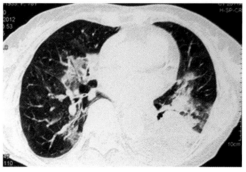

图 3-4-13　治疗三个月后复查胸部 CT

(作者:李玉红　彭　敏　施举红　审核:施举红　谢海雁)

参考文献

[1] HADDA V, KHILNANI GC. Lipoid pneumonia: an overview. Expert Rev Respir Med, 2010, 4 (6): 799-807.

[2] LAUGHLEN GF. Studies on pneumonia following naso-pharyngeal injections of oil. Am J Pathol, 1925, 1 (4): 407-414. 1.

[3] BARON SE, HARAMATI LB, RIVERA VT. Radiological and clinical findings in acute and chronic exogenous lipoid pneumonia. J Thorac Imaging, 2003, 18 (4): 217-224.

[4] ZILIENE V, KONDROTAS AJ, KEVELAITIS E.[Etiology and pathogenesis of acute respiratory failure]. Medicina (Kaunas), 2004, 40 (3): 286-294.

[5] KITCHEN JM, O'BRIEN DE, MCLAUGHLIN AM. Perils of fire eating. An acute form of lipoid pneumonia or fire eater's lung. Thorax, 2008, 63 (5): 401, 439.

[6] BOUTOU AK, TRIGONIS I, PIGADAS A, et al. Exogenous lipoid pneumonia complicated with mycobacterium infection in a subject with Zenker diverticulum. Ann Acad Med Singap, 2009, 38 (2): 177-178.

[7] 刘凯跃, 姚志刚. 外源性脂质性肺炎 1 例并文献复习. 临床合理用药杂志, 2016, 9 (04): 161-162.

[8] YAMPARA GUARACHI GI, BARBOSA MOREIRA V, SANTOS FERREIRA A, et al. Lipoid pneumonia in a gas station attendant. Case Rep Pulmonol, 2014, 2014: 358761.

[9] LAURENT F, PHILIPPE JC, VERGIER B, et al. Exogenous lipoid pneumonia: HRCT, MR, and pathologic findings. Eur Radiol, 1999, 9 (6): 1190-1196.

[10] WANG L, SHI M, TONG L, et al. Lung-resident mesenchymal stem cells promote repair of lps-induced acute lung injury via regulating the balance of regulatory T cells and Th17 cells. Inflammation, 2019, 42 (1): 199-210.

第 5 节　误吸相关气道疾病

一、概述

误吸液体或固体物质可导致气道局部阻塞或伴有反射性气道收缩,甚至远端的肺部炎症。生活中人们有时会误吸对呼吸道肺部无直接毒性的液体包括盐水、医用钡剂、大多数饮用的液体(包括饮用水)等,误吸液体导致单纯机械性阻塞最常见于淹溺病例。误吸固体物质进入气管或支气管会导致机械性阻塞,引起急性呼吸困难,甚至窒息,取决于阻塞的位置、异物的大小和理化性质、患者本身的身体状况等。阻塞气管或支气管,如果异物残留,支气管阻塞会导致持续咳嗽、阻塞性肺炎和局部肺不张,时间较长可引起支气管扩张。异物本身的理化特性也会影响由此造成的伤害。如锋利的金属等可能会对气道造成直接的物理损伤,而坚果等有机物则会引发肉芽肿性炎症反应。因吞咽反射灵敏、咳嗽反射有力,正常的成年人一般情况下发生气管、支气管异物概率相对儿童低,引起成人气管、支气管异物多是各种因素导致吞咽反射、咳嗽反射明显减弱的情况下发生。儿童气道异物(foreign body in airway)是造成幼儿意外伤害的重要原因之一,儿童由于吞咽功能发育尚不成熟以及进食时玩耍和走动,容易发生误吸,可突然出现剧烈呛咳、呼吸困难、气促、喘息、喉鸣等症状,严重者可突然窒息,甚至在数分钟内死亡;如反复误吸部位为细支气管(直径 ≤ 2mm)可引起慢性咳嗽、咳痰和下叶分布为主的弥漫性细支气管炎改变,即弥漫性误吸性细支气管炎(diffuse aspiration bronchiolitis,DAB)。

二、流行病学

误吸通常在儿童和老年人群中多见,其中儿童异物误吸发生率远高于成人。来自美国国家安全委员会的数据显示,约80%的误吸发生在15岁以下儿童,仅有20%发生在15岁以上患者。国内研究显示约90%的儿童误吸患者年龄在3岁以下,其中1~2岁的发生异物吸入占比最高,为57.8%~69%。一项纳入2 732名儿童气管、支气管异物的回顾性研究发现,误吸的发生具有显著的性别、年龄、城乡、季节分布特征,1~3岁患儿占77.4%,男女比例为1.86∶1,城乡比为1∶3,冬春季节发病人数占总人数的59.7%。而成人误吸多发生在60岁以上的老年患者,尤其是合并帕金森综合征、脑卒中后遗症等神经系统疾病或者食管癌等吞咽功能障碍等基础疾病的患者。

三、气道异物

呼吸道异物多发生于儿童,以急性起病、窒息为特征。以误吸后致急性窒息的成人气道异物少见,由于异物进入气管后有剧烈的痉挛性呛咳或呼吸困难,经过剧烈呛咳后,异物可停留在一侧支气管内。骨性异物大多形状不规则,嵌顿在气管、支气管内,会随呼吸幅度大小刺激气管,出现间歇或持续的呛咳。异物与气管、支气管间存在一定的间隙,不会完全阻塞气管、支气管。内镜取出的气道异物多为固体食品,成人多以硬质异物如动物骨骼多见,93%的儿童气道异物以花生最为常见。

（一）梗阻部位

由于儿童咽部和上呼吸道结构与成人不同,吞咽机制尚不成熟,儿童误吸的风险高于成人。成人误吸多发生于高龄或者合并上气道局部解剖结构异常者,如喉癌术后等基础疾病导致气道保护机制异常。国内一项纳入209例14岁以下患儿的异物吸入研究显示:46.4%(97/209)位于左支气管,43.1%(90/209)位于右支气管,10.5%(22/209)位于喉和气管。2岁以下的幼儿气道异物常见于左支气管,2岁及以上的儿童常见于右支气管。由于右主支气管的角度相对于左侧更加垂直,管腔较左主支气管稍宽,成人气道异物的常见部位是右主支气管或右肺下叶支气管。

（二）临床表现

1. 症状　气道异物引起机械性梗阻的临床症状在一定程度上取决于气道阻塞的程度和异物的位置、所吸入异物的类型、异物停留时间以及患者的身体状况。最常见的症状是咳嗽、呼吸困难和喘息;异物在气道内停留的时间越长,越有可能向远端迁移,临床可能出现慢性咳嗽、喘息等症状,与哮喘类似。也可因气道阻塞出现阻塞性肺炎症状,表现为发热、胸痛、咯血。当异物引起气道完全阻塞,患者可出现急性呼吸窘迫、发绀甚至精神状态改变。

2. 体征　异物阻塞大气道时可伴有吸气相为主的喘鸣音,口唇发绀,阻塞小气道或并发阻塞性肺炎时可能出现肺实变体征。

3. 影像学表现　误吸气道异物的影像学表现主要取决于吸入物质的类型、异物在气道内的解剖位置及距离误吸的时间。推荐同时进行颈部和胸部X线平片检查。由于大多数异物可透过射线,在X线平片上不容易被发现,如果胸部X线检查结果为阴性但仍高度怀疑气道异物误吸,可考虑行进一步CT检查。基于高分辨率CT的3D成像对于气道异物吸入的检测灵敏度可达到100%,特异度为75%,且有助于评估是否需要支气管镜检查和介入治疗。

（三）诊断

因上气道梗阻急性症状(如喘鸣或窒息)就诊的患者以及有慢性症状(如咳嗽)和反复发生肺炎的患者,特别是同一部位反复发生肺炎时,应怀疑是否存在气道异物误吸。部分患者不能主动提供或回忆起误吸史,常常导致诊断延误。CT影像学有助于识别可疑的气道异物误吸,诊断依赖于观察到异物的存在。一般情况下,使用喉镜或支气管镜来识别上气道异物,使用支气管镜来识别下呼吸道的异物。

（四）治疗

一旦诊断为气道异物误吸,应尽快取出异物。异物取出的方法取决于临床表现的类型、异物的特征、异物的位置、异物在气道的停留时间,以及当地的专业水平。对于年轻健康成人,偶尔可以通过体位手法(侧卧位和头低脚高位)成功处理较小的异物。即便在有肺炎或脓毒症的情况下,也应尽可能取出异物以便控制感染。在危及生命的窒息情况下,一旦气道开放,应采用喉镜来评估口咽情况以诊断和取出声门上/声门异物。对于非危及生命的患者,支气管镜通常是首选操作,有条件的机构可以在硬质支气管镜下操作,需要开胸取出气道异物的患者罕见。

四、弥漫性误吸性细支气管炎

(一) 概述

细支气管炎是指在细支气管(内部直径 ≤ 2mm)中发生炎症和纤维化。误吸并不被认为是细支气管炎的常见病因。1996 年首先由日本学者 Matsue 提出,将 "弥漫性误吸性细支气管炎" 描述为一种以反复异物误吸引起的细支气管慢性炎症为特征的疾病。在 31 例老年护理院患者尸检中肺切面肉眼可见散在的粟粒样黄色结节,类似于弥漫性泛细支气管炎。组织病理可见呼吸性细支气管壁有淋巴细胞浸润,细支气管腔含有异物和异物巨细胞。其后,美国梅奥诊所报道 4 例年龄较轻的患者(41~59 岁)有持续的呼吸系统症状和弥漫性肺实变影,最终通过外科活检明确诊断为弥漫性误吸性细支气管炎(DAB)。随后 DAB 逐渐被学术界认可为误吸相关呼吸道疾病的一种独立类型。

(二) 高危因素

在日本最早的尸检研究中患者中位年龄超过 80 岁,其中一半存在吞咽困难,2/3 长期卧床,52% 合并神经系统疾病。在美国,GERD 是 DAB 最常见的高危因素,其次是药物滥用和吞咽困难。研究发现 GERD 或药物滥用患者的中位年龄低于吞咽困难患者,这表明慢性隐匿性误吸的风险不仅限于老年人群。而在我国,鼻咽癌或者食管癌术后吞咽功能异常值得关注。

(三) 临床表现

1. **症状**　DAB 起病隐匿,多数患者表现为长期慢性咳嗽、喘息、呼吸短促等类似于其他慢性气道炎症的症状,大部分患者有反复发作性肺炎病史。笔者曾经复习 20 例 DAB 病例,只有 25% 的患者有明确误吸事件,仅 15% 的患者曾被怀疑误吸为反复肺炎的病因。最常见的症状依次是咳嗽(95%)、咳痰(80%)、发热(80%) 和呼吸困难(75%),12 例患者(60%)有反复肺炎病史。由于临床症状缺乏特异性,多数患者未能提供明确误吸病史,导致 DAB 常常被漏诊、误诊。

2. **体征**　部分患者可闻及散在湿啰音,一般没有哮鸣音。

3. **影像学表现**　普通胸片的典型表现为局部或播散性小结节阴影和高透光影,缺乏特异性病变。胸部 HRCT 可表现为弥漫性小叶中心性结节、毛玻璃样密度增高影,多累及下叶等重力依赖区,少数可见小灶性实变、局限性支气管扩张。双肺受累多见,可高达 88%。

(四) 诊断

DAB 是一种未被充分认识的呼吸系统疾病,隐匿性发病,与反复误吸有关。可发生在各年龄段,以中老年为主。通常有可识别的误吸危险因素有慢性咳嗽、喘息、呼吸困难,反复发生的肺炎病史,结合胸部 HRCT 显示为下叶分布为主的弥漫性细支气管炎的特征性改变,需要考虑 DAB。如肺活检、支气管镜检查或外科手术病理检查发现存在肉芽肿性炎症、多核巨细胞以及异物吸入,可以明确诊断为 DAB。值得注意的是,在缺乏误吸提示性的临床背景情况下,病理医师往往会忽视肺活检标本中的吸入异物,从而造成误诊。因此,临床医师应主动提供误吸高危因素的病史,积极与病理医师保持联系,有助于正确诊断 DAB。

(五) 治疗

DAB 患者的治疗侧重于通过解决其误吸的高危因素,如 GERD 和药物滥用,预防反复误吸。对于药物治疗无效、仍持续存在误吸的 GERD 的 DAB 患者,可考虑行胃底折叠术。

当临床高度考虑 DAB,应进行床边吞咽评估和吞咽功能检查,以区分 DAB 与其他肺部疾病,包括难治性哮喘。此外,通过这些评估,确定吞咽功能障碍的程度、适当的食物稠度和适当的吞咽姿势。积极进行临床治疗干预、吞咽康复、口腔卫生和 / 或肠道喂养,如经皮内镜下胃造口术(PEG),防止 DAB 的病情加重。

五、典型案例

(一) 案例一

1. 入院经过 患者男,57 岁。因"反复咳嗽、咳痰伴发热 2 年,加重 1 天"入院。患者 2018 年初出现咳嗽、咳痰、气喘伴发热于外院住院,诊断肺炎,经抗感染治疗后好转。之后上述情况反复出现,多次住院治疗。入院前 1 个月曾在外院考虑真菌性肺炎给予抗真菌治疗仍无明显好转。入院前患者进食呛咳后突然出现严重呼吸困难伴咳嗽、咳黄痰,送至外院急诊室抢救,外周血氧饱和度仅 50%,伴有高热(体温 39.1℃),此次发病无胸痛、咯血,急诊拟诊"肺部感染、急性呼吸衰竭"收住我科 RICU。患者 20 年前因鼻咽癌行放射治疗后痊愈,多次复查未见肿瘤复发。2019 年因声音嘶哑行喉镜检查发现左侧声带麻痹。否认吸烟、饮酒史;否认高血压病和糖尿病病史。

查体:体温 37.4℃,脉搏 118 次 /min,呼吸 27 次 /min,血压 130/82mmHg。神志清,精神欠佳,体型消瘦,口唇无发绀,浅表淋巴结未及肿大。两肺呼吸音清,可闻及散在湿啰音,心腹无阳性体征,双下肢无凹陷性水肿。

辅助检查:血常规,WBC 7.75×10^9/L,中性粒细胞百分比 94.2%;CRP 150.64mg/L,PCT 1.56ng/ml;pH 7.317,$PaCO_2$ 56.1mmHg,PaO_2 115mmHg(鼻导管吸氧 2L/min)。胸部 CT 示:两肺下叶及右肺中叶多发小结节影、树芽征及小片状高密度影,边缘模糊,右肺下叶为著(图 3-5-1)。抗核抗体、免疫球蛋白 + 补体、血管炎的五项检查(风湿因子检查、血沉、血常规、血小板情况和凝血时间检查)、结核分枝杆菌酶联免疫斑点试验、三次痰找抗酸杆菌、1,3-β-D- 葡聚糖试验、半乳甘露聚糖检测、痰液真菌培养结果均阴性,痰液涂片检出革兰氏阴性杆菌。

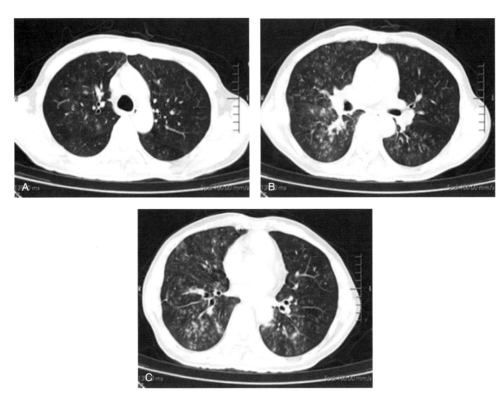

图 3-5-1　胸部 CT 示两肺多发小结节影、小片状高密度影,边缘模糊,伴树芽征

2. 诊断　入院后诊断:弥漫性误吸性细支气管炎并发急性呼吸衰竭,鼻咽癌放疗后左侧声带麻痹。诊断依据:患者中年男性,此次因进食呛咳诱发呼吸困难,伴有咳嗽、咳脓痰及高热感染表现入院,近两年反复出现发热、咳嗽咳痰及喘息症状,病程中进食饮水呛咳提示误吸表现;既往有鼻咽癌多次行放射治疗病史,喉镜检查发现声带麻痹,存在误吸的高危因素;体格检查发现两肺可闻及湿啰音;辅助检查显示血常规中性粒细胞百分比、CRP 及 PCT 炎性指标增高,胸部 CT 影像示两肺多发小结节影、树芽征及小片状高密度影,符合弥漫性细支气管炎征象。血气分析提示高碳酸血症呼吸衰竭。

3. 鉴别诊断

(1)肺结核:肺结核患者会出现咳嗽、咳痰伴发热等症状。但通常慢性病程,痰量不多,可伴有咯血,呼吸困难较少见,可有午后潮热、盗汗、乏力、体重下降等全身表现。胸部 CT 可见空洞影伴远端小结节或树芽征,多位于上叶尖段或下叶背段,痰液检查结核杆菌等病原学检测可以协助排查肺结核。此患者有脓痰,无咯血;影像学表现未见空洞,分布并非结核好发的上叶尖后段等部位;病程数年中多次住院痰液病原学检测均未见抗酸杆菌,基本排除肺结核。

(2)侵袭性肺曲霉病:侵袭性肺曲霉菌病多发生在有严重免疫抑制的患者中,如造血干细胞移植患者、正在接受放化疗或长期使用全身糖皮质激素治疗的患者。尽管此类患者有反复咳嗽、咳痰伴有发热等肺炎表现,但缺乏上述真菌感染的危险因素,胸部CT 未见胸膜下分布的楔形实变、晕轮征,多次痰液病原学检查未见曲霉等真菌,真菌血清标志物均阴性,外院抗真菌治疗无效,考虑真菌性肺部感染依据不足。

4. **治疗** 入院后暂停经口进食,置入鼻胃管型肠内营养支持治疗减少误吸。给予哌拉西林 / 他唑巴坦抗感染、化痰、无创呼吸机辅助通气等对症支持治疗。3 天后痰培养见大肠埃希菌,阿莫西林 / 克拉维酸、头孢他啶、头孢哌酮 / 舒巴坦、左氧氟沙星、哌拉西林 / 他唑巴坦耐药,阿米卡星、厄他培南、美罗培南、替加环素、复方新诺明敏感,提示大肠埃希菌哌拉西林 / 他唑巴坦耐药,结合患者近期反复多次住院使用广谱抗生素治疗等耐药菌的危险因素,复查炎性指标未见明显下降,予以更换美罗培南抗感染治疗。其后患者体温恢复正常,复查炎性指标基本降至正常(血常规:WBC 4.08×10^9/L,中性粒细胞百分比 64.2%;CRP 11.0mg/L),复查血气分析提示 $PaCO_2$ 降至正常。患者鼻咽癌放疗后声带麻痹,既往反复出现肺部感染住院治疗,误吸难以避免,请消化内科会诊行 PEG 长期管饲营养治疗。患者呼吸道症状逐渐减轻,半个月后复查胸部 CT 示两肺结节及点片状高密度影已明显减少(图 3-5-2)。

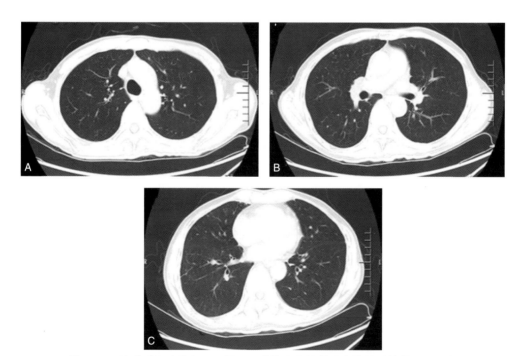

图 3-5-2 治疗后复查胸部 CT 显示两肺散在小结节及点片状影较前明显吸收

5. **分析** 弥漫性误吸性细支气管炎是一种反复隐匿性误吸引起的慢性细支气管炎症,临床多表现为咳嗽、咳痰或伴有发热等呼吸道症状,容易误诊为肺部感染。患者多见于高龄、意识水平降低、长期服用镇静镇痛药物、胃食管反流等误吸危险因素,胸部CT影像学主要特征为沿细支气管分布的弥漫性小结节和树芽征,急性合并感染时可有两下肺的斑片状实变。

鼻咽癌在我国以华南、西南各省发病率较高,男性多于女性。放射治疗是鼻咽癌的首选治疗方法,经过综合治疗5年总生存率高达80%,但吞咽功能障碍是其常见并发症。主要机制为早期放射治疗时导致的急性黏膜损伤,治疗后主要为周围组织结构的损伤(肌肉、腺体等)及神经受损,特别是脑神经的损伤。因此,鼻咽癌放疗后吞咽障碍导致的误吸性肺部感染严重影响患者的生活质量及长期预后。鼻咽癌即使放疗后多年仍会出现吞咽障碍进行性加重。此类患者常常咽反射减弱,出现隐匿性误吸,容易被临床忽视,正如本病例漏诊长达数年。鼻咽癌患者出现慢性咳嗽、喘息和呼吸困难时,在对常见病因治疗无明显改善的情况下因考虑是否存在慢性误吸的可能,需充分评估吞咽功能。胸部CT影像学出现弥漫性细支气管炎特征性改变,应疑诊DAB。在抗菌药物治疗同时给予系统的吞咽康复训练,严重者行经皮内镜下胃造口术可减少误吸性肺炎的发生。

(二)案例二

1. **入院经过** 患者男,68岁,因"咳嗽、咳痰3个月"入院。患者3个月前开始无诱因出现咳嗽、咳少量白痰,夜间明显。无发热、咯血、胸痛及呼吸困难。血常规:WBC 9.9×10^9/L,中性粒细胞百分比74.1%。间断服用头孢地尼,每次4~9天,用药后咳嗽咳痰可缓解,但停药后症状反复。既往史及个人史:慢性反酸,每周1~2次,未诊治。原发性高血压,血压控制佳。否认呛咳、误吸史。

查体:体温36.6℃,心率80次/min,呼吸18次/min,血压135/80mmHg,SpO_2 98%。无皮疹,浅表淋巴结无肿大。气管居中,双肺呼吸音粗,未闻及干湿啰音。心脏、腹部查体无特殊。

辅助检查:血常规,WBC 8.26×10^9/L,中性粒细胞百分比65.7%,HGB 134g/L,PLT 249×10^9/L。肝肾功能:正常。hsCRP 19.87mg/L。肿瘤标志物:CA242 128.6U/L↑,CA19-9 132.5U/ml↑,CEA、CA72-4、肺癌筛查均正常。T-SPOT.TB 0+0 SFC/10^6MC。胸片:左上肺不张。胸部CT:左上肺实变及磨玻璃影,伴肺不张,左肺门可见不规则钙化影(图3-5-3A、B)。PET/CT:左肺上叶斑片索条及小结节影,代谢增高。纵隔及双肺门代谢增高淋巴结,均考虑增殖性慢性炎症可能。遂行气管镜检查,镜下左上叶支气管开口可见黏膜不规则光滑质硬肿物,左上叶支气管管腔几近闭塞,伴有大量黏稠分泌物。左下叶开口狭窄(图3-5-4A)。活检时显示为质硬异物,夹取表面黏膜送检病理为肉芽组织,可见硫黄样颗粒(图3-5-4B)。支气管镜毛刷涂片:革兰氏阳性杆菌,可见分枝状,放线菌可能性大。择期行支气管镜下氩气刀支气管肿物切除术,氩气等离子凝固刀(APC)切开周围肉芽组织,活检钳取出肿物。可见肿物为肉芽组织包绕的动物椎骨(图3-5-4C)。

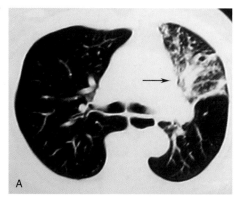
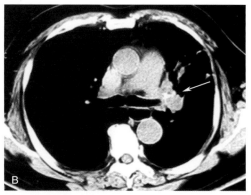
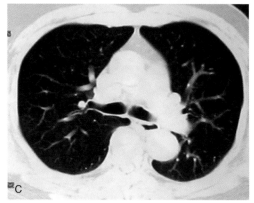

A、B.入院时胸部 CT 提示左上叶实变及磨玻璃影,左肺门不规则钙化影;
C.治疗后复查胸部 CT 示左上叶病灶吸收。

图 3-5-3　入院时与治疗后胸部 CT

2. **最终诊断**　支气管内异物继发支气管肺放线菌病。

3. **治疗与转归**　予以静脉氨苄西林 / 舒巴坦共 2 周,患者咳嗽、咳痰缓解,复查支气管镜可见左上叶开口较前明显通畅,复查胸部 CT 肺内阴影显著吸收(图 3-5-3C)。后续改为多西环素口服 1 个月。停药后随访三年,病情稳定无反复。

4. **分析**　放线菌是一种兼性厌氧的非抗酸性丝状菌,革兰氏染色为阳性,抗酸染色阴性。放线菌是定植于口咽部、胃肠道、泌尿系统的正常菌群。放线菌病是由放线菌感染导致的慢性肉芽肿性病变。肺部放线菌病占放线菌病的 15%,主要由误吸口咽部分泌物或呕吐物所致,也可由颈面部软组织感染直接播散或其他部位感染血行播散所致。肺部放线菌病的危险因素包括口腔卫生差、牙齿疾病、酗酒、COPD、支气管扩张等也是危险因素。放线菌病在免疫力正常的人中也可出现,不属于机会致病菌。

支气管内放线菌病多数与支气管结石或支气管内异物相关。该病可导致明显的支气管阻塞,出现肺不张、阻塞性肺炎等。临床可表现为反复的肺部感染,症状并不特异,包括发热、咳嗽、咳痰、咯血、胸痛等。CT 可见肺不张、实变、空洞、磨玻璃影,也可合并肺门及纵隔淋巴结肿大、胸腔积液。异物导致的支气管内放线菌病较为罕见,目前仅有数十例报道。多数异物为禽类骨头或鱼骨头,如本例患者支气管内异物为鸡骨头。其

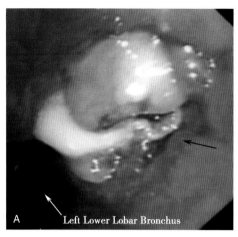 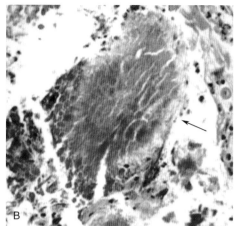

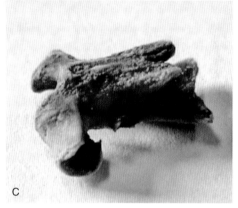

A. 支气管镜下可见左上叶支气管内新生物;B. 支气管镜活检病理镜下可见硫黄样颗粒;

C. 支气管内异物取出后剥除外部肉芽组织,可见异物为鸡椎骨。

图 3-5-4　治疗前后支气管镜下所见

他报道过的异物还包括坚果、葡萄籽、纽扣、胆囊结石、义齿、香柏叶等。仅有不到20%的患者可通过胸部 CT 发现异物。很多老年患者误吸时常无咳嗽、呛咳等明显症状,如本例患者一样表现为隐性误吸,因此易被漏诊。支气管内放线菌病可出现支气管阻塞、肺不张、纵隔淋巴结肿大等表现,因此需与支气管内膜结核、支气管内肿瘤等疾病相鉴别。此病的诊断主要依赖支气管镜及病理。多数病例均在支气管镜下发现气道内异物,支气管镜活检病理可见肉芽肿及放线菌典型的硫磺样颗粒。

　　放线菌培养较为困难,需延长培养时间,并在厌氧条件下进行培养。目前报道的病例中,放线菌培养均为阴性,可能与培养时间过短、没有严格厌氧培养及此前曾用抗生素等多种因素相关。异物相关的支气管内放线菌病治疗主要包括两方面:第一,移除异物,可通过支气管镜取出异物,少数病例因异物位于支气管远端,支气管镜无法取出,且抗感染效果不佳,也可考虑手术切除病变部位;第二,抗感染治疗,通常推荐疗程为2~12 个月。本病预后良好。

（作者：方世华　胡晓文　孙雪峰　审核：施举红　谢海雁）

参考文献

［1］ FIDKOWSKI CW, ZHENG H, FIRTH PG. The anesthetic considerations of tracheobronchial foreign bodies in children: A literature review of 12, 979 cases. Anesth Analg, 2010, 111 (4): 1016-1025.

［2］ HUANKANG Z, KUANLIN X, XIAOLIN H, et al. Comparison between tracheal foreign body and bronchial foreign body: A review of 1, 007 cases. Int J Pediatr Otorhinolaryngol, 2012, 76 (12): 1719-1725.

［3］ 高枫, 黄斌, 高璐, 等. 成人气道异物发病原因及诊治体会. 广西医科大学学报, 2017, 34 (12): 1792-1793.

［4］ 李丽君. 武汉市 0~10 岁儿童意外伤害调查分析. 临床儿科杂志, 2007, 25 (3): 213-215.

［5］ WU X, WU L, CHEN Z, et al. Fatal choking in infants and children treated in a pediatric intensive care unit: A 7-year experience. Int J Pediatr Otorhinolaryngol, 2018, 110: 67-69.

［6］ MATSUSE T, OKA T, KIDA K, et al. Importance of diffuse aspiration bronchiolitis caused by chronic occult aspiration in the elderly. Chest, 1996, 110 (5): 1289-1293.

［7］ MU L, HE P, SUN D. Inhalation of foreign bodies in Chinese children: A review of 400 cases. Laryngoscope, 1991, 101 (6 Pt 1): 657-660.

［8］ DING G, WU B, VINTURACHE A, et al. Tracheobronchial foreign body aspiration in children: A retrospective single-center cross-sectional study. Medicine (Baltimore), 2020, 99 (22): e20480.

［9］ 王可为, 仇君, 李小松, 等. 2010—2014 年湖南省儿童医院儿童气管、支气管异物流行病学特征调查. 伤害医学 (电子版), 2016, 5 (4): 37-41.

［10］ BAHARLOO F, VEYCKEMANS F, FRANCIS C, et al. Tracheobronchial foreign bodies: Presentation and management in children and adults. Chest, 1999, 115 (5): 1357-1362.

［11］ MISE K, JURCEV SAVICEVIC A, PAVLOV N, et al. Removal of tracheobronchial foreign bodies in adults using flexible bronchoscopy: Experience 1995-2006. Surg Endosc, 2009, 23 (6): 1360-1364.

［12］ 徐健, 王莉, 赵秋良. 经纤维支气管镜取出成人气道异物 56 例. 临床肺科杂志, 2016, 21 (6): 1070-1073.

［13］ SWANSON KL, EDELL ES. Tracheobronchial foreign bodies. Chest Surg Clin N Am, 2001, 11 (4): 861-872.

［14］ REYAD HM, EL-DEEB ME, ABBAS AM, et al. Foreign body aspiration in egyptian children clinical, radiological and bronchoscopic findings. J Multidiscip Healthc, 2021, 14: 2299-2305.

［15］ TONG B, ZHANG L, FANG R, et al. 3D images based on MDCT in evaluation of patients with suspected foreign body aspiration. Eur Arch Otorhinolaryngol, 2013, 270 (3): 1001-1007.

［16］ YILMAZ A, AKKAYA E, DAMADOGLU E, et al. Occult bronchial foreign body aspiration in adults: Analysis of four cases. Respirology, 2004, 9 (4): 561-563.

［17］ ZHU Y, FAN Q, CHENG L, et al. Diagnostic Errors in Initial Misdiagnosis of Foreign Body Aspiration in Children: A Retrospective Observational Study in a Tertiary Care Hospital in China. Front Pediatr, 2021, 9: 694211.

［18］ BARNES TW, VASSALLO R, TAZELAAR HD, et al. Diffuse bronchiolar disease due to chronic occult aspiration. Mayo Clin Proc, 2006, 81 (2): 172-176.

［19］ HU X, YI ES, RYU JH. Diffuse aspiration bronchiolitis: Analysis of 20 consecutive patients. J Bras Pneumol, 2015, 41 (2): 161-166.

［20］PEREIRA-SILVA JL, SILVA CI, ARAúJO NETO CA, et al. Chronic pulmonary microaspiration: High-resolution computed tomographic findings in 13 patients. J Thorac Imaging, 2014, 29 (5): 298-303.

［21］RYU AJ, NAVIN PJ, HU X, et al. Clinico-radiologic features of lung disease associated with aspiration identified on lung biopsy. Chest, 2019, 156 (6): 1160-1166.

［22］ABBASSI-GHADI N, KUMAR S, CHEUNG B, et al. Anti-reflux surgery for lung transplant recipients in the presence of impedance-detected duodenogastroesophageal reflux and bronchiolitis obliterans syndrome: A study of efficacy and safety. J Heart Lung Transplant, 2013, 32 (6): 588-595.

［23］CHEW NK, SIM BF, TAN CT, et al. Delayed post-irradiation bulbar palsy in nasopharyngeal carcinoma. Neurology, 2001, 57 (3): 529-531.

［24］贺涓涓, 郑丰平, 郭云蔚, 等. 经皮内镜下胃造口术对吞咽障碍患者吸入性肺炎的影响. 中华物理医学与康复杂志, 2018, 40 (1): 24-27.

第6节 特发性肺纤维化与胃食管反流病

一、概述

（一）特发性肺纤维化及危险因素

1. 定义 特发性肺纤维化（idiopathic pulmonary fibrosis, IPF）是一种病因不明的、慢性进行性纤维化性间质性肺炎，病变局限于肺脏，好发于中老年男性。主要表现为进行性加重的呼吸困难，肺功能表现为限制性通气功能障碍和弥散功能障碍，其组织病理和影像学特征表现为寻常型间质性肺炎（usual interstitial pneumonia, UIP）。病情常常进行性恶化，自诊断后的中位生存期为3~5年。

2. IPF 的危险因素

（1）内因：基因遗传易感性占危险因素的三分之一，全基因组关联研究发现了常见的基因变异，但目前尚未证实有明确的因果关系。

（2）外因：有多个危险因素与 IPF 的发生、发展有关，如环境和职业暴露、吸烟、合并症如胃食管反流病（gastroesophageal reflux disease, GERD）、病毒感染，特别是 GERD 与 IPF 相关性更大。另一个潜在危险因素可能与肺微生物组中细菌负荷量相关。与 IPF 有关的职业暴露包括烟草烟雾、石棉、硅树脂、霉菌、动植物粉尘、纺织粉尘、木材烟雾，还有铝等金属的吸入。文献报道可根据吸入环境物质的成分分析解释 IPF 的地理分布差异。

GERD 后出现的慢性微量误吸被认为是 IPF 的重要致病因素之一，可以继发气道和肺脏炎症，从而引起或加重 IPF。近30年来，GERD 和 IPF 的关系受到广泛的研究。GERD 在 IPF 患者中有较高的发病率。研究者从 IPF 患者的支气管肺泡灌洗液中发现了胃蛋白酶，为 GERD 继发 IPF 提供了证据。

（二）胃食管反流及 GERD

胃食管反流（gastro-esophageal reflux，GER）是指胃十二指肠内容物反流到食管的过程。GERD 是指胃十二指肠内容物反流入食管，引起反酸、胃灼热等症状，或者导致合并症。反流也可引起口腔、咽喉、气道等食管邻近组织的损害，出现食管外表现，如哮喘、慢性咳嗽、特发性肺纤维化、声嘶、咽喉炎和酸蚀症等。GERD 的诊断和治疗详见第四章第 2、3 节。这里要强调 GERD 和 GER 是两个不同的概念，GERD 是指反流引起了继发症状或者并发症。

二、胃食管反流病相关 IPF 的流行病学

1. **IPF 患者胃食管反流非常普遍，但反流临床症状隐匿** 尽管 IPF 患者中 GERD 发生率高达 83%~87%，但仅有 47%~48% 的 IPF 患者有典型的 GERD 症状，即使经检查证实合并 GERD 的 IPF 患者中，仅有 25% 有反酸、胃灼热等 GERD 症状。

2. **鉴于大部分 IPF 患者没有典型的食管反流症状，气道反流症状评分（HARQ）已被验证可识别食管和食管外反流，得分越高表明症状越多** IPF 患者 HARQ 评分增高，表明 HARQ 评分有潜在的应用价值。因此，IPF 患者无论有没有典型的反流症状均应仔细评估，可借助 HARQ 等评分标准，必要时进行食管 pH- 阻抗监测，更好地发现 GER。

3. **用食管 pH 监测的方法发现 IPF 患者中 GER 发生率高达 94%** 文献报道 24 小时 pH 监测和食管测压的方法发现，IPF 患者中 87% 存在异常 GER，显著高于有 GER 症状的难治性哮喘患者。Patti 的研究采用 pH 监测和食管测压方法，发现 IPF 患者 GER 的发生率为 66%；Savarino 的研究采用食管 pH- 阻抗监测，发现 IPF 患者 GER 的发生率为 83%。IPF 合并 GERD 的患者中，75% LES 压力降低，异常蠕动很常见，50% 存在食管近端反流。83% IPF 患者存在食管远端异常酸暴露。

4. **与非 IPF 和健康对照相比，IPF 患者不仅反流总次数、酸反流次数增多，弱酸反流次数也显著增多，食管近端反流也显著增加** 一项回顾性研究显示，约一半的 IPF 患者出现食管裂孔疝，与硬皮病相关 ILD 患者发生率相似，比其他结缔组织相关 ILD 或慢性过敏性肺炎患者的发生率更高。食管裂孔疝患者容易出现胃食管反流症状，包括胃灼热、胃内容物反流、吞咽困难等。

三、胃食管反流病相关 IPF 发病机制

IPF 是一种慢性、进行性发展的纤维增生性肺部疾病，肺泡上皮细胞持续损伤导致的异常组织修复是 IPF 的主要发病机制，但具体的发病机制仍不完全清楚。

（一）损伤与修复

目前认为，未知的有害刺激对肺实质的反复损伤，导致上皮 - 成纤维细胞相互作用，从而产生异常修复和纤维化。在具有易感倾向的人群中，慢性微量吸入胃反流内容

物(包括胃酸、胃蛋白酶和胆汁酸等)可损伤肺泡上皮细胞。肺泡上皮细胞损伤后通透性增加、炎性反应、异常增生和再上皮化异常修复导致纤维化可能是 GER 导致肺纤维化的重要发病机制。

(二) 近端反流与远端反流

IPF 患者存在食管近端反流和胃内容物误吸,误吸入肺内的胆汁酸和胃蛋白酶与 HRCT 肺纤维化评分相关。研究证实 IPF 患者存在食管近端反流以及胃内容物吸入,该研究连续入组 IPF 患者,其中 52% 无反酸、胃灼热症状。食管 pH- 阻抗监测结果显示,IPF 患者食管近端反流事件显著高于非 IPF-ILD 患者和健康对照组,并且食管近端反流次数和远端反流次数均与 HRCT 肺纤维化评分密切相关。研究者同时检测了支气管肺泡灌洗液(BALF)和唾液中胆汁酸 / 胃蛋白酶,结果发现,IPF 患者 BALF 和唾液中检测到胆汁酸和胃蛋白酶的比例高于非 IPF-ILD 患者和健康对照组。

(三) 急性损伤与慢性损伤

吸入胃内容物产生急性或者慢性肺损伤。动物研究也对上述假设提供了一些证据支持,动物研究显示吸入胃内容物产生急性或者慢性肺损伤。小鼠急性吸入肺损伤模型显示,酸吸入后 2 周,小鼠肺组织广泛胶原沉积,肺纤维化,肺顺应性降低。慢性吸入小鼠模型证实,慢性吸入胃液可产生炎症、肺实质纤维化、淋巴细胞性细支气管炎和闭塞性细支气管炎。胆汁酸诱导气道上皮细胞产生转化生长因子(transforming growth factor-β, TGF-β)并促进成纤维细胞增殖,其机制是通过 p38 丝裂原激活蛋白(MAP)激酶和激活转录因子 -2 途径促进 TGF-β1 mRNA 表达增加。目前仍不清楚微量误吸导致肺损伤的是哪种具体物质,例如酸、酶类、蛋白质或化学物质,或者多种物质协同作用。

(四) 幽门螺杆菌感染

反流胃液中的幽门螺杆菌也可能通过产生细胞毒素引起呼吸道黏膜损伤,导致肺间质的炎性反应,促进进行性肺纤维化。有研究者认为,IPF 患者中,血清幽门螺杆菌抗体阳性组与阴性组相比,病情更重,死亡率和肺功能下降率更高,提示幽门螺杆菌可能在疾病进展中发挥作用。但是,IPF 患者外科肺活检和经支气管镜肺活检术(TBLB)肺组织中未能检测到幽门螺杆菌 DNA,幽门螺杆菌对 IPF 的致病作用仍缺少确凿证据。

(五) 相关信号转导通路介导 IPF 形成

动物和细胞研究表明,微吸入含有胃酸、胆汁酸、胃蛋白酶、幽门螺杆菌(Hp)内毒素和食物颗粒,导致肺泡上皮 - 间充质转化(EMT),成纤维细胞(FB)活化,成纤维细胞向肌成纤维细胞(MFB)转化,最终导致肺纤维化(图 3-6-1)。这些效应假设由相关的信号转导通路(如 TGF-β1/Smad3、PLA2、JNK、p38MAPK、NF-κB、HIF、farnesoid X 受体)和炎性介质(如 ROS、CTGF、bFGF、VEGF、iNOS 和 Caspase 家族)介导。

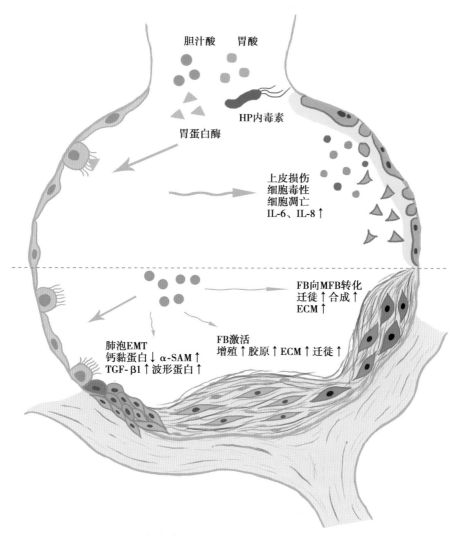

Hp. *Helicobacter pylori*,幽门螺杆菌;IL-6. interleukin-6,白介素 -6 ;IL-8. interleukin-8,白介素 -8 ;FB. fibroblast,成纤维细胞;MFB. myofibroblast,肌成纤维细胞;ECM. extracellular matrix,细胞外基质;EMT. epithelial-mesenchymal transformation,上皮 - 间充质转化。

图 3-6-1　GERD 微吸入致 IPF 的可能机制

四、GERD 相关 IPF 的病理学改变

(一) GERD 相关 IPF 的病理生理学改变

病理情况下,胃液可以逆行至食管,向上到达咽喉部,当宿主防御如咳嗽反射降低时,胃反流液可以进入呼吸道。胃食管反流内容物不仅包括胃酸,还包括胆汁盐,胃蛋白酶、胰蛋白酶和其他酶类,食物颗粒,以及细菌及其产物等。上述物质可能会直接损伤气道和肺上皮,促进肺部疾病发生、发展或急性加重。

肺泡上皮细胞受损后引起肺泡毛细血管扩张,血浆蛋白渗出到肺泡腔和间质,激活凝血级联反应,造成纤维蛋白沉积。肺泡上皮细胞损伤后还可以分泌结缔组织生长因

子、血小板源性生长因子、肿瘤坏死因子 -α、胰岛素样生长因子 -1、内皮素 -1 等多种纤维化细胞因子,促进肺间质纤维化的发生和发展。

另一方面,发生 IPF 后肺顺应性下降,导致吸气时胸腔负压增大,引起食管下括约肌功能失调,会进一步加重 GERD。目前多数作者认为 GERD 可能是 IPF 的一个重要致病因素,但是在普通人群中 GERD 的发病率远远高于 IPF,因此 GEDR 可能需要在其他因素,如基因易感性、吸烟、端粒长度缩短的共同参与下,才导致易感个体发病。

(二) GERD 相关 IPF 的病理解剖学改变

IPF 的主要病理学改变是正常肺泡结构消失,肌成纤维细胞灶形成和细胞外基质过度沉积。肺泡上皮细胞持续性损伤导致的异常组织修复是 IPF 的主要病理学改变。在具有易感倾向的人群中,长期慢性吸入反流内容物(包括胃酸、胃蛋白酶和胆汁酸等)可损伤肺泡上皮细胞。肺泡上皮细胞损伤后上皮细胞异常增生和再上皮化异常修复导致纤维化。

组织病理学上,成纤维细胞灶(FF)的存在是 UIP 的一个标志。FF 是指疏松的结节性聚集物成纤维细胞和肌成纤维细胞在糖胺聚糖丰富的细胞外基质。在急性加重时,可以看到 FF 增加以及急性肺损伤的其他特征,如组织性肺炎和弥漫性肺泡损伤。

GERD 相关的 IPF 的肺部组织病理学显示小气道周围明显的成纤维细胞灶,类似于毛细支气管炎的经典的形态学改变(图 3-6-2)。部分病例中,还可发现病灶内有一些退变的食物颗粒。GERD 后吸入肺内的反流物被巨噬细胞吞噬,组织细胞形成,组织细胞通过淋巴道向肺间质内迁移,导致肺间质纤维化形成。

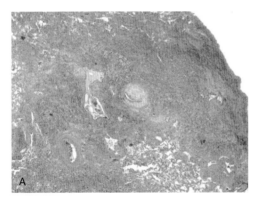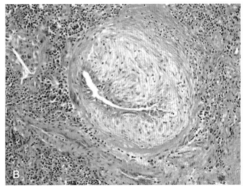

A. 苏木精 - 伊红染色,40 倍放大;B. 苏木精 - 伊红染色,200 倍放大。

图 3-6-2 IPF 肺部组织病理学显示小气道周围成纤维细胞灶

五、GERD 和 IPF 的相关性

GERD 与 IPF 的发生、急性加重、严重程度等临床结局均有关。首先,GERD 及微量吸入促进 IPF 疾病发生。另一方面,IPF 反过来也可以促进胃食管反流发生。肺纤维化导致呼吸过程中的胸腔内负压增高、跨膈压力梯度更高,也可能促进 GERD,可能加速病情进展或者导致急性加重(图 3-6-3),影响预后。

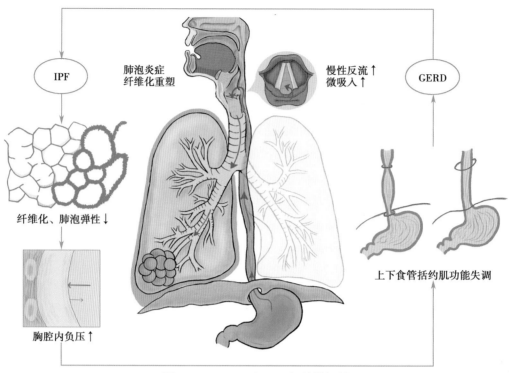

图 3-6-3　GERD 与 IPF 相关性机制

(一) GERD 与 IPF 发生之间的相关性

IPF 和 GERD 存在相关性,但并不一定为因果关系。GERD 及微量吸入促进 IPF 发病。胃食管反流(如酸、胆汁、胃蛋白酶或微粒)微误吸至气道,直接并且反复损伤肺泡上皮,导致异常修复及纤维化,并且可能加速病情进展或者导致急性加重。反过来,IPF 也可促进胃食管反流的发生。IPF 患者肺顺应性降低,纵隔结构扭曲变形、对食管产生牵拉,导致食管下括约肌压力减低,从而导致胃食管反流。肺纤维化导致呼吸过程中胸腔内负压增高、跨膈压力梯度更高,也可能促进胃食管反流发生。因此,两者可能存在相互作用,互为因果。但也有荟萃分析认为 GERD 和 IPF 没有相关性,进一步的研究需要尽量统一 GERD 和 IPF 的诊断方法,减少研究的异质性。

(二) GERD 与 IPF 发展的相关性

研究发现在特发性肺纤维化急性加重期(AE-IPF)的微误吸液中胃蛋白酶的浓度明显增高,考虑 GERD 和 AE-IPF 之间存在正相关,并发现肺内 pH 明显低于正常对照组。说明胃食管反流及微误吸是 AE-IPF 的关键因素。IPF 的队列研究显示,AE-IPF 患者 BALF 胃蛋白酶显著高于稳定期 IPF,进一步证实微量吸入在 IPF 患者中的主要作用,BALF 胃蛋白酶水平与 IPF 急性加重的风险增加相关,上述结果提示胃食管反流在肺纤维化发展和 / 或进展中的潜在作用。隐匿微误吸可能是 IPF 急性加重的危险因素,但也有可能是 IPF 急性加重或疾病本身程度重,导致肺顺应性降低和胸腔内负压增高,从而促进胃食管反流、肺内微误吸标志物增加。GERD 和 AE-IPF 之间的相关性目前还存在争议,尚不能完全确定。

(三) GERD 与 IPF 预后的相关性

在肺移植前的 IPF 患者中发现反流发作的总次数和清除的延长会与肺功能损害程度明显相关。GERD 与 IPF 疾病严重程度存在相关性。HRCT 肺纤维化程度与远端和近端食管的反流发作密切相关,与 BALF 和唾液中存在胆汁酸 / 胃蛋白酶原相关。GERD 的诊治与 IPF 的急性加重次数相关,如 GERD 得到控制,可能会保留残存肺功能或能减缓肺功能(FVC 和 DLCO)的下降速度。但有研究报道肺功能(FVC 和 DLCO)与 GERD(近端 / 远端反流时间)无关。GERD 与 IPF 预后的相关性还需要时间等待以及临床病例的疗效观察进一步得到验证。

六、GERD 相关 IPF 临床特点

1. 确诊 IPF 前 5 年内有 GERD 诊断或者用药治疗史。

2. 确诊 IPF 前 5 年内有反酸、胃灼热、胸骨后疼痛等症状。

3. 体征有杵状指,双肺底 Velcro 啰音。

4. 在 IPF 的危险因素中能排除基因遗传易感性、环境和职业暴露、吸烟等。

5. 已经诊断肺间质纤维化[包括结缔组织病 - 间质性肺疾病(connective tissue disease-intersitial lung disease,CTD-ILD)],出现急性加重,但临床已经明确排除急性细菌、病毒感染,同时排除了 CTD 活动,考虑胃食管反流引起急性加重。

6. 辅助检查中 HRCT 有双肺下叶、胸膜下为著的蜂窝肺及纤维化,伴或不伴牵张性支气管扩张,双侧对称性小叶间隔增厚。肺功能检查显示限制性通气功能障碍,弥散功能下降。24 小时食管 pH 监测和压力测定,胃镜检查或灌洗液内微吸入物的分析,这些直接或间接证据支持存在 GERD。

7. 抗反流治疗有效。

七、GERD 相关 IPF 诊断

(一) IPF 患者在哪些情况下需要考虑胃食管反流病

1. IPF 患者早期有反流性咳嗽的症状。

2. 在 IPF 的病因中找不到特定的危险因素,能排除基因遗传易感性、环境和职业暴露、吸烟等相关因素。

3. 已经诊断肺间质纤维化(包括 CTD-ILD),出现急性加重,但临床已经明确排除急性细菌、病毒感染,同时排除了 CTD 活动的患者,考虑胃食管反流引起急性加重。

4. 已经形成的 IPF,在使用 PPI 治疗后肺功能损害未出现明显进展,FVC 和 DLCO 的年下降率小于 10%。

(二) IPF 患者行哪些辅助检查证明存在胃食管反流病

1. **胃镜检查**   可以提供诊断信息,特别是对反流性食管炎、巴雷特食管和胆汁反流的诊断,并且通常能更好地耐受。

2. **24 小时食管 pH 监测和压力测定**　更精确地提供食管远端 / 近端酸性反流和食管运动的客观数据。此外,24 小时多通道腔内阻抗监测可测量反流,这提供了更准确的鉴别酸性和弱酸酸性反流的方法。

3. **微误吸液的分析**　可能间接反映存在 GERD,会出现支气管黏膜 pH 的下降,可能有生物标志物水平的改变,如胃蛋白酶、胆汁酸、乳酸脱氢酶(LDH)和 CRP 等,检测 BALF 中载脂巨噬细胞或叶绿素染色的巨噬细胞,LDH、CRP 等标志物水平升高;呼出气冷凝液光谱分析,诱导痰生物标志物等可间接反映存在 GERD。

4. **肺病理学改变**　气道中心间质纤维化和毛细支气管炎间质性肺炎,可以考虑存在 GERD 相关的 IPF。

八、GERD 相关 IPF 治疗

常用抗酸药物包括 PPI 和 H_2 受体拮抗剂(H_2 receptor antagonist,H_2RA)。PPI 和 H_2RA 可以减少胃酸分泌,另外 PPI 可能还有抗炎和抗纤维化作用,治疗 GERD 可能会改变 IPF 病程。除此之外,抗纤维化治疗在 IPF 中的治疗作用已经得到肯定(GERD 的治疗详见第四章)。

(一) IPF 指南关于抗酸治疗的推荐

《2015 年 ATS/ERS/JRS/ALAT 临床实践指南 : 特发性肺纤维化的治疗》推荐 IPF 患者常规使用抗酸治疗(有条件推荐,疗效评估置信度很低)。该建议适用于所有 IPF 患者,无论有无胃食管反流症状或者是否诊断过 GERD。该项建议是基于回顾性观察性研究显示使用 PPI 和 H_2RA 可能减缓 IPF 患者疾病进展,减少急性加重和改善生存。此外抗 GER 治疗成本较低。

与国际指南类似,中国的《2016 年 IPF 诊断和治疗专家共识(第三版)》也推荐 : 鉴于慢性微误吸包括胃食管反流可能造成的肺损伤作用,IPF 患者可以规律应用抗酸治疗。同时指出,IPF 抗酸治疗的有效性、安全性,以及与抗纤维化治疗药物的相互作用,需要进一步研究。

有相当一部分 IPF 患者存在非酸反流,单独使用抗酸药物可能无法防止反流及其继发的肺损伤。GERD 的治疗包括生活方式调节和药物治疗,并且治疗策略是循序渐进的,根据 GERD 症状或反流性食管炎或其他并发症(如巴雷特食管)逐步加强治疗。重视通过生活方式调节环节,与消化科医师探讨药物治疗。

(二) 质子泵抑制剂潜在的抗纤维化作用

有研究表明质子泵抑制剂(PPI)除了抑制胃酸分泌,还可能对某些以炎症和 / 或纤维化为特征的肠外疾病有一定的治疗作用。PPI 调节炎症、氧化应激、纤维化和细胞增殖信号通路来干预 IPF 的形成(图 3-6-4):①诱导核因子红系 2 相关因子 2(nuclear factor erythroid 2-related factor 2,Nrf2)的核易位,随后激活 HO1 释放重要效应分子,如一氧化碳(CO)、胆红素和铁蛋白;②通过直接抑制二甲基精氨酸二甲胺水解酶(DDAH)调节亚硝化应激和继发肺损伤,DDAH 通过调节竞争性 NOS 抑制剂不对称二甲基精氨酸（ADMA），来调节诱导型一氧化氮合酶（iNOS）途径。博来霉素诱导肺损伤的小鼠模型显示，DDAH 与 IPF 的病理改变相关，DDAH 的小分子抑制剂已被证明对肺功能有保护作用。新近有研究显示埃索美拉唑通过 MAPK/Nrf2/HO1 途径减轻肺细胞的炎症和纤维化。因此，PPI 具有多效性，除了抑制胃酸分泌，还有可能抑制肺部炎症和纤维化，这仍然需要进一步的研究。

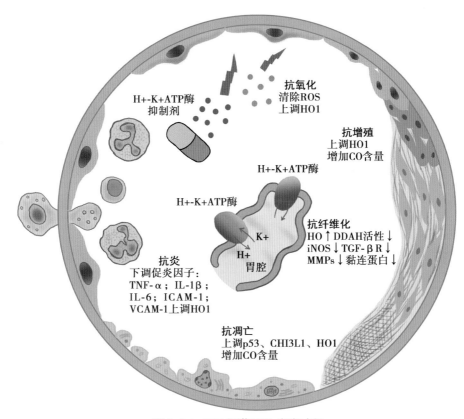

图 3-6-4　PPI 调节 IPF 疾病过程

（三）治疗胃食管反流病是否能改善 IPF 患者的结局

早期研究显示治疗胃食管反流病可能使 IPF 患者获益。IPF 患者单用抗 GERD 药物治疗，必要时采用胃底折叠术，肺功能可以保持稳定或改善，并且没有 IPF 急性加重。有研究证实抗 GERD 治疗是 IPF 生存时间延长的独立预测因素，抗酸治疗可能减缓 IPF 疾病进展，提示胃食管反流及微误吸可能与 IPF 疾病进展有关。因此，IPF 的相关指南推荐使用抗 GERD 治疗。但 2016 年 Kreuter 研究发现 PPI 治疗对 IPF 肺功能下降、疾病特异性死亡率或全因死亡率没有影响。因此关于 IPF 抗酸治疗研究结果不一致，尚不清楚抗酸治疗是否能改善 IPF 的临床结局。2018 年有两篇相关综述发表在呼吸科权威杂志，探讨了 IPF 患者抗酸治疗的疗效。*Chest* 杂志发表了一项荟萃分析，该研究共纳入 8 项观察研究，结果显示，GERD 药物治疗与 IPF 相关死亡率降低相关，但与 IPF 全因死亡率无关；GERD 药物治疗与无移植生存时间改善相关。同年欧洲呼吸病杂志的一篇综述揭示抗酸治疗可改善 IPF 患者死亡率的多个观察性研究受永恒时间偏倚影响,抗酸治疗在 IPF 中的有效性仍不确定。

Tran 等的一项真实世界、大型队列研究,采用新方法来评估 PPI 对 IPF 患者死亡率的影响。该研究纳入英国初级保健数据库 2003—2016 年新确诊 IPF 患者 3 000 多例,是迄今为止这方面研究中规模最大、时间最长的研究。通过新用户队列设计,用时间 - 条件倾向评分方法对新启用 PPI 治疗的 IPF 患者匹配对照组,将诊断 IPF 后加用 PPI 的患者与未使用 PPI 的 IPF 患者进行比价。结果显示,IPF 患者使用 PPI 或者不使用 PPI,全因死亡率、呼吸相关死亡率、呼吸相关住院以及入组前 GERD 病史,均差异无统计学意义。因此使用 PPI 并不能降低 IPF 死亡率或住院率。

(四) 抗纤维化治疗

IPF 曾经使用激素或免疫抑制剂治疗,目标是减轻炎症、延缓炎症向纤维化进展。然而激素或免疫抑制剂对 IPF 疗效欠佳,即使经过治疗,患者预后仍差。目前 IPF 治疗药物主要为抗纤维化治疗,如尼达尼布和吡非尼酮,通过抗炎、抗氧化、抗纤维化等不同途径延缓肺功能下降和病情进展速度,在一定程度上降低了病死率,提高患者的生存时间。

总之,IPF 的最佳治疗方案需要综合管理,包括识别和治疗合并症,可改善患者症状、生活质量和预后。IPF 合并症中尤其需要关注胃食管反流。抗酸治疗对于 IPF 患者的疗效仍然缺乏有力证据。哪些患者可以从抗 GERD 治疗中获益,在存在异常 GERD 情况下,合理的治疗方法,单独抗酸治疗是否足够,是否需要其他治疗如胃底折叠术(尼森手术),以及抗酸药物与抗纤维化药物的相互作用,上述问题仍有待进一步研究。

九、典型病例

患者女,76 岁,因"反复发热、咳嗽 4 年"于 2016 年 4 月就诊。查体:右肺下叶可闻及细湿啰音。胸部 CT 显示右肺下叶背段胸膜下渗出及实变影,部分小叶间隔增厚(图 3-6-5)。入院后诊断行支气管镜检查,TBLB 病理可见支气管黏膜假复层柱状上皮细胞正常,黏膜下可见少量淋巴细胞浸润,结果为慢性炎症(图 3-6-6)。予以抗感染治疗,发热好转,咳嗽略有减轻。

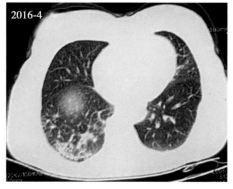

图 3-6-5　2016 年 4 月胸部 CT

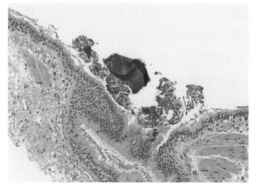

图 3-6-6　2016 年 4 月 TBLB 病理

2018 年 4 月复诊,诉咳嗽、发热症状仍反复。追问诱因,家属代诉患者有反复反酸、胃灼热症状,未引起注意。每次反复前,有饱食或进甜食的诱因。再次复查胸部CT(图 3-6-7),仍显示右肺下叶背段胸膜下分布渗出及实变影,部分小叶间隔增厚,与2016 年无明显变化。门诊再次完善支气管镜,TBLB 病理可见支气管黏膜假复层柱状上皮细胞损伤,肺泡的正常肺泡结构消失,肌成纤维细胞灶形成和细胞外基质过度沉积(图 3-6-8)。小气道周围大量淋巴细胞浸润。考虑存在胃食管反流病,向患者宣教,调整生活方式,予以 PPI 抗酸治疗,发热及咳嗽再次减轻。

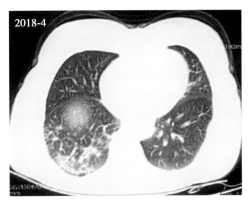

图 3-6-7 2018 年 4 月胸部 CT

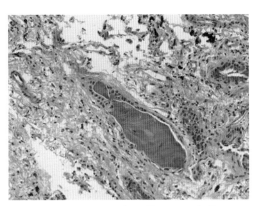

图 3-6-8 2018 年 4 月 TBLB 病理

2020 年 12 月,再次复诊时诉近期发热及咳嗽加重,并伴有活动后气促,呼吸困难。右肺下叶可闻及密集的细湿啰音。复查胸部 CT,仍显示右肺下叶背段胸膜下分布渗出及实变影(图 3-6-9),与 2018 年比较,密度增加,肺泡填充明显。CT 引导下右肺下叶背段穿刺病理可见肺泡的正常肺泡结构消失,肺泡间隔增厚,可见多核巨细胞(图 3-6-10),考虑胃食管反流病继发肺间质纤维化,继续向患者宣教,调整生活方式,予以 PPI 抗酸治疗,发热及咳嗽再次减轻,但呼吸困难无明显改善。再次向患者宣教预防 GERD 的注意事项,调整饮食结构后,患者病情平稳。

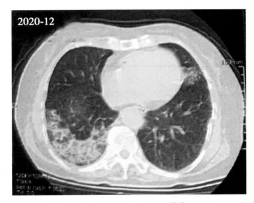

图 3-6-9 2020 年 12 月胸部 CT

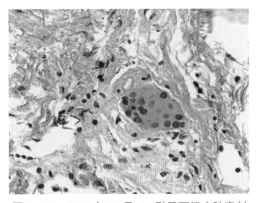

图 3-6-10 2020 年 12 月 CT 引导下经皮肺穿刺

（作者:**彭 敏 施举红** 审核:**施举红 谢海雁**）

参考文献

［1］ RAGHU G, ROCHWERG B, ZHANG Y, et al. An official ATS/ERS/JRS/ALAT clinical practice guideline: Treatment of idiopathic pulmonary fibrosis. An update of the 2011 clinical practice guideline. Am J Respir Crit Care Med, 2015, 192 (2): e3-19.

［2］ 中华医学会, 中华医学会杂志社, 中华医学会消化病学分会, 等. 胃食管反流病基层诊疗指南 (2019 年). 中华全科医师杂志, 2019, 18 (7): 635-641.

［3］ TOBIN RW, POPE CE 2nd, PELLEGRINI CA, et al. Increased prevalence of gastroesophageal reflux in patients with idiopathic pulmonary fibrosis. Am J Respir Crit Care Med, 1998, 158 (6): 1804-1808.

［4］ RAGHU G, FREUDENBERGER TD, YANG S, et al. High prevalence of abnormal acid gastro-oesophageal reflux in idiopathic pulmonary fibrosis. Eur Respir J, 2006, 27 (1): 136-142.

［5］ MAYS EE, DUBOIS JJ, HAMILTON GB. Pulmonary fibrosis associated with tracheobronchial aspiration. A study of the frequency of hiatal hernia and gastroesophageal reflux in interstitial pulmonary fibrosis of obscure etiology. Chest, 1976, 69 (4): 512-515.

［6］ RICHELDI L, COLLARD HR, JONES MG. Idiopathic pulmonary fibrosis. Lancet, 2017, 389 (10082): 1941-1952.

［7］ SAVARINO E, CARBONE R, MARABOTTO E, et al. Gastro-oesophageal reflux and gastric aspiration in idiopathic pulmonary fibrosis patients. Eur Respir J, 2013, 42 (5): 1322-1331.

［8］ BAQIR M, VASIRREDDY A, VU AN, et al. Idiopathic pulmonary fibrosis and gastroesophageal reflux disease: A population-based, case-control study. Respir Med, 2021, 178: 106309.

［9］ NOTH I, ZANGAN SM, SOARES RV, et al. Prevalence of hiatal hernia by blinded multidetector CT in patients with idiopathic pulmonary fibrosis. Eur Respir J, 2012, 39 (2): 344-351.

［10］ TOSSIER C, DUPIN C, PLANTIER L, et al. Hiatal hernia on thoracic computed tomography in pulmonary fibrosis. Eur Respir J, 2016, 48 (3): 833-842.

［11］ HU X, LEE JS, PIANOSI PT, et al. Aspiration-related pulmonary syndromes. Chest, 2015, 147 (3): 815-823.

［12］ LEE JS, SONG JW, WOLTERS PJ, et al. Bronchoalveolar lavage pepsin in acute exacerbation of idiopathic pulmonary fibrosis. Eur Respir J, 2012, 39 (2): 352-358.

［13］ AMIGONI M, BELLANI G, SCANZIANI M, et al. Lung injury and recovery in a murine model of unilateral acid aspiration: Functional, biochemical, and morphologic characterization. Anesthesiology, 2008, 108 (6): 1037-1046.

［14］ APPEL JZ 3rd, LEE SM, HARTWIG MG, et al. Characterization of the innate immune response to chronic aspiration in a novel rodent model. Respir Res, 2007, 8 (1): 87.

［15］ PERNG DW, CHANG KT, SU KC, et al. Exposure of airway epithelium to bile acids associated with gastroesophageal reflux symptoms: A relation to transforming growth factor-beta1 production and fibroblast proliferation. Chest, 2007, 132 (5): 1548-1556.

［16］ BENNETT D, BARGAGLI E, REFINI RM, et al. Helicobacter pylori seroprevalence in patients with idiopathic pulmonary fibrosis. Eur Respir J, 2014, 43 (2): 635-638.

［17］ KREUTER M, KIRSTEN D, BAHMER T, et al. Screening for helicobacter pylori in idiopathic pulmonary fibrosis lung biopsies. Respiration, 2016, 91 (1): 3-8.

［18］ BéDARD MéTHOT D, LEBLANC É, LACASSE Y. Meta-analysis of gastroesophageal reflux disease and idiopathic pulmonary fibrosis. Chest, 2019, 155 (1): 33-43.

［19］ LEE JS, COLLARD HR, RAGHU G, et al. Does chronic microaspiration cause idiopathic pulmonary fibrosis？. Am J Med, 2010, 123 (4): 304-311.

［20］ GHEBRE Y, RAGHU G. Proton pump inhibitors in IPF: Beyond mere suppression of gastric acidity. QJM, 2016, 109 (9): 577-579.

［21］ LEE JS, RYU JH, ELICKER BM, et al. Gastroesophageal reflux therapy is associated with longer survival in patients with idiopathic pulmonary fibrosis. Am J Respir Crit Care Med, 2011, 184 (12): 1390-1394.

［22］ RAGHU G. Idiopathic pulmonary fibrosis: Increased survival with "gastroesophageal reflux therapy": fact or fallacy？. Am J Respir Crit Care Med, 2011, 184 (12): 1330-1332.

［23］ RAGHU G, YANG ST, SPADA C, et al. Sole treatment of acid gastroesophageal reflux in idiopathic pulmonary fibrosis: A case series. Chest, 2006, 129 (3): 794-800.

［24］ LEE JS, COLLARD HR, ANSTROM KJ, et al. Anti-acid treatment and disease progression in idiopathic pulmonary fibrosis: An analysis of data from three randomised controlled trials. Lancet Respir Med, 2013, 1 (5): 369-376.

［25］ 中华医学会呼吸病学分会间质性肺疾病学组. 特发性肺纤维化诊断和治疗中国专家共识. 中华结核和呼吸杂志, 2016, 39 (6): 427-432.

［26］ GHEBREMARIAM YT, COOKE JP, GERHART W, et al. Pleiotropic effect of the proton pump inhibitor esomeprazole leading to suppression of lung inflammation and fibrosis. J Transl Med, 2015, 13: 249.

［27］ EBRAHIMPOUR A, WANG M, LI L, et al. Esomeprazole attenuates inflammatory and fibrotic response in lung cells through the MAPK/Nrf2/HO1 pathway. J Inflamm (Lond), 2021, 18 (1): 17.

［28］ LINDEN PA, GILBERT RJ, YEAP BY, et al. Laparoscopic fundoplication in patients with end-stage lung disease awaiting transplantation. J Thorac Cardiovasc Surg, 2006, 131 (2): 438-446.

［29］ LEE CM, LEE DH, AHN BK, et al. Protective effect of proton pump inhibitor for survival in patients with gastroesophageal reflux disease and idiopathic pulmonary fibrosis. J Neurogastroenterol Motil, 2016, 22 (3): 444-451.

［30］ LIU B, SU F, XU N, et al. Chronic use of anti-reflux therapy improves survival of patients with pulmonary fibrosis. Int J Clin Exp Med, 2017, 10 (3): 5805-5810.

［31］ DUTTA P, FUNSTON W, MOSSOP H, et al. Randomised, double-blind, placebo-controlled pilot trial of omeprazole in idiopathic pulmonary fibrosis. Thorax, 2019, 74 (4): 346-353.

［32］ KREUTER M, WUYTS W, RENZONI E, et al. Antacid therapy and disease outcomes in idiopathic pulmonary fibrosis: A pooled analysis. Lancet Respir Med, 2016, 4 (5): 381-389.

［33］ KREUTER M, EHLERS-TENENBAUM S, PALMOWSKI K, et al. Impact of comorbidities on mortality in patients with idiopathic pulmonary fibrosis. PLoS One, 2016, 11 (3): e0151425.

［34］ KREUTER M, SPAGNOLO P, WUYTS W, et al. Antacid therapy and disease progression in patients with idiopathic pulmonary fibrosis who received pirfenidone. Respiration, 2017, 93 (6): 415-423.

［35］ EKSTR M M, BORNEFALK-HERMANSSON A. Cardiovascular and anti-acid treatment and mortality in oxygen-dependent pulmonary fibrosis: A population-based longitudinal study. Respirology (Carlton, Vic), 2016, 21 (4): 705-711.

［36］ FIDLER L, SITZER N, SHAPERA S, et al. Treatment of gastroesophageal reflux in patients with idiopathic pulmonary fibrosis: A systematic review and meta-analysis. Chest, 2018, 153 (6): 1405-1415.

［37］ TRAN T, SUISSA S. The effect of anti-acid therapy on survival in idiopathic pulmonary fibrosis: A methodological review of observational studies. Eur Respir J, 2018, 51 (6): 1800376.

［38］ JO HE, CORTE TJ, GLASPOLE I, et al. Gastroesophageal reflux and antacid therapy in IPF: Analysis from the Australia IPF Registry. BMC Pulm Med, 2019, 19 (1): 84.

［39］ TRAN T, ASSAYAG D, ERNST P, et al. Effectiveness of Proton Pump Inhibitors in Idiopathic Pulmonary Fibrosis: A Population-Based Cohort Study. Chest, 2021, 159 (2): 673-682.

［40］ TRAN T, ASSAYAG D, ERNST P, et al. Effectiveness of Proton Pump Inhibitors in Idiopathic Pulmonary fibrosis: A population-based cohort study. Chest, 2021, 159 (2): 673-682.

第四章
误吸相关呼吸系统疾病的评估、预防、治疗、康复及综合管理

【要点提示】　本章重点论述误吸相关呼吸系统疾病的综合管理,包括胃食管反流病的规范药物治疗和非药物疗法、吞咽障碍及误吸的重症医疗、护理管理和康复治疗以及麻醉相关反流误吸的防治等。针对有复杂照护需求的老人,全面介绍了老年综合评估的内容、必要性和临床价值。除专业知识外,本章还深入贯彻了"以患者为中心"的照护理念,突破了专病模式下重点关注药物治疗的模式,将诊疗重点放在及时充分评估、多种手段综合干预、医护及康复师等密切配合,以预防关口前移和提高生命质量为诊疗主旨,充分体现了本书编委们在医学人文方面的深入思考,将对相关领域产生良好的引领作用。

第1节　老年综合评估与误吸性肺炎的预防

根据世界卫生组织的定义,65 岁及以上为老年人,并可进一步分为 65~75 岁(轻老年)、76~84 岁(中老年)和 ≥ 85 岁(老老年)。我国则将 60 岁及以上定义为老年人(aged people)。2021 年第七次全国人口普查数据结果显示:全国 60 岁及以上老年人口已达 2.64 亿,占总人口的比例达 18.7%,65 岁及以上人口占比达到 13.50%。至 2020 年,80

岁及以上人口有 3 580 万人,占总人口的比例为 2.54%。吞咽障碍(dysphagia)是一种老年综合征(geriatric syndrome,GS),在老年人中高发并会引起误吸性肺炎(aspiration pneumonia,AP)等严重并发症。一方面老年人疾病表现不典型,吞咽障碍在临床中严重漏诊,大部分吞咽障碍患者没有被发现和治疗,给照护管理带来困难;另一方面,因生理和解剖随年龄增长发生变化,老年人异质性强,需要不同的诊断和治疗措施。如何在常规临床工作中对老年人进行综合评估、及早发现吞咽障碍,并采用个性化措施积极预防 AP 及其他不良临床结局,将是老龄化社会给现代医学带来的巨大挑战。

一、老年吞咽障碍及 AP 的流行病学

老年吞咽障碍(dysphagia in the elderly)不仅包含器官结构和 / 或功能受损,不能安全有效地将食物输送到胃内,还包含认知、精神心理等方面问题引起的行为和行动异常导致的吞咽和进食问题,即摄食 - 吞咽障碍。应该从广义的吞咽障碍定义来看待老年吞咽障碍相关问题,因为对于老年人来说,无论是狭义还是广义,吞咽障碍均可能带来不良后果,包括 AP、营养不良、功能依赖等,会延长住院时间,降低生活质量,消耗更多医疗和社会资源等。此外,临床上将食物未进入声带以下结构称为渗漏(penetrate);将进餐时,食物噎在食管的某一狭窄处,或呛到咽喉部、气管,而引起的呛咳、呼吸困难,甚至窒息,称为噎呛(choke)。噎呛是误吸导致的急危重症,处理不当可能危及生命。

误吸是指在进食或者非进食的过程中,其残留于咽部的物质(如胃内容物、鼻咽分泌物、唾液等)随呼吸进入声门以下的呼吸道。渗漏误吸评分(the penetration-aspiration scale,PAS)对渗漏和误吸进行了细致区分:1 分,代表没有物质进入气道;2~5 分属于渗漏,物质进入气道,残留在声带上方或接触声带,能或不能从呼吸道咳出;6~8 分属于误吸,物质进入气道,通过声带下方,无论是否能从气管中咳出。其中 8 分最严重,可能没有任何咳嗽反射,即使进行了简易的床旁吞咽障碍筛查也很容易漏诊,此时需要更加客观和精确度更高的检查手段。因此吞咽障碍和误吸的流行病学数据因研究人群和检测方法不同而有较大差异。

(一) 年龄

吞咽障碍患病率随年龄而增加,在 65 岁及以上老年人中,为 7%~22%。在独立生活的老人中,70~79 岁人群口咽吞咽障碍(oropharyngeal dysphagia,OD)的患病率为 16%,在 80 岁及以上患者中为 33%。老年人中误吸发生率为 22%~88%,是该类人群肺部感染和导致死亡的主要原因之一。AP 在全部肺炎中占比随年龄而增加,90 岁及以上人群可达 90%。有神经系统疾病的老人 OD 患病率和 AP 患病率更高。日本 Suzuki 等在急性病医院的住院患者中进行了肺炎的回顾性研究,结果显示 1 800 例成年患者中,79% 为 70 岁以上,最常见的年龄段为 80 岁,多数为 AP。85 岁及以上老年人中,肺炎是住院的首位原因,也是养老机构的主要死因。

(二) 常住处所

居住在不同处所的老年人,AP 患病率有较大差异。普通人群中吞咽障碍风险为

30%以上,长期照护机构中可高达40%~60%,47%以上因急性病住院的衰弱老人有OD。住院患者中有吞咽障碍者肺炎发病率比没有吞咽障碍者高3.17倍。AP占社区获得性肺炎(CAP)的5%~15%。85岁及以上老人AP占CAP的7%~24%,住院CAP患者中误吸可占60%。在养老院中AP发生率高达43%~63%,死亡率45%以上。

(三)检测手段

评估吞咽障碍主要有三种方式:筛查、临床诊断和仪器诊断。采用简易吞咽激发试验(simple swallowing provocation test,SSPT)发现有吞咽异常者AP发生率为76.2%,无异常者为33.3%,风险比为2.29(95% CI 1.14~4.58)。采用临床诊断的方法可以发现OD患病率达50%。但高龄老人隐匿性误吸发生率可高达50%~70%,在血管性痴呆患者中更为常见。吞咽功能筛查及临床诊断,例如饮水试验、重复吞咽唾液试验等难以发现隐匿性误吸。这种情况下可以采用仪器检测法。目前视频透视吞咽检查(video fluoroscopic swallowing study,VFSS)是诊断和评价吞咽障碍的"金标准"。纤维内镜吞咽功能评估(fiberoptic endoscopic evaluation of swallowing,FEES)也日益广泛应用,其优点在于,除诊断外,能评价调整性状的食物或液体的治疗效果。也有研究认为核素唾液显像比VFSS更有用,发现阳性唾液误吸率为21.9%~55.6%。

二、老年吞咽障碍和 AP 的高危因素

AP通常需要2个条件:下呼吸道的常见防御功能受损,包括声门关闭功能、咳嗽反射及其他廓清机制受损;存在损害下呼吸道的吸入物,可通过直接损伤(如胃酸)、细菌感染引起的炎症过程刺激或者未清除的液体或颗粒物质所致的气道阻塞而损害下呼吸道。因此从AP的病理生理机制方面看危险因素主要有3个:OD损害了吞咽的安全性引起误吸;营养不良、衰弱、共病等脆弱状态使机体功能和免疫力下降;口腔卫生差及口腔健康受损、细菌定植,提供了呼吸系统疾病潜在的病原体。

(一)老化相关的因素

老年性吞咽障碍(presbyphagia)是随着增龄出现的吞咽储备功能的衰退。与生理衰老过程相关的称原发性老年性吞咽障碍;与增龄引起的功能受损以及衰弱相关,则称继发性老年性吞咽障碍。即使没有显著的疾病,这些老年性改变也可能影响全部吞咽功能,包括肌肉量和功能的丧失、组织弹性下降、唾液分泌减少、牙齿状况受损、口腔和咽部敏感度下降、嗅觉和味觉功能下降以及老年脑的代偿能力下降等。这些会导致食物在口腔停留时间延长,舌肌力量下降,吞咽反射迟钝,会厌关闭延迟,吞咽容量下降,食物在口腔内残留量和渗漏概率增加,增加吞咽障碍和误吸的风险。

原发性和继发性老年性吞咽障碍因素往往混杂交错,难以明确区分。例如口干常被认为是年龄相关的预测吞咽障碍的危险因素,但其实年龄引起的生理变化对唾液分泌的影响是较小的。Sonies等在健康老人中的研究提示,无论唾液分泌量差异有多大,并没有发现吞咽功能上的差异。口干通常是抗胆碱能药物的不良反应,也可能是干燥综合征或脱水治疗引起的,但即使是干燥综合征的患者,唾液分泌能力与吞咽功能障

碍也没有直接关系。肌少症(sarcopenia)被定义为肌肉量和力量或功能的下降。老年人中肌少症患病率明显高于年轻人,发生 AP 的老年人颏舌肌肌肉量明显减少,舌肌力量也减弱。但除了与增龄相关之外,衰弱和躯体功能等也和肌少症密切相关。日本的一项研究纳入了平均年龄为 86 岁的老人,单变量分析提示高龄本身不是 AP 的危险因素,反而是高龄引起的体质虚弱或肌肉萎缩等导致的功能状况下降,例如日常生活活动能力(activities of daily life,ADL)等功能状况对预测 AP 的发生更加重要。相关临床参数包括偏瘫或全瘫、住院前多少年出现功能下降、3 个月内站立、控制行走和活动能力情况恶化以及需要支持的程度等。

如果存在脱水,提示经口摄入能力下降及喂养不足,也是良好的营养指标。中国香港的学者针对共病、营养状况和衰弱(frailty)对因 CAP 住院的 ≥65 岁的患者 1 年死亡率的影响进行了研究。首先记录基线状况的共病 Charlson's 评分、中臂围和临床衰弱指数评分(Clinical Frailty Scale,CFS),出院后随访 1 年,直至再次因 CAP 入院或全因死亡。结果显示:428 人中 1 年全因死亡率和因 CAP 再入院率分别为 22.4% 和 32.0%。1 年死亡率的独立预测因素为男性、严重营养不良、衰弱和因 CAP 再入院。这提示复发性肺炎可能是衰弱老人生命末期事件,应考虑更积极的照护计划。此外,听力、视力和沟通障碍也可能增加 AP 风险。

(二)医源性因素

1. 药物相关　多重用药及药物不良反应是 AP 最重要的危险因素之一。镇静药物会降低患者警惕性,阿片类药物会抑制保护性咳嗽反射,神经阻滞剂可能会引起继发性帕金森病,多种药物有抗胆碱能作用,会减少唾液分泌导致口干,使食物在喉部残留情况增加,还会降低认知功能,导致吞咽障碍。此外,相关药物还包括利尿剂、质子泵抑制剂(PPI)、血管紧张素转换酶抑制剂(ACEI)和某些抗生素等。

2. 检查或治疗相关　全身麻醉、气管切开、机械通气、长期留置各种管路(尿管、鼻胃管、鼻空肠管、PEG 管、气管切开管等)、需要痰液吸引、每日氧疗、心脏起搏器等均可增加误吸风险。文献报道肠内营养相关性误吸发生率可高达 50%,放置鼻胃管和 PEG 管并不能降低误吸风险。需要吸痰提示唾液吞咽功能受损以及气道分泌物的误吞(非进餐时间段),尤其是在夜间,这种风险很容易被忽视。但吸痰时的强刺激如果使患者发生剧烈咳嗽或呕吐也会增加误吸风险,尤其是在同时进行鼻胃管人工喂养的患者中。传统的吞咽测试主要针对进食能力,但实际上也可能成为误吸的危险因素。日本在平均年龄 86 岁的老年人群中进行的研究显示,在单变量分析中,痰液吸引、氧疗、依赖于喂养、留置尿管是 AP 的危险因素;在多变量分析中,危险因素是痰液吸引、过去 3 个月中吞咽功能衰退、脱水和痴呆。

(三)精神心理状况

吞咽障碍是一种能威胁生命的疾病,会引起心理方面的负面表现。恐惧、焦虑、抑郁、谵妄、失眠或痴呆相关行为心理异常(behavioural psychological symptoms of dementia,BPSD)及治疗精神心理方面的药物不良反应等均可能引起厌食、社会隔离、便秘、营养不良、脱水等,增加 AP 风险。从医生和照护者的角度看,这些负面心理表现更加重要。

(四) 社会支持情况

当老人躯体或认知功能等受损,进餐或管饲、管理口腔卫生等处于依赖或半依赖状况时,家人或朋友提供的非正式照护以及社区卫生服务中心或长期照护机构中可获得的正式照护资源对有吞咽障碍和 / 或发生过 AP 的老人是非常重要的。除人力资源之外,还包括是否有充足的营养支持及康复资金支持。例如,口腔卫生情况差、龋齿、有功能牙齿的数量减少、牙周炎以及存在牙菌斑等,不仅提供了 AP 的病原体,还使经口摄食、咀嚼、吞咽能力下降,加重了口干、吞咽障碍和营养不良。口腔长期慢性炎症状况还可以促使衰弱发生。如果能有良好的社会资源管理口腔护理和功能康复,将改善老年吞咽障碍患者的预后,降低 AP 的发生率,提高生活质量。

(五) 增加 AP 风险的急、慢性疾病

通常认为有基础病的老年人吞咽障碍的发病率更高。容易引起吞咽障碍的疾病依据吞咽的生理过程可总结为以下几类:①在口、咽部吞咽障碍中,主要病因包括脑血管事件(卒中)、中枢神经退行性疾病(路易体痴呆、非路易体性痴呆,帕金森病)、跌倒等引起的颅脑损伤、肌肉疾病、口咽部器质性疾病、精神心理因素及相关治疗药物(抑郁症);②在食管性吞咽障碍中,主要病因包括神经肌肉疾病(胃食管反流病等)、食管器质性疾病(食管溃疡、狭窄、憩室、药物相关性食管炎等)、外源纵隔性疾病(肿瘤等)。可能导致意识状态改变(例如感染引起谵妄)和功能状况明显下降(例如急性心肌梗死、颅脑损伤、跌倒损伤和骨折等)。既往文献中认为与 AP 风险相关的疾病还包括心绞痛、心律失常、慢性心衰、动脉闭塞、高血压、糖尿病、慢性阻塞性肺疾病、哮喘、肾衰竭、癌症等。

总之,引起老年人吞咽障碍的高危因素是复杂多样的,AP 的发生是多因素共同作用的结果。通常认为 AP 风险在高龄、居住在养老机构、有两种及以上慢性疾病、健康状况和功能下降及衰弱的老年人群中会增加。2017 年日本呼吸学会(Japanese Respiratory Society,JRS)指南中提出:能预测 AP 的因素包括方向性紊乱、卧床不起、慢性心脑血管疾病、慢性神经系统疾病(包括痴呆、脑梗死后遗症、帕金森病等)、医源性因素(例如服用催眠药物、管饲、气管切开)和胃食管疾病。患者有一个及以上危险因素就被认为是有 AP 风险。进一步分析提示在有误吸危险因素的患者中,ECOG-PS(European Cooperative Oncology Group-Performance Status)4 分、痴呆和服用助眠药物是预测肺炎的独立危险因素。无危险因素和有 1 个及以上危险因素的患者在临床结局上差异有统计学意义。此外,在方向性紊乱、卧床不起、慢性心脑血管疾病、痴呆、服用催眠药物和胃食管疾病这 6 个危险因素中,有 0~1 个、2 个、3 个、4 个危险因素的患者比例分别为 28.9%、34.8%、27.3% 和 9.0%;对应的 30 天内肺炎复发率分别为 13.0%、33.0%、43.2% 和 54.2%;对应的 30 天内死亡率分别为 2.2%、5.4%、11.4% 和 24.1%;对应的 60 天内死亡率分别为 6.6%、24.5%、30.7% 和 50.0%。危险因素的数量与死亡率和肺炎复发率相关。因此在临床上不能只关注误吸及其危险因素本身,还应该关注危险因素的数量。

三、老年综合评估在吞咽障碍和 AP 管理中的重要作用

(一) 老年综合评估(comprehensive geriatric assessment,CGA)简介

老年人异质性强,增龄相关的功能衰退与多种慢性疾病以及衰弱、吞咽障碍、肌少症、营养不良、抑郁或社会隔离等老年综合征交织在一起,加上临床症状不典型或因认知减退等使老年人无法表达,容易出现吞咽障碍和误吸诊断误诊漏诊的情况;而在治疗措施上,更需要有针对性的个性化干预方案及长期随访。因此对于既往存在或可预期的对医疗照护有较高需求的老年群体,均提倡进行 CGA。CGA 是多维度跨学科的诊断过程,用以确定老年衰弱群体的医学、社会心理学及其功能状况等方面所具有的能力和存在的问题,以便为患者制订一个协调、综合的治疗、康复、照护计划和长期随访计划。2017 年中华医学会老年医学分会发布了《老年综合评估技术应用中国专家共识》。2019 年 8 月 26 日国家卫生健康委员会医政医管局也发布了《关于开展老年护理需求评估和规范服务工作的通知》(国卫医发〔2019〕48 号)。目前老年综合评估已经成为老年照护临床实践、管理和研究的基石。

(二) 老年综合评估的评估工具

第一代 CGA 评估工具是各种单一量表的简单组合,优点是可以根据情况挑选合适的量表进行组合,例如评估躯体功能的巴氏量表、评估认知功能的简易智力状态检查量表(mini-mental state examination,MMSE)、评估营养的微型营养评定法(mini-nutritional assessment,MNA)等。另一方面,可以针对某个专项进行深入评估,专业度更高,例如评估跌倒风险的步态评估等。缺点是量表松散、评估内容多且可能重复,使用起来比较烦琐、耗时较长、培训成本高。此外,还因量表不统一,使跨机构数据难以进行比较,限制了 CGA 工作的推广。第二代 CGA 评估工具的开发,始于 1987 年美国护理院的改革,美国医疗保险和医疗补助服务中心组织专家在全美范围内挑选出长期照护人群中最常用的量表,整合了核心条目建立最小数据集(minimum data set,MDS),具有结构化的优势,并配套了软件系统、基础算法和常用的临床措施库,成为养老保险的付费依据。国际居民评估工具(International Assessment Instrument,interRAI)属于第三代评估工具,是在 MDS 的基础上研发的能够跨处所进行连续评估的整合评估体系,可以覆盖养老机构、社区居家、急性病医疗、康复、精神疾病等多个场景。这些评估套件有共同的核心评估条目,能通过原始数据计算相关的风险或结局标尺,早期触发干预警示。目前已经在 40 多个国家和地区推广使用。

(三) 老年综合评估在吞咽障碍和 AP 管理中的作用

AP 临床诊断标准为必须满足:①胸片或胸部 CT 上提示肺泡浸润影,和②有以下2 个及以上症状:体温 37.5℃ 或更高,CRP 升高,外周血白细胞计数 ≥ 9×10^9/L,或气道症状,例如痰量增多。直接观察到误吸的为确诊病例,包括:通过食物或呕吐确认误吸伴发肺炎的患者;或诊断有肺炎的患者并从气道内发现误吸的内容物。接近确诊病例

为表现吞咽障碍的患者,包括:符合诊断标准的患者,伴有吞咽功能障碍。例如在进食或饮水中观察到噎呛;或没有达到确诊病例诊断标准,但符合肺炎的诊断标准①或②。疑似病例为可能有吞咽障碍的患者,包括:有潜在误吸可能或吞咽障碍的临床问题或疾病的病例,符合肺炎诊断标准①或②;或客观测试显示吞咽障碍(例如吞咽诱发试验)等。由上述诊断标准可知,接近确诊和疑似的 AP 病例很容易被误诊、漏诊。因为吞咽障碍及其相关危险因素的筛查和管理并没有在常规临床工作中广泛开展,甚至因为老年医学知识的不足,尚未引起广大医务工作者的重视,使吞咽障碍漏诊率较高;另一方面,对于已经发生肺炎的患者,也没有完善的制度来监督"吞咽障碍筛查—临床诊断—仪器检查确诊"这一递进式吞咽障碍诊断流程,使 AP(尤其是隐匿性 AP)存在临床诊断和干预方面的不足,而导致多次复发,反复入急诊或住院,最终增加住院并发症发生率和死亡率,延长住院时间,增加医疗花费,并可能导致出院后需要安置在长期照护机构和康复机构内老人数量增加。

研究表明老年综合评估在改善老年功能状况和预后方面是有效的。①全面关注健康和功能状态相关的所有问题,包括疾病、体能、认知、心理和社会支持,能发现更多老年人的问题和需求,能早期评估高危衰弱患者不良结局和并发症风险,有利于制订个性化的治疗与照护方案,改善躯体功能,提高照护质量,降低死亡率或入住长期照护机构的概率。②老年综合评估是一种多维度的多学科团队协作诊治过程,通过判断衰弱老人的医疗、心理和功能能力,更好地整合医疗资源进行治疗和长期随访,能有效利用和匹配多学科团队资源。③评估及干预的宗旨皆强调功能状况和生活质量,明确老人所需要的资源和优势、评估对服务的需求,对于实施医患共决策和辅助临床决策有重要作用。④通过大数据优势提供政策支持、工时测算以及保险付费依据。

吞咽障碍早期干预在预防 AP 中是非常重要的。医师、护士、物理康复师(physical therapist,PT)、作业治疗师(occupational therapist,OT)、言语治疗师(speech and pathology therapist,ST)、营养师、牙齿清洁师、药师和心理师等多学科专家组成吞咽管理多学科团队(multidisciplinary team,MDT)相互协作的模式,有助于发挥各专科特殊知识和技能,提高 OD 的筛查率、诊断率,改善治疗及监测情况和医疗照护质量。在老年急性卒中患者中进行的研究显示,采用 MDT 管理后 AP 发生率明显低于 MDT 管理前。MDT 降低 AP 的原因可能有:① MDT 增加了患者接受专业口腔护理(牙医和牙齿清洁师)的频率,研究显示在常规临床工作中患者得到护士口腔护理的概率为 12.9%,但实施 MDT 干预后达到了 51.7%;②接受仪器检查来明确吞咽功能情况的患者可增加一倍多;③有营养师提供适合患者吞咽状况的饮食和营养支持方案,通过降低营养风险来降低 AP 的发生率;④在 PT 和 OT 的帮助下积极进行躯体康复和吞咽训练,包括改善患者进餐时的姿势和采用低头收颔的头位进行吞咽、实施咽部局部电刺激治疗等;⑤在 MDT 中,专家之间可以在入院早期相互交流和分享更详细的信息。这种面对面的沟通,有利于各专家制订更适当的时间表,提供多样性的诊疗建议,从而降低肺炎发生率和改善患者的照护质量。CGA 在 AP 管理中的作用见表 4-1-1。

表 4-1-1　interRAI 在吞咽障碍筛查、评估以及 AP 管理中的作用总结表

评估条目	评估内容	风险预警	需要的 MDT 成员	管理措施
口腔情况	义齿、牙齿的碎裂、缺损、松动、缺失情况;口干;咀嚼困难;口腔或面部疼痛不适;口腔软组织炎症或接触性出血;牙周炎或牙周病等	口腔卫生差,存在潜在病原体;损害吞咽功能	牙医、牙齿清洁师、护士	口腔护理、牙齿洁治及其他治疗
营养情况	食物性状、体重、食量、饮水量、Cr/BUN、进食方式(辅助喂养、管饲或静脉营养等)变化	营养不良、脱水、功能依赖、人工营养及并发症(误吸、感染、腹泻或便秘等)	护士、营养师、医师	剩饭及出入量监测、动态营养风险筛查和评定、人工喂养并发症监控
躯体功能	日常生活、使用工具能力、行走、运动等(功能依赖或半依赖、少动、卧床不起、肌少症、衰弱、参与社会活动少)	降低胃肠动力,增加反流、误吸风险,免疫力下降,其他并发症增加	护士、医师或物理康复师	给予康复锻炼及照护措施,避免过度或不足
认知情况	认知减退、行为异常、谵妄、决策力下降、沟通障碍	功能依赖或半依赖,依从性差,对照护要求高	老年科医师、神经科医师或护士	行为干预及药物治疗;意外事件预防及管理
精神心理因素	抑郁、焦虑、谵妄、失眠等	厌食、便秘、营养不良、脱水、药物不良反应等。可能增加不良结局风险,依从性差	心理科、神经内科或老年科医师、护士	合理应用药物与非药物疗法;加强社会支持
医源性因素	人工气道的建立或拔除、困难插管和围插管期呕吐、限制活动和卧位、进食方式变化、其他管路、约束、出入量失衡、有创检查或操作	跌倒、坠床、谵妄、压疮、脱水、营养不良、误吸等风险	医师和护士	按需使用医疗资源,避免过度检查和治疗,团队会议辅助
药物清单	药物数量、种类、剂量、不良反应;镇静催眠药物、抗精神病类药物、阿片类药物、PPI 和 ACEI、抗胆碱能药物、某些抗生素等	引起口干、菌群紊乱、反应能力下降、咳嗽反射消失等,增加误吸风险	临床药师	梳理药物清单,制订合理处方策略
疾病核查	急慢性疾病列表,列出与吞咽障碍或误吸相关的全部疾病	引起吞咽障碍、认知障碍、功能减退、意识改变、行为异常、衰弱、多重用药	医师	结合药物处方,避免过度处方或处方不足,MDT 团队讨论

续表

评估条目	评估内容	风险预警	需要的MDT成员	管理措施
社会支持	照护者数量是否充足、经济能力、可获取的医疗资源便捷程度（口腔护理、营养支持、ADL生活照料、情绪调节、康复锻炼、照护者抑郁的管理等）	与AP的复发率及不良结局密切相关，决定了出院后被安置的处所	社工	个案管理，家庭环境评估，社区服务、福利申请

四、吞咽障碍和AP患者的综合评估和管理

为了能够全面高效地收集临床资料并实施个性化管理，欧洲吞咽障碍协会推荐对有复杂医疗照护需求的老人采用老年综合评估与吞咽专项评估相结合的方法。

（一）症状

AP症状可能并不特异，包括发热、头痛、恶心、呕吐、肌肉疼痛、谵妄或仅有不适的感觉，也能出现比较典型的症状，例如咳嗽、呼吸困难，呼吸音异常、噎呛或胸膜疼痛等。首先应对全部老年患者在入院伊始完成常规病史采集和体格检查。重点内容：明确诊断列表，尤其是口腔、食管、胃部及头颈部疾病相关病史；列出全部药物清单；有无单侧流涎、口干、呛咳、吞咽困难、反流等情况；有无神经系统疾病引起构音改变等；有无食欲和食量下降、人工喂养或管饲、静脉营养等病史。体格检查应该重点关注身高、体重、口腔情况、脑神经反射、肌力和肌张力、肺部啰音等。

（二）完成基线老年综合评估

上述病史和体格检查可以为CGA提供大量信息，除此之外，老年综合评估还可以提供与吞咽障碍和误吸风险相关的信息（表4-1-1）。更为重要的是，可以在老年综合评估过程中与患者及家属进行充分沟通和交流，明确照护目标以及患者倾向性和已经具备的优势，可以有效辅助临床决策。

（三）吞咽功能评估

吞咽困难的类型和严重程度会影响预后，指南推荐使用有效的筛查工具进行早期诊断，并给予专门的营养支持治疗及吞咽康复，避免误吸反复发生，有助于降低肺部并发症、住院日和总体医疗花费。正确的评估吞咽障碍应该分为3步：①先进行筛查，获得吞咽障碍的症状和体征，明确既往并未发现的吞咽受损情况，护士或其他临床人员经过吞咽障碍专业人士的培训可以进行筛查试验（包括饮水试验、摄食试验、重复吞咽唾液试验等）；②如果筛查是阳性，需要转诊给吞咽康复师进行更全面地临床诊断评估（包括口腔和口咽部运动功能的体格检查、食物摄取方面的评估等），来获得更全面的吞咽障碍症状和体征，确定其存在、部位和吞咽受损的严重度，明确最佳干预措施；③最后如果需要更多的客观信息，则由耳鼻喉科或放射科等专科医师采用客观技术来测量吞咽的生理学情况，使用相关仪器进行检测和诊断（例如VFSS）。与临床评估不同，工具

评估并不需要在全部患者中进行，只有在可疑的咽部或上食管异常引起的吞咽障碍不能被临床检查充分评估的时候才使用。联合使用这三步更有利于在临床工作中准确和充分确定吞咽障碍的患者。尤其对有衰弱、营养不良、脱水、生活能力依赖或半依赖、口腔情况差、认知减退、沟通能力差、抑郁等情况或入院原因是肺炎的患者按照实际需要情况进行决策。此外，进行评估的时机也很重要。发生卒中或吞咽困难怀疑是卒中引起的，就应该尽早在患者清醒时进行筛查。筛查试验阳性的患者应该暂停经口进食并在 24 小时内完成全面的临床诊断评估。吞咽评估和干预可能会降低吞咽障碍的风险，并可能降低 AP 患者的死亡率。

（四）依据评估结果医患共同决策

老年人吞咽障碍的治疗应该是综合性的，且要建立科学的临床路径。营养支持手段有多种，包括标准的经口营养和调整食物性状后的营养膳食、肠内及肠外营养。营养干预的类型和时长取决于吞咽障碍的类型和程度、营养状况、共病和对患者目前情况的全面详细评估结果。因此需要依据 CGA 及吞咽评估/诊断结果组织 MDT 讨论并制订个性化干预方案，提倡在决策过程中邀请患者及家属参与讨论，根据实际情况调整干预方案，确保可行性。

1. 如果患者症状轻微，可以减少每次吞咽的食物量，增加食团、液体的黏稠度。

研究表明增稠在老年人中能增强吞咽安全性，在 VESS 检查时会显示渗漏和误吸的发生率下降。如果患者症状严重，可以采用一些代偿性策略。例如清理口腔和改变姿势及采用低头吞咽等特殊的吞咽方法降低误吸风险。还可以采用一些康复性措施，例如举头练习或门德尔松手法（Mendelsohn maneuver）。此外还有进餐时通过勺子增加舌压力或使用柠檬汁、冰块刺激吞咽等简单口腔刺激技术，使用仪器进行咽部电刺激（pharyngeal electrical stimulation，PES）等方法。应该根据患者的主要诊断、病理生理特点、居住和接受治疗的机构、生活质量和社会经济状况以及需求等实施适当的干预措施。简单的吞咽康复训练和口腔护理知识和技能应在医务工作者和照护者中进行普及，这将起到事半功倍的作用。需要注意的是吞咽障碍患者无论是正常饮食，还是经过调整性状的营养餐，通常不能满足其摄食需要量，应该通过增加食物种类以及口服营养补充剂补充营养，必要时通过管饲进行肠内营养。

2. 有严重误吸或者无效吞咽的患者，经口进食可能引起致命事件，在进行营养支持前，食物和水是否能安全吞咽需要专业人员谨慎地评估。

在这些患者中建议仅保留最低程度的安全的经口摄食以促进康复和喉部廓清能力，避免细菌过度生长。大部分患者需要管饲，以避免呼吸道并发症或营养不良。值得注意的是：血流动力学稳定、意识清醒、存在吞咽反射、吞咽唾液时无噎呛的管饲患者是有可能恢复经口饮食的，但需要 MDT 成员紧密协作，并制订个性化营养支持方案，才能够更安全、便捷地实施营养管理，并探索经口摄食的可能性。日本在 1 137 家长期照护机构中进行的问卷调查发现：在养老院中每 100 张床中管饲人数为 11.6，但仅有 31.8% 的患者接受了吞咽功能的评估。每 100 个管饲患者中，4.7~9.0 人符合恢复经口进食条件,但仅有 0.5~2.6 人可能恢复经口进食。这提示在养老院中有吞咽障碍和使用管饲的患者很多,但并没有得到充分的评估,最终能恢复经口进食者很少。在急性卒中患者中,吞咽障碍在卒中后第一周就会改善,因此急性卒中患者比慢性疾病引起的吞咽障碍患者有更大的倾向性可以恢复正常饮食途径。

3. 人工营养可以通过肠外、肠内或混合方法进行,实施人工营养应该根据个体情况进行精准决策,充分考虑患者的预后和倾向性。

指南推荐对于超过 3 天不能摄食营养物质或经口营养摄入不足 50% 且超过 10 天以上的情况应该进行管饲,肠内营养是首选。常采用鼻胃管(nasal-gastric tube,NGT)或经皮内镜下胃造瘘管(PEG),空肠管用于特殊情况。NGT 拔管率高,如果拒绝 NGT 或不能耐受,并且人工营养需要维持 14 天以上,应该考虑早期放置 PEG。鼻胃管不能代替吞咽训练,因此在插管患者中吞咽康复治疗应尽早开始。大部分清醒的吞咽障碍患者管饲后也应该经口进食,这取决于吞咽障碍的种类和严重程度。如果能尽早开始,很多卒中患者会在数天或数周后恢复吞咽功能。

(五) 动态评估及随访

AP 很容易反复发作,会导致吞咽功能进一步下降和功能上的依赖。很多 AP 患者在住院前已经需要调整饮食性状或使用鼻胃管治疗。研究发现高龄,低 BMI,摄入正常饮食的比例低,心脑血管疾病、痴呆和神经肌肉疾病等共病率高是 AP 的高危因素,且这些患者 AP 复发率也更高。因此明确诊断吞咽障碍的患者,在实施干预方案后,应动态评估 CGA 及吞咽干预效果,根据吞咽功能好转或恶化、肺炎发生频率及严重度等情况调整干预方案;完善出院可能性评估及制订出院方案并给予照护者一定宣教;长期随访临床结局(门诊或电话评估及管理),降低再次 AP 和再入院率。

(六) 痴呆伴有吞咽障碍的综合管理及终末期疾病决策原则

在 80 岁及以上患者中有 30% 的痴呆患病率,吞咽障碍随着认知损害程度加重而进展。痴呆患者住院时如果同时有吞咽障碍,预示有潜在并发症风险和增加医疗资源的占用。有痴呆的患者比没有痴呆的患者吞咽障碍患病率高出 4.2 倍,会使住院时间延长 38%,每个患者多花 30% 的费用。各种类型的痴呆都与吞咽障碍相关,其机制可能通过影响吞咽的感觉和相关肌肉的运动能力等导致咀嚼困难和难以形成食团,其中血管性痴呆发生隐匿误吸的风险高于其他类型的痴呆。其他还包括进食行为异常、恶心呕吐和厌食症等。治疗痴呆伴有吞咽进食障碍的患者(eating and swallowing disorder of the elderly with dementia,ESDED)是非常困难的,因为中重度痴呆患者不能遵医嘱,并难以将相关知识和技能用于日常生活中;单一措施是不充分的,不足以改善经口摄食情况,因为病因是多样性的,且异质性强,必须要充分评估。因此应该尽早接受 CGA 及 MDT 干预,根据评估结果明确导致痴呆患者经口摄入量下降和吞咽障碍的病因,结合患者认知状况和家庭支持能力给予个性化治疗措施。研究表明即使床旁进行简单评估,发现吞咽障碍的精确度也可达到约 80%。一旦确定了吞咽障碍,就可以开始营养不良和误吸的筛查,从而提醒整个团队给予重视并采取干预措施。卧床不起伴严重认知障碍的患者中,使用 CGA 和 MDT 干预能改善进食的功能状况,使有严重进食问题的痴呆老年患者也可能独立生存而不依赖于人工营养措施。即使是在终末期,保持经口摄食功能而避免人工喂养有助于改善生活质量。一项多中心研究已经证实低头收颌进餐法或液体增稠会降低痴呆患者的液体误吸率,在 80 岁及以上的患者中更有效。对重度痴呆患者实施管饲是有争议的。有研究认为管饲能改善生存率,预防 AP,帮助压疮愈合或改善其他重要健康结局。但也有研究认为重度痴呆患者放置 PEG 不能预防 AP,甚至会增加误吸风险,不能给痴呆患者带来生存益处,因此并不推荐。总体上,并不建议人工营养措施在重度痴呆患者中应用,但当存在可逆因素时,它可以帮助营养摄入。对于急性感染、急性器官衰竭、慢性疾病急性加重等引起的饮食摄入减少情况,通过精准干预可能使这些患者摆脱终末期的情况。美国养老院中痴呆晚期患者 PEG 放置率为 18%~34%。受文化影响,日本等亚洲国家痴呆晚期管饲率更高一些。

小结:在老年人中积极进行全面评估、个性化管理,有助于吞咽障碍和 AP 的早发现、早诊断和综合性治疗,在未来的临床实践中还需要不断探索适合我国国情的临床路径及管理措施。

五、典型案例

患者,男,97 岁,因"咳嗽 3 天,发热 1 天"入急诊。他在 2020 年 1 月中旬出现咳嗽、少许白痰,伴精神萎靡、行走困难,无明显憋气。3 天后体温最高 39.1℃,来院前呕吐一次。

入院查体:血压 160/70mmHg,心率 115 次 /min,SaO_2 90%(未吸氧状态),卧床,双肺未闻及湿啰音。

辅助检查:WBC 12.8×10^9/L,中性粒细胞百分比 87.5%,淋巴细胞绝对值为 0.51×10^9/L,PCT 2.3ng/ml,CRP 108mg/L(图 4-1-1)。肺部 CT 提示双下肺斑片渗出影,左侧为著,双侧少量胸腔积液,双下肺间质病变。怀疑肺部感染,给予盐酸莫西沙星(拜复乐)抗感染治疗,但血压下降至 77/42mmHg,考虑存在感染性休克、Ⅰ型呼吸衰竭收入 ICU 治疗。

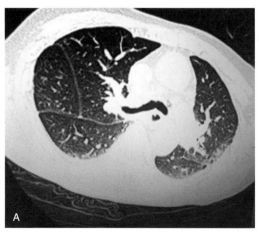
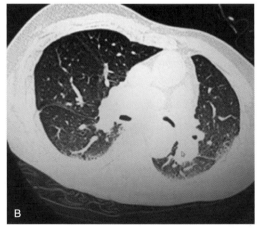

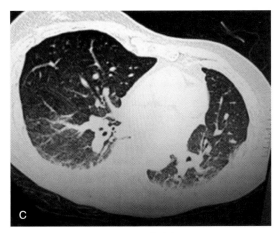

图 4-1-1　入院胸部 CT

胸部 CT 示双下肺斑片渗出影,左侧为著,双侧少量胸腔积液,双下肺间质病变。

既往史:高脂血症、高血压病、动脉硬化、前列腺癌、前列腺增生、轻度贫血、腔隙性脑梗死病史,双耳听力下降。近 7 个月内曾跌倒两次,软组织损伤。

诊断:肺部感染、感染性休克、I 型呼吸衰竭。

诊断依据:超高龄,有发热、咳嗽等临床表现,血常规提示白细胞计数、中性粒细胞百分比以及 CRP 增高,胸部 CT 有斑片渗出影,快速出现血压下降。

处理措施:

1. 入 ICU 后给予升压药物及补液等循环支持、抗感染、静脉营养支持等治疗后 4 天后顺利转回普通内科病房。

2. 除了常规的诊治措施之外,还在转入内科 24 小时内进行了老年综合评估(采用国际居民评估工具 interRAI-AC),发现存在吞咽障碍、认知障碍、谵妄、交流障碍、抑郁风险、睡眠障碍、ADL/IADL 完全依赖、多重用药、跌倒高风险、营养不足、尿失禁、共病、呼吸困难等多种情况(图 4-1-2)。

3. 经过多学科会诊讨论,考虑吞咽障碍和营养不足是主要矛盾。首先给予床旁吞咽评估,结果提示仅为轻度吞咽障碍,给予食物增稠、咽部穴位电刺激治疗以及床旁吞咽训练等治疗,效果不佳。但家属拒绝管饲治疗。AP 发作 3 次,反复给予广谱抗生素治疗。患者呼吸困难加重,出现憋气,胸部 CT 提示双侧胸腔积液量较前明显增多,局部肺不张(图 4-1-3)。再次和家属充分沟通,获得理解和同意后,开始鼻胃管管饲,1 个月后体重增加 2.5kg,并开展躯体康复功能训练,增加室内行走锻炼等,对家庭管饲进行宣教,将营养泵逐步过渡至重力滴注,在入院 68 天后顺利出院。

出院前评估及随访:通过出院前 CGA 评估,明确了患者在管理个人卫生、行走和移动、上厕所和床上活动能力等 ADL 条目上均比入院时略差,吃饭完全采用管饲,属于完全依赖。IADL 方面大部分条目为完全依赖。与家属充分沟通,明确家庭照护重点,给予充分宣教和指导。出院后 3 个月复查胸部 CT 提示胸腔积液基本吸收,仅残留少许索条影(图 4-1-4)。出院后 8 个月患者一直在社区安稳地居家生活。规律门诊随诊。

本例interRAI评估发现的问题

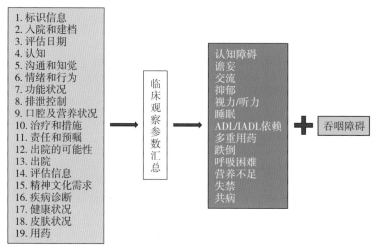

interRAI.International Resident Assessment Instrument,国际居民评估工具;
ADL.activities of daily life,日常生活活动能力;IADL.instrumental activities of
daily life,使用工具的日常生活活动能力。

图 4-1-2 从 ICU 转入内科后通过老年综合评估发现了吞咽障碍及多种老年综合征

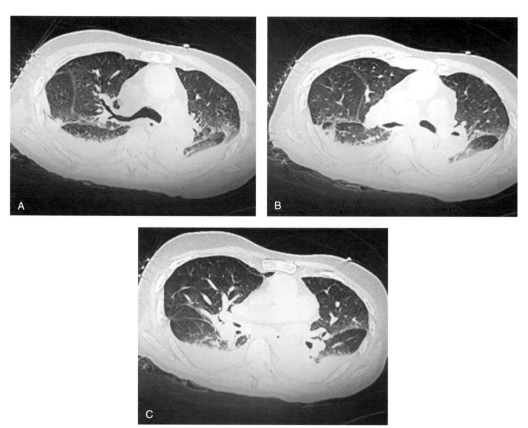

图 4-1-3 住院期间胸部 CT
住院期间 AP 反复发作,胸部 CT 显示双侧胸水量较前明显增多,局部肺不张。

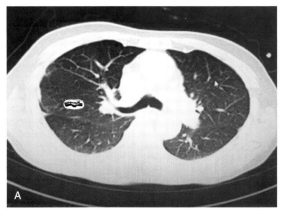
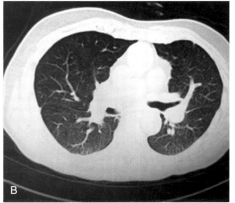
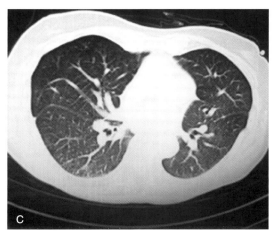

图 4-1-4 出院后 3 个月胸部 CT
出院后 3 个月胸部 CT 提示胸腔积液基本吸收,仅残留少许索条影,
双下肺轻微间质改变较前无变化。

分析:本例患者为超高龄老人,存在多种疾病、多重用药,有多种 GS,其中吞咽障碍引起反复 AP 危及生命。在老年重症阶段,通过专科强化管理能够使其转危为安。但转入普通病房后,如果没有全面评估和综合管理以及反复多次与家属沟通交流,可能会使决策艰难、病情反复,难以出院。图 4-1-5 总结了老年误吸住院患者管理流程。老年患者 AP 症状往往不典型,因此应该在全部 70 岁及以上老年住院患者及已经发生肺炎的老年患者中进行吞咽功能的普筛。此外,床旁吞咽评估结果不严重不代表"安全",还应该结合老年综合评估明确患者的综合健康情况,必要时应该进一步完善吞咽障碍的临床评定和仪器检查。老年综合评估具有评估和干预双重作用,有助于及时发现照护需求,加强与患者及家属的沟通,促进医患共同决策的实施,包括对生命晚期营养支持方面充分尊重患者和家属的意见;并可以通过多学科团队讨论,制订更加有效的个性化干预措施,使吞咽康复及管理事半功倍。误吸可能会反复发生,CGA 还应动态追踪老人身体、心理、社会支持等多方面功能变化,做好出院衔接工作,促进患者减少意外就医时间,在社区获得更好的生活质量。

老年误吸住院患者管理

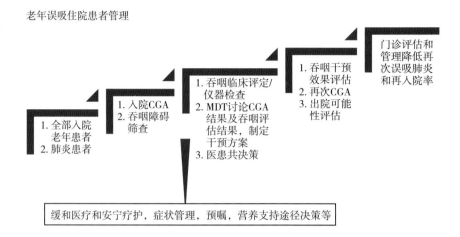

CGA. comprehensive geriatric assessment，老年综合评估；MDT. multi-disciplinary team，多学科协作团队。

图 4-1-5 以老年综合评估为基础实施老年误吸住院患者管理的模式图

（作者：谢海雁 审核：施举红）

参考文献

［1］ 全国人大常委会办公厅. 中华人民共和国老年人权益保障法. 老年教育: 老年大学, 2013 (1): 7.

［2］ 宁吉喆. 第七次全国人口普查主要数据情况. 中国统计, 2021 (5): 2.

［3］ 中国吞咽障碍康复评估与治疗专家共识组. 中国吞咽障碍评估与治疗专家共识 (2017 年版) 第一部分 评估篇. 中华物理医学与康复杂志, 2017, 39 (12): 881-892.

［4］ LEE DH, KIM JM, LEE Z, et al. The effect of radionuclide solution volume on the detection rate of salivary aspiration in the radionuclide salivagram: A STROBE-compliant retrospective study. Medicine (Baltimore), 2018, 97 (30): e11729.

［5］ SUGIYAMA M, TAKADA K, SHINDE M, et al. National survey of the prevalence of swallowing difficulty and tube feeding use as well as implementation of swallowing evaluation in long-term care settings in Japan. Geriatr Gerontol Int, 2014, 14 (3): 577-581.

［6］ SUZUKI J, IKEDA R, KATO K, et al. Characteristics of aspiration pneumonia patients in acute care hospitals: A multicenter, retrospective survey in Northern Japan. PLoS One, 2021, 16 (7): e0254261.

［7］ LINDENAUER PK, STRAIT KM, GRADY JN, et al. Variation in the diagnosis of aspiration pneumonia and association with hospital pneumonia outcomes. Ann Am Thorac Soc, 2018, 15 (5): 562-569.

［8］ BAIJENS LW, CLAVé P, CRAS P, et al. European Society for Swallowing Disorders-European Union Geriatric Medicine Society white paper: Oropharyngeal dysphagia as a geriatric syndrome. Clin Interv Aging, 2016, 11: 1403-1428.

［9］ VAN DER MAAREL-WIERINK CD, VANOBBERGEN JN, BRONKHORST EM, et al. Risk factors for aspiration pneumonia in frail older people: A systematic literature review. J Am Med Dir Assoc, 2011, 12 (5): 344-354.

［10］ MANABE T, TERAMOTO S, TAMIYA N, et al. Risk factors for aspiration pneumonia in older adults. PLoS One, 2015, 10 (10): e0140060.

[11] WIRTH R, DZIEWAS R, BECK AM, et al. Oropharyngeal dysphagia in older persons-from patho-physiology to adequate intervention: A review and summary of an international expert meeting. Clin Interv Aging, 2016, 11: 189-208.

[12] CRUZ-JENTOFT AJ, BAEYENS JP, BAUER JM, et al. Sarcopenia: European consensus on deni-tion and diagnosis: Report of the European Working Group on Sarcopenia in Older People. Age Ageing, 2010, 39 (4): 412-423.

[13] SHIMIZU A, MAEDA K, WAKABAYASHI H, et al. Sarcopenic dysphagia with low tongue pres-sure is associated with worsening of swallowing, nutritional status, and activities of daily living. J Nutr Health Aging, 2021, 25 (7): 883-888.

[14] FENG X, TODD T, LINTZENICH CR, et al. Aging-related geniohyoid muscle atrophy is related to aspiration status in healthy older adults. J Gerontol A Biol Sci Med Sci, 2013, 68 (7): 853-860.

[15] NOGUCHI S, YATERA K, KATO T, et al. Impact of the number of aspiration risk factors on mortality and recurrence in community-onset pneumonia. Clin Interv Aging, 2017, 12: 2087-2094.

[16] MA HM, YU RH, WOO J. Recurrent hospitalisation with pneumonia is associated with higher 1-year mortality in frail older people. Intern Med J, 2013, 43 (11): 1210-1215.

[17] PARANJI S, PARANJI N, WRIGHT S, et al. A nationwide study of the impact of dysphagia on hospital outcomes among patients with dementia. Am J Alzheimers Dis Other Demen, 2017, 32 (1): 5-11.

[18] KATO K, IKEDA R, SUZUKI J, et al. Questionnaire survey on nurses and speech therapists regarding dysphagia rehabilitation in Japan. Auris Nasus Larynx, 2021, 48 (2): 241-247.

[19] 陈旭娇, 严静, 王建业, 等. 老年综合评估技术应用中国专家共识. 中华老年医学杂志, 2017, 36 (5): 471-477.

[20] 卫生健康委, 银保监会, 中医药局. 关于开展老年护理需求评估和规范服务工作的通知 (国卫医发 [2019] 48 号). 中华人民共和国国务院公报, 2019 (31): 83-85.

[21] BERNABEI R, LANDI F, ONDER G, et al. Second and third generation assessment instruments: The birth of standardization in geriatric care. J Gerontol A Biol Sci Med Sci, 2008, 63 (3): 308-313.

[22] ARAHATA M, OURA M, TOMIYAMA Y, et al. A comprehensive intervention following the clin-ical pathway of eating and swallowing disorder in the elderly with dementia: historically controlled study. BMC Geriatr, 2017, 17 (1): 146.

[23] GRAY LC. Guide for use of the interRAI AC. Washington: interRAI, 2006.

[24] GRAY LC, BERG K, FRIES BE, et al. Sharing clinical information across care settings: The birth of an integrated assessment system. BMC Health Serv Res, 2009, 9: 71.

[25] AOKI S, HOSOMI N, HIRAYAMA J, et al. The multidisciplinary swallowing team approach decreases pneumonia onset in acute stroke patients. PLoS One, 2016, 11 (5): e0154608.

[26] HICKMAN LD, PHILLIPS JL, NEWTON PJ, et al. Multidisciplinary team interventions to optimise health outcomes for older people in acute care settings: A systematic review. Arch Gerontol Geriatr, 2015, 61 (3): 322-329.

[27] BITO S, YAMAMOTO T, TOMINAGA H. Prospective cohort study comparing the effects of different artificial nutrition methods on long-term survival in the elderly: Japan Assessment Study on Procedures and Outcomes of Artificial Nutrition (JAPOAN). JPEN J Parenter Enteral Nutr, 2015, 39 (4): 456-464.

[28] ABDELHAMID A, BUNN D, COPLEY M, et al. Effectiveness of interventions to directly support food and drink intake in people with dementia: Systematic review and meta-analysis. BMC Geriatr, 2016, 16: 26.

[29] POWERS WJ, RABINSTEIN AA, ACKERSON T, et al. Guidelines for the early management of patients with acute ischemic stroke: 2019 Update to the 2018 Guidelines for the Early Management of Acute Ischemic Stroke: A Guideline for Healthcare Professionals From the American Heart Association/American Stroke Association. Stroke, 2019, 50 (12): e344-e418.

[30] 丁里, 王拥军, 王少石, 等. 卒中患者吞咽障碍和营养管理的中国专家共识 (2013 版). 中国卒中杂志, 2013 (12): 973-983.

[31] ABE K, YAMASHITA R, KONDO K, et al. Long-term survival of patients receiving artificial nutrition in Japanese psychiatric hospitals. Dement Geriatr Cogn Dis Extra, 2016, 6 (3): 477-485.

第 2 节 胃食管反流病非药物治疗

胃食管反流病(GERD)是一种常见病,质子泵抑制剂(PPI)往往是首选经验性治疗药物。尽管应用 PPI 治疗,仍有多达 40% 的患者存在反流症状,而且有相当一部分患者停用 PPI 后症状复发,或因担心药物不良反应而不愿意长期服药,因此人们对如何通过非药物治疗提高 GERD 患者的生活质量并减少 PPI 服用量的兴趣日益浓厚。GERD 的治疗应个体化,生活方式调整 / 心理疏导、膈肌生物反馈训练、内镜治疗、抗反流手术治疗等非药物治疗方法,与药物治疗相互补充、相辅相成,构成了目前相对完整的抗反流治疗体系。

一、生活方式改变

GERD 的生活方式干预通常包括避免进食可能诱发反流的食物(例如咖啡、酒精、巧克力、薄荷、柑橘、碳酸饮料和辛辣食物)以及生活行为改变,例如减重、戒烟、抬高床头、避免过饱食,避免饭后平躺和睡前进食。

(一)减重

3 项 RCT 研究发现,重度肥胖患者经过控制饮食、运动及改变不良习惯等干预措施,减重的同时食管酸暴露程度也明显改善,腰围缩小与酸反流时间明显缩短密切相关。减重 6 个月后,无论接受哪种生活方式干预,患者的反流症状的发生率和症状评分均明显降低。重度肥胖患者(平均 BMI 43.5kg/m^2)减重后,食管酸监测 pH<4 的总时间明显缩短,反流症状评分也显著改善。BMI 正常(平均 BMI 23.5kg/m^2)的患者反流症状评分与体重减轻之间存在显著相关性。一项针对健康的女性护士观察性队列研究显示,与 BMI 无变化女性相比,BMI 降低女性的反流症状风险呈剂量依赖性降低。基于人群的前瞻性队列研究也显示,体重减轻与反流症状缓解率提高之间存在剂量依赖性关联,且 BMI 的降低也与药物治疗后反流症状缓解率提高有关。

(二)戒烟

前瞻性人群队列研究(HUNT 研究)显示,与每日吸烟的人群相比,体重在正常范围的人群药物治疗后反流症状减轻的程度与戒烟密切相关,而在超重(BMI 25.0~29.9kg/m^2)和肥胖(BMI ≥ 30.0kg/m^2)人群中却与戒烟无关。对此一种可能的解释是,肥胖人群中 GERD 的病理生理学受体重影响非常大,而受吸烟的影响较小,但在非肥胖人群中吸烟却是一个更重要的影响因素。

(三) 饮食干预

研究显示,低热量饮食[1799.92kJ/d(430kcal/d)]干预 6 个月后,体重减轻对 GERD 症状没有影响。然而,在一项非随机研究中,8 例重度肥胖患者(平均 BMI 43.5kg/m^2)在 4 天极低碳水化合物饮食干预(<20g/d)中体重减轻(1.7kg),结果显示 pH<4 的总时间明显减少,且反流症状评分明显降低。一项交叉 RCT 研究中,30 例患者随机分为晚餐延迟(睡前 2 小时)或晚餐提前(睡前 6 小时)两组,结果显示,延迟晚餐进食后 pH 监测显示仰卧位反流更多。另外,研究表明,进食膳食纤维者,无胃灼热症状的天数明显增多,且胃灼热的严重程度评分明显降低。但也有观察性研究结果显示,没有确切证据资料表明碳酸饮料能促使 GERD 症状发生。

(四) 抬高床头

一项交叉 RCT 研究显示,与床头水平位相比,以 25cm(10 英寸)楔形抬高床头可使食管 pH<4 的时间明显缩短。多项 RCT 研究显示,随着体重减轻,反流症状减轻、食管酸暴露减少,反流症状消失与体重减轻成剂量依赖性。一项大型前瞻性观察性研究显示,正常体重人群戒烟后反流症状减轻。多项 RCT 研究还显示,晚餐提前和抬高床头可减少食管酸暴露时间。

二、呼吸训练(膈肌生物反馈治疗)

在非手术、非药物的 GERD 治疗中,呼吸训练是一种有前途和合理的治疗方法。众所周知,腹式深吸气膈肌收缩,在食管下括约肌张力基础上起到弹簧夹样作用,从而发挥外括约肌效应。在解剖学上,膈肌和食管下括约肌(LES)通过膈食管韧带连接,这对防止胃内容物反流到食管起到加强作用。据报道,食管胃交界(EGJ)区域内的压力增加了 3~4 倍。作为横纹肌,膈肌具有专属神经支配,并在吸气过程中积极收缩。呼吸训练可以训练膈肌,从而对生理性抗反流屏障产生积极影响。

一项研究中 GERD 患者在物理治疗师指导下接受吸气肌训练(inspiratory muscle training,IMT)(每次 30 分钟,每周 5 天,持续 2 个月),结果显示 IMT 后胃灼热和反流症状显著减少,EGJ 平均压显著提高,并且食管 pH 监测发现食管上段反流也明显减少。吸气训练研究(早上和晚上各一次,每周 7 天,为期 8 周)表明,GERD 患者接受持续或渐进性吸气肌肉训练,可使低 LES 压患者的 LES 压增加。一项研究使用了一套通常由专业歌手使用的改良训练方式(呼吸从胸式呼吸改变为腹式呼吸)。1 个月后,治疗组患者的酸暴露显著减少,GERD 相关生活质量评价(GERD-HRQL)评分明显改善,而按需服用 PPI 组患者却没有显著变化。经过 8 个月的随访,患者的 GERD-HRQL 评分仍显著改善,按需服用 PPI 的总剂量明显减少。

北京协和医院开展的一项 RCT 研究中,40 例 GERD 患者分别接受膈肌生物反馈治疗(diaphragm biofeedback training,DBT)联合 PPI 与单独 PPI 的治疗,结果显示 8 周时,两组的反流症状和 GERD-HRQL 评分均有显著改善。DBT+PPI 组的膈肌张力和胃食管连接处压力显著增加。随访 6 个月时 DBT+PPI 组患者的 PPI 服用量显著降低。

新加坡患者的临床试验中,膈肌呼吸训练使难治性 GERD 和嗳气的症状有所改善并持续了 4 个月。一项类似的纳入 19 例 GERD 患者的随机研究结果显示,膈肌呼吸使食管 pH<4 的时间显著缩短(9.1% vs. 4.7%),且在治疗 9 个月时上述变化在继续呼吸训练的患者中仍持续存在。

由于呼吸训练具有安全性高、成本效益好和不良反应低的优点,呼吸训练在轻度 GERD 患者的管理中发挥至关重要的作用。此外,呼吸训练也是治疗难治性 GERD 患者的选择之一,可减少 GERD 患者所需的 PPI 年需服用量。

三、内镜治疗

目前常用的内镜下治疗包括内镜射频消融术、内镜下胃底折叠术和内镜下黏膜切除术。其他技术,如内镜下注射填充剂和内镜缝合术也曾应用,但由于疗效不佳或安全性问题停用。

(一)射频消融(endoscopic radiofrequency ablation,RFA)

Stretta 射频治疗系统(Mederi Therapeutics,美国 Norwalk 公司)将射频能量应用于 EGJ 和贲门的肌肉中。其机制包括抵抗胃扩张的压力增加、EGJ 固有肌肥大、EGJ 顺应性降低和抑制一过性食管下括约肌松弛(TLESR)的触发。

几项队列研究和 RCT 研究已经显示 Stretta 系统治疗 GERD 的效果。在 217 例难治性 GERD 患者中对 Stretta 系统长期疗效(10 年)进行了评估。72% 的患者 GERD-HRQL 评分恢复正常。此外,41% 的 GERD 患者可停用 PPI,54% 的患者治疗满意度提高了至少 60%。一项系统性评价和荟萃分析(18 项研究,1 441 例患者),显示 GERD-HRQL 有显著改善。此外,食管酸监测 DeMeester 评分从 44.4 分显著下降到 28.5 分。后续一项系统性评价和荟萃分析(28 项研究,其中 4 项 RCT、23 项队列研究和 1 项注册登记式研究,2 468 例患者),证实了 Stretta 系统的疗效。Stretta 的不良事件是胸痛、短暂性发热和食管溃疡,但这些不良事件通常是轻微的。美国胃肠道和内镜外科医师协会(SAGES)指南积极推荐在选定的 GERD 患者中使用 RFA。然而,另一项研究显示了与之相反的结果,因此 Stretta 系统的疗效还需要确证。

(二)内镜下胃底折叠术

经口无切口胃底折叠术(transoral incisionless fundoplication,TIF)采用 EsophyX(EndoGastric Solutions,美国 Redmond 公司)设备用于胃底折叠术。该设备可以缩小食管裂孔疝,并形成一个长 2~4cm 的瓣膜和环周>270° 的胃底折叠包绕。几项 RCT 研究和系统性评价结果显示了 TIF 的疗效。一项系统性评价和荟萃分析(18 项研究,其中 5 项 RCT 研究、13 项前瞻性观察性研究,963 例患者)显示,与 PPI/ 假手术相比,对 TIF 暴露的相对危险度为 2.44(95% *CI* 1.25~4.79)。虽然与 PPI/ 假手术组相比,TIF 术后的反流总次数减少,但食管酸暴露时间(AET)和酸反流次数没有显著减少。预测

TIF 术后结局良好的因素：术前内镜下胃食管阀瓣分级Ⅰ~Ⅱ级、无食管裂孔疝或疝纵向长度小于 2cm、不存在无效食管动力、放置加固器的数量、年龄超过 50 岁以及症状持续存在（服用 PPI 后 GERD-HRQL 评分超过 15 分）。尽管严重不良事件很少见但仍有报道，包括穿孔、气胸和出血。

（三）MUSE 内镜下胃底折叠术系统

MUSE 内镜下胃底折叠术系统（Medigus ultrasonic surgical endostapler，以色列 Medigus 公司）是一种内镜吻合器。该系统的超声测距仪可以在胃底吻合之前评估组织厚度，在超声辅助下将胃底吻合到食管下段进行局部胃底折叠，恢复胃食管阀瓣，建立阻止胃食管反流的有效屏障。一项多中心前瞻性试验（66 例患者，随访 6 个月）显示，73% 的患者 GERD-HRQL 评分获得改善，64.6% 的患者可以停止使用 PPI。在术后 6 个月时 AET 显著降低，仍需每天服用 PPI 的患者比例为 83.8%，而在 4 年后该比例降为 69.4%。与基线相比，术后 6 个月和 4 年的 GERD-HRQL 评分均显著降低。

（四）内镜下黏膜切除术（endoscopic mucosal resection，EMR）和抗反流黏膜切除术

抗反流黏膜切除术（anti-reflux mucosectomy，ARMS）是在黏膜愈合过程形成瘢痕，从而导致 EGJ 开口变窄。黏膜切除术在贲门小弯侧环周切除大约 2/3 或 4/5 周黏膜。从胃内翻转内镜观察，黏膜缺陷表现为蝴蝶形状。最初，ARMS 采用的是内镜下黏膜剥离术（endoscopic submucosal dissection，ESD）。现在采用的是透明帽辅助下的 EMR（EMR-C）或套扎器辅助下的 EMR（EMR-L）。对短节段巴雷特食管伴高度异型增生的患者采用环周黏膜切除术，可使患者 GERD 相关的症状得到显著改善。ARMS 就是基于这一经验发展而来的。一项纳入 10 例患者的初步研究显示，DeMeester 评分、AET（29.1%~3.1%）和吸光度＞0.14（存在胆汁反流）的时间分数（52%~4%）均显著降低。所有患者均可停用 PPI。

近期一项纳入 19 例患者的研究表明，通过 EMR-L 技术，2/3 患者的症状得到改善，并且能够停用 PPI。一项纳入 33 例患者的研究对 ARMS 和腹腔镜胃底折叠术（fundoplication）（NF 组）进行了比较，表明 ARMS 组的手术时间明显缩短，估计失血量少，住院时间短，出院时疼痛轻，麻醉停药较早，恢复日常生活活动较早。ARMS 组和 NF 组间的 GERD-HRQL 和吞咽困难评分具有可比性。最近，一项纳入 109 例随访 3 年患者的研究显示，术后症状和反流参数（AET 和 DeMeester 评分）均有显著改善。

ESD 用于治疗 GERD 的疗效见于区域接受 ESD 术（ESD performed at the EGJ，ESD-G）的患者。ARMS 和 ESD-G 之间的差异与切除方法和黏膜切除的宽度有关。ARMS 是在胃内翻转内镜视角进行的，而 ESD-G 是从胃的顺行视角下进行的。ESD-G 中黏膜切除的范围仅限于 EGJ 腔周长的 1/2。该研究纳入 13 例患者，其中 12 例患者的症状显著改善；然而，只有 3 例患者可以停用 PPI。

（五）其他内镜下腔内治疗技术

已有报道内镜下皮圈套扎术用于治疗 GERD，一项研究在 EGJ 上套扎数个皮圈治

疗 GERD。该研究纳入 150 例患者，显示 GERD-HRQL 评分和反流性食管炎症状均有显著改善。不良事件报告包括轻度吞咽困难和上腹部疼痛。有研究对一种通过胃缩窄（经口内镜下贲门缩窄术）治疗 GERD 的新内镜技术进行了报道。该研究纳入 13 例患者，结果显示术后 GERD-HRQL 评分和 AET 均有显著改善。近期报道了一种使用 OverStitch 装置（Apollo Endosurgery）缝合后再进行部分黏膜切除的技术。一项纳入 10 例患者的初步研究显示，术后 GERD-HRQL 评分有显著改善，80% 的患者术后停用 PPI。

（六）食管下括约肌电刺激治疗

食管下括约肌电刺激治疗（electrical stimulation therapy，EST）是使用神经刺激治疗 GERD 的一种新型疗法。最初是采用腹腔镜插入的一种电刺激器（EndoStimR），其中两个电极放置在远端食管上。最近研发出一种微创的微型装置，可以通过内镜植入下食管括约肌附近的黏膜下。该技术旨在恢复 LES 的功能，从而加强抗反流屏障，同时保持正常的吞咽能力。一项历时 4 年的多中心国际试验中，证明 EST 是安全有效的，最显著的变化是食管酸暴露的改善或恢复正常。24 小时远端食管酸暴露的显著且持续改善证实了 EST 的疗效。食管酸暴露持续改善超过 4 年，表明电刺激对 LES 功能有持续的影响。此外，该治疗方法是可逆的，这个优点非常有吸引力，因为不排除将来需要更换其他方法治疗。在一项荟萃分析中，与基线相比，服用和不服用 PPI 的患者 GERD-HRQL 评分均有显著改善。此外，89% 的患者在最后一次随访时已停用常用的 PPI 药物，76% 的患者不再服用任何 PPI。在急性研究中发现的一种机制是电刺激引起 LES 静息压增加。急性研究中所有患者的 LES 基础压均有显著改善，但对吞咽功能没有影响（$n=15$）。重要的是，尽管 LES 压力增高，但没有报告吞咽困难或其他胃肠道不良反应。

尽管机制尚不清楚，但在接受 EndoStimR 治疗的食管动力不足或无蠕动患者中的初步数据表明，刺激可能会增加推进性蠕动并缩短反流发作的持续时间。此外，刺激不会在食管动力不足或无蠕动患者中引起新发吞咽困难。在一组患者中使用长时间高分辨率测压评估刺激对 LES 的影响，研究观察到刺激 3 个月后 TLESR 总数以及与反流事件相关的 TLESR 数量均显著减少，这表明 LES 刺激对酸暴露和 GERD 症状的影响也可以通过 TLESR 的改善而实现。

初步证据表明，EST 对 LES 张力、功能和 TLESR 均有积极的治疗作用。神经刺激在难治性 GERD 中的确切疗效尚不确定，手术后曾有肠穿孔、铅腐蚀和吞咽困难的报道。但 EST 有可能成为临床实践的未来替代方案。

四、外科治疗

（一）胃底折叠术

胃底折叠术是最广泛选择的抗反流手术，该手术可以缩小食管裂孔疝并将胃底部分或完全包绕在下段食管周围以恢复 LES 屏障。该手术的适应证是存在大的食管裂孔疝、反流性食管炎或药物难治的 GERD 症状,或药物治疗出现不良反应。腹腔镜胃底折叠术是目前世界上公认的治疗 GERD 的"金标准"术式。一项由外科专家开展的欧洲多中心试验研究,比较了药物治疗与 Nissen 或 Toupet 胃底折叠术的疗效,结果 5 年后随访时 92% 的内科患者和 85% 的手术患者仍处于疾病缓解状态。与胃底折叠术相比,虽然内科治疗患者出现更多的反流症状,但接受胃底折叠术的患者报告吞咽困难、肠胃胀气和腹胀的发生率更高。

胃底折叠术后可能导致吞咽困难、嗳气、腹胀等不良反应,因此需要谨慎行抗反流手术干预。另外研究显示,高达 60% 的患者在术后仍需要间断服用抑酸药物,因此在术前应进行充分评估,特别是要行食管动力功能的评估,如食管测压提示食管蠕动廓清功能障碍,是胃底折叠术的禁忌证之一。对于 PPI 治疗无效者,其症状发生可能与反流无关,而可能存在心因性等原因,因此不建议抗反流手术。

(二) LINX 手术

LINX 系统(美国 Torax Medical 公司)是一种磁性括约肌增强器(magnetic sphincter augmentation,MSA)。该系统旨在通过标准化的腹腔镜手术增强食管下括约肌屏障,为 GERD 提供永久性解决方案,该手术不会改变胃解剖结构,也不会随时间逐渐损坏。LINX 系统是一种动态植入物,不会压迫食管,在吞咽、呃逆和呕吐时其活动范围也不会受限。在反流发生时,胃内压必须克服患者自身 LES 压力和磁珠间的吸引力形成的阻力。LINX 系统制造成不同的尺寸,当所有磁珠分离时,其直径几乎可以翻倍。LINX 系统在增强 LES 的同时,可以撑开磁珠以适应吞咽食团或与嗳气或呕吐相关的胃内压升高导致的食团溢出。LINX 系统最近获得批准,可以在 1.5T 的 MRI 设备上进行扫描。

一项可行性自身对照研究纳入在美国和欧洲的四个研究中心植入 LINX 设备的 44 例患者,以评估治疗对食管酸暴露、症状和 PPI 服药量的影响。可行性试验纳入的主要标准是年龄 >18 岁和 <85 岁,对 PPI 治疗至少部分有效的典型反流症状,食管酸暴露异常以及食管体收缩振幅和波形均正常。所有 LINX 设备都通过标准腹腔镜方法成功植入。中位手术时间是 40 分钟(19~104 分钟),术中未出现并发症。33 例患者接受了 5 年随访。第 5 年时停用 PPI 后 GERD-HRQL 总评分的平均值从基线时的 25.7 分下降到了 2.9 分,94% 的患者 GERD-HRQL 总评分比基线降低超过 50%;91% 的患者报告对当前身体状况感到满意。在 5 年内 20 例患者完成了食管 pH 监测,85% 的患者或恢复正常的食管酸暴露,或食管酸暴露比基线减少至少 50%。70% 的患者食管 pH 正常。在第 5 年时,88% 的患者 PPI 完全停药,94% 的患者 PPI 每日服用量减少 50% 或更多。

一项意大利的研究中,100 例患者接受了 LINX 装置植入术。中位植入持续时间为 3 年(378 天 6 年)。术后酸暴露时间显著减少,GERD-HRQL 评分得到改善,85% 的患者摆脱了对 PPI 的日常依赖。最近的一项多中心随机对照研究结果显示,在 6 个月主要治疗终点时,接受腹腔镜 MSA 治疗的患者反流症状缓解率(89% vs. 10%)和

GERD-HRQL 评分改善 ≥ 50% 的患者比例均明显高于 PPI 组(81% vs. 8%)。91% 的患者摆脱了对 PPI 的依赖。但两组观察到食管酸暴露正常的患者比例差异无统计学意义。

近期对全球 82 家医院首批 1 000 个植入物的安全性分析显示,患者再入院率为 1.3%,术后需要内镜扩张的比例为 5.6%,再手术率为 3.4%。在摘除该设备的 36 例患者中,最常见的症状是吞咽困难和反流症状复发。此外,在美国多中心单臂试验中,7% 的患者由于持续性吞咽困难(4 例)、呕吐(1 例)、胸痛(1 例)和反流(1 例)而移除植入物。

一项研究侧重于 LINX 设备移除再手术的研究,报道了一期腹腔镜摘除术和胃底折叠术的长期结果。在接受 LINX 设备植入的 164 例患者中有 11 例(6.7%)在术后接受了移除,主要是在植入手术后的 12~14 个月。需要移除设备的主要症状是反酸或反流的复发(46%)、吞咽困难(37%)和胸痛(18%)。2 例患者(1.2%)发生食管壁全层侵蚀,部分设备穿透入腔内。LINX 设备移除术常与部分胃底折叠术联合进行,并且没有变为剖腹手术。

总之,长期研究现已证明磁性括约肌增强系统的安全性及其对 GERD 长期控制的有利作用。然而,由于目前的研究缺乏盲法或随机化,因此有必要进一步提供长期数据。

(三) Roux-en-Y 胃旁路手术

Roux-en-Y 胃旁路手术是病态肥胖患者的手术选择。一项包含 53 例患者的前瞻性研究显示,胃旁路术后患者的 GERD 症状、反流性食管炎和食管酸暴露均有改善,且持续改善时间超过 3 年。

综上所述,生活方式的改变是 GERD 治疗的基础。呼吸训练在轻度 GERD 患者的管理中发挥至关重要的作用。胃镜下腔内治疗可有效控制部分 GERD 患者的反流症状,可作为内科或外科治疗的一种很好的选择。胃底折叠术仍是抗反流手术的"金标准",但近年来胃底折叠术的开展已有明显下降趋势。LINX 系统应用前景乐观,是治疗愿意接受磁性植入物的 GERD 患者的合理替代选择,术前评估和选择合适的患者尤为重要。

(作者:张 静 孙晓红 审核:施举红 谢海雁 李晓青)

参考文献

[1] NESS-JENSEN E, HVEEM K, EL-SERAG H, et al. Lifestyle intervention in gastroesophageal reflux disease. Clin Gastroenterol Hepatol, 2016, 14 (2): 175-182. e1-3.

[2] EL-SERAG HB, GRAHAM DY, SATIA JA, et al. Obesity is an independent risk factor for GERD symptoms and erosive esophagitis. Am J Gastroenterol, 2005, 100 (6): 1243-1250.

[3] NESS-JENSEN E, LINDAM A, LAGERGREN J, et al. Tobacco smoking cessation and improved gastroesophageal reflux: A prospective population-based cohort study: the HUNT study. Am J Gastro-

enteral, 2014, 109 (2): 171-177.

［4］JOHNSON T, GERSON L, HERSHCOVICI T, et al. Systematic review: The effects of carbonated beverages on gastro-oesophageal reflux disease. Aliment Pharmacol Ther, 2010, 31 (6): 607-614.

［5］EHERER AJ, NETOLITZKY F, HöGENAUER C, et al. Positive effect of abdominal breathing exercise on gastroesophageal reflux disease: A randomized, controlled study. Am J Gastroenterol, 2012, 107 (3): 372-378.

［6］SUN X, SHANG W, WANG Z, et al. Short-term and long-term effect of diaphragm biofeedback training in gastroesophageal reflux disease: An open-label, pilot, randomized trial. Dis Esophagus, 2016, 29 (7): 829-836.

［7］ONG AM, CHUA LT, KHOR CJ, et al. Diaphragmatic breathing reduces belching and proton pump inhibitor refractory gastroesophageal reflux symptoms. Clin Gastroenterol Hepatol, 2018, 16 (3): 407-416. e2.

［8］NABI Z, REDDY DN. Endoscopic management of gastroesophageal reflux disease: Revisited. Clin Endosc, 2016, 49 (5): 408-416.

［9］NOAR M, SQUIRES P, NOAR E, et al. Long-term maintenance effect of radiofrequency energy delivery for refractory GERD: A decade later. Surg Endosc, 2014, 28 (8): 2323-2333.

［10］FASS R, CAHN F, SCOTTI DJ, et al. Systematic review and meta-analysis of controlled and prospective cohort efficacy studies of endoscopic radiofrequency for treatment of gastroesophageal reflux disease. Surg Endosc, 2017, 31 (12): 4865-4882.

［11］HUANG X, CHEN S, ZHAO H, et al. Efficacy of transoral incisionless fundoplication (TIF) for the treatment of GERD: A systematic review with meta-analysis. Surg Endosc, 2017, 31 (3): 1032-1044.

［12］KOCH OO, KAINDLSTORFER A, ANTONIOU SA, et al. Subjective and objective data on esophageal manometry and impedance pH monitoring 1 year after endoscopic full-thickness plication for the treatment of GERD by using multiple plication implants. Gastrointest Endosc, 2013, 77 (1): 7-14.

［13］ZACHERL J, ROY-SHAPIRA A, BONAVINA L, et al. Endoscopic anterior fundoplication with the Medigus Ultrasonic Surgical Endostapler (MUSE ™) for gastroesophageal reflux disease: 6-month results from a multi-center prospective trial. Surg Endosc, 2015, 29 (1): 220-229.

［14］HEDBERG HM, KUCHTA K, UJIKI MB. First Experience with Banded Anti-reflux Mucosectomy (ARMS) for GERD: Feasibility, safety, and technique (with Video). J Gastrointest Surg, 2019, 23 (6): 1274-1278.

［15］OTA K, TAKEUCHI T, HARADA S, et al. A novel endoscopic submucosal dissection technique for proton pump inhibitor-refractory gastroesophageal reflux disease. Scand J Gastroenterol, 2014, 49 (12): 1409-1413.

［16］HU HQ, LI HK, XIONG Y, et al. Peroral endoscopic cardial constriction in gastroesophageal reflux disease. Medicine (Baltimore), 2018, 97 (15): e0169.

［17］RODRíGUEZ L, RODRIGUEZ PA, GóMEZ B, et al. Electrical stimulation therapy of the lower esophageal sphincter is successful in treating GERD: Long-term 3-year results. Surg Endosc, 2016, 30 (7): 2666-2672.

［18］GALMICHE JP, HATLEBAKK J, ATTWOOD S, et al. Laparoscopic antireflux surgery vs esomeprazole treatment for chronic GERD: The LOTUS randomized clinical trial. JAMA, 2011, 305 (19): 1969-1977.

［19］BELL R, LIPHAM J, LOUIE B, et al. Laparoscopic magnetic sphincter augmentation versus double-dose proton pump inhibitors for management of moderate-to-severe regurgitation in GERD:

A randomized controlled trial. Gastrointest Endosc, 2019, 89 (1): 14-22. e1.

[20] MADALOSSO CA, GURSKI RR, CALLEGARI-JACQUES SM, et al. The impact of gastric bypass on gastroesophageal reflux disease in morbidly obese patients. Ann Surg, 2016, 263 (1): 110-116.

第3节 胃食管反流病的药物治疗

一、胃食管反流病的治疗目标和选择

胃食管反流病（GERD）治疗的目标包括有效缓解症状、治愈食管炎、提高生活质量和预防并发症。根据 GERD 的发病机制，抗反流治疗的靶点为①反流物：控制反流物中的有害成分，控制反流物的量、反流高度、反流物暴露次数和时间；②反流通道：恢复或增强胃食管交界处（食管下括约肌、膈肌脚、抗反流阀瓣）的抗反流功能。针对反流物的治疗主要是药物治疗，而对反流通道的治疗可能会采用内镜下射频消融术或抗反流手术治疗。GERD 临床表现多样，涉及食管和食管外表现和并发症，治疗上存在个体化和异质性，需要多学科团队共同决策。

GERD 与不良生活方式密切相关，调整生活方式是 GERD 的基础治疗手段，包括减重、戒烟、戒酒，避免进食如巧克力、咖啡、浓茶、辛辣食物、酸甜食物、高脂食物等可能促进反流的食物，避免夜餐/饱餐，避免餐后平卧，睡眠时抬高床头等。生活调理和疾病的科普教育是 GERD 治疗和预防的基础，且贯穿疾病防治的始终，对每一位 GERD 患者每一次的诊疗均应予以宣教和强调。

二、GERD 的药物治疗

药物治疗是 GERD 的一线治疗，常用的药物包括抑酸剂、促动力剂、抗酸剂、黏膜保护剂、消化酶、一过性食管下括约肌松弛（TLESR）抑制剂、神经调节剂、中成药等。

（一）抑酸剂

抑酸剂[质子泵抑制剂（PPI）或钾离子竞争性酸阻滞剂（P-CAB）]是 GERD 初始治疗和维持治疗的首选药物。初始治疗的疗程为 PPI 8 周，P-CAB 4 周，以达到食管炎的黏膜愈合状态；若单剂量 PPI 治疗无效可换用双倍剂量，一种抑酸剂无效时可尝试换另一种；合并食管裂孔疝及 LA-C 级和 LA-D 级的食管炎患者，治疗剂量加倍。维持治疗包括按需治疗和长期治疗，对于 PPI 或 P-CAB 初始治疗有效的非糜烂性胃食管反流病（NERD）和轻度食管炎（LA-A 和 LA-B 级）患者可采用按需治疗；对于 PPI 或 P-CAB 停药后症状复发、重度食管炎（LA-C 级和 LA-D 级）患者需要长期维持治疗。

GERD 是哮喘、慢性咳嗽和喉炎的可能原因，对不明原因的哮喘、慢性咳嗽和喉炎患者，若有典型的反流症状，可予以抑酸治疗试验。但食管外症状的药物治疗，与典型食管症状相比，需要加大抑酸剂的剂量和延长疗程，且疗效满意率相对低。一般经过3~6 个月的治疗，66% 的食管外症状缓解，可停药，但 25%~50% 的患者需要长期维持治疗。

1. PPI　PPI 作用于泌酸过程中的最后环节,其吸收入血到达胃壁细胞的分泌小管后在酸性环境下活化,并作用于 H+-K+-ATP 酶使其失去活性,导致壁细胞内的氢离子不能转移到胃腔而使胃酸分泌减少。PPI 是 GERD 治疗的首选药物,且 GERD 治疗中最优胃酸抑制需要在 24 小时中胃内 pH>4 的时间达到 16 小时。我国的《中国胃食管反流病专家共识》认为 PPI 治疗 GERD 疗程至少 8 周,症状缓解 / 食管炎黏膜愈合后部分患者需要原剂量或低剂量 PPI 维持,或按需服用 PPI。

目前临床常用的 PPI 包括奥美拉唑、兰索拉唑、泮托拉唑、雷贝拉唑、艾司奥美拉唑和艾普拉唑,其标准治疗剂量和维持剂量见表 4-3-1。

表 4-3-1　常用质子泵抑制剂用于 GERD 的标准治疗剂量和维持剂量

质子泵抑制剂	标准治疗剂量 /(mg·d^{-1})	低维持剂量 /(mg·d^{-1})
奥美拉唑	20	10
兰索拉唑	30	15
泮托拉唑	40	20
雷贝拉唑	20	10
艾司奥美拉唑	40	20
艾普拉唑	10	5

PPI 临床应用广泛,使用时仍有部分注意事项需要关注。口服 PPI 为肠溶制剂,服用时整片吞服,不能咀嚼、压碎和溶解;最好空腹、早餐前半小时服用,如为控制夜间反流可调整用药时间。如与抗酸剂(氢氧化铝、碳酸氢钠等)合用,需要与 PPI 间隔至少 30 分钟。PPI 影响经 CYP450 酶代谢的药物,如氯吡格雷、华法林等,虽然研究显示 PPI 与氯吡格雷联用不增加心血管事件的发生,但在临床实践中尽量选择雷贝拉唑、泮托拉唑这些不经 CYP450 酶代谢的 PPI 与氯吡格雷合用。长期应用 PPI(>6 个月)使胃内 pH 升高,可能导致小肠细菌过度增长,增加难辨梭状芽孢杆菌感染的机会,也可能增加社区获得性肺炎、萎缩性胃炎、慢性肾病、骨折、维生素 B_2 和铁吸收不良、低镁血症等风险。

2. P-CAB　P-CAB 是新型抑酸剂,通过竞争性阻断 H+-K+-ATP 酶中钾离子活性,抑制胃酸分泌。P-CAB 的血浆半衰期长(9 小时),且在酸性环境下稳定,可长时间停留在分泌小管中,且与 H+-K+-ATP 酶呈可逆性结合。

我国最新的《中国胃食管反流病专家共识》将 P-CAB 与 PPI 一并作为 GERD 治疗的首选药物,用于 GERD 的初始治疗和维持治疗。多项临床研究显示 P-CAB 在食管炎黏膜愈合率和反流症状缓解率方面不劣于 PPI,P-CAB(伏诺拉生)4 周的黏膜愈合率与 PPI(兰索拉唑)8 周的黏膜愈合率相当,且在 LA-C 级和 LA-D 级重度食管炎亚组分析显示 P-CAB 优于 PPI。P-CAB 上市时间不长,长期应用的不良反应需要进一步临床观察其安全性以确认。

目前已上市的 P-CAB 包括伏诺拉生(20mg,每日 1 次)和替戈拉生(50mg,每日 1 次)。

3. H$_2$ 受体阻断剂(H$_2$RA)　在 PPI 药物研发之前,H$_2$RA 是主要的抑酸剂,也是 GERD 治疗的主要药物。H$_2$RA 可逆性地通过与胃壁细胞上的组胺 H$_2$ 受体竞争性结合,从而阻止胃酸分泌。其抑酸效果较 PPI 或 P-CAB 弱,但对控制夜间酸分泌更有效。

临床上常用的 H$_2$RA 包括西咪替丁、雷尼替丁、法莫替丁和尼扎替丁。

(二) 促动力剂

GERD 的发病机制中存在动力障碍,包括食管下括约肌(LES)功能障碍,食管体部动力障碍和胃排空障碍,因此促动力治疗可通过改善 LES 功能,增强食管廓清功能和促进胃排空,达到缓解 GERD 症状的目的。研究发现,促动力剂联合 PPI 治疗,对 GERD 症状缓解优于单用 PPI,但两组间黏膜愈合率无差异。指南中不推荐单独使用促动力剂治疗 GERD。

临床上使用的促动力剂包括多巴胺 D$_2$ 受体阻断剂如甲氧氯普胺,外周性多巴胺 D$_2$ 受体阻断剂如多潘立酮,选择性 5- 羟色胺 4 受体激动剂如莫沙必利,多巴胺 D$_2$ 受体和乙酰胆碱酯酶双重拮抗剂如伊托必利,5- 羟色胺 4 受体激动剂和多巴胺受体阻断剂如西尼必利(表 4-3-2)。欧美国家较少甚至不推荐应用促动力剂治疗 GERD,但亚洲国家较为普遍。部分促动力剂如西沙比利、替加色罗因心脏不良反应已退市,常用的多潘立酮在欧美也被警告有心脏不良反应,部分地区退市。从亚洲其他国家和我国的经验来看,促动力剂联合抑酸剂可治疗部分 GERD 患者,在改善症状上有一定补充作用。

表 4-3-2　常用促动力剂的靶受体 / 作用机制

成分	5-HT$_4$	5-HT$_3$	5-HT$_2$	5-HT$_1$	多巴胺 D$_2$	胆碱酯酶	备注
甲氧氯普胺	激动剂	拮抗剂			拮抗剂		
多潘立酮					拮抗剂		警告
西沙必利	激动剂	拮抗剂	拮抗剂				退市
西尼必利	激动剂		拮抗剂	激动剂	拮抗剂		
莫沙必利	激动剂	拮抗剂					
替加色罗	激动剂	拮抗剂	拮抗剂	激动剂			退市
伊托必利					拮抗剂	拮抗剂	

注:5-HT. 5- 羟色胺。

(三) 抗酸剂

抗酸剂可中和胃酸,提高胃内容物 pH,结合胆汁,覆盖和保护黏膜。抗酸剂可快速缓解反流胃灼热症状,用于 GERD 的对症治疗,但不主张长期使用。

临床上常用的抗酸剂包括铝碳酸镁、磷酸铝凝胶、碳酸氢钠、碳酸钙、氢氧化铝、氢氧化镁等。其中铝碳酸镁除有中和胃酸的作用外，还可以中和胆汁，对碱反流/非酸反流有效。

（四）黏膜保护剂

黏膜保护剂可起到保护黏膜、促进黏膜愈合的作用。对于反流性食管炎的初始治疗，黏膜保护剂联合抑酸剂可以促进黏膜愈合。

临床上常用的黏膜保护剂包括康复新液、瑞巴派特、替普瑞酮、L-谷氨酰胺呱仑酸钠。

（五）消化酶

消化酶可促进食糜消化分解和排空，改善消化不良症状；促进胃排空的同时也可减少有害的食管反流物，从而减轻反流症状。

临床上常用的消化酶制剂包括复方阿嗪米特肠溶片、复方消化酶、胰酶胶囊等。

（六）TLESR抑制剂

一过性食管下括约肌松弛（TLESR）是GERD发病的重要机制之一，巴氯芬是选择性 γ-氨基丁酸受体激动剂，可减少TLESR的发生，从而减少反流的发生。

（七）神经调节剂

神经调节剂主要作用于中枢神经系统，降低内脏高敏感，减轻疼痛和不适感，缓解焦虑和抑郁情绪，改善睡眠。可用于治疗反流高敏感，或难治性GERD合并精神心理障碍的患者。

临床上常用的神经调节剂包括三环类抗抑郁药、选择性5-羟色胺再摄取抑制剂（西酞普兰、舍曲林、帕罗西汀）、5-羟色胺去甲肾上腺素再摄取抑制剂（度洛西汀）、去甲肾上腺素和特异性5-羟色胺能抗抑郁药（米氮平）等。

（八）中成药

中成药在GERD治疗上主要通过健脾和胃、理气消痞、和胃降逆、通利消滞、健脾安神、疏肝解郁等作用来改善反流症状。

临床上可用于改善GERD症状的中成药包括枳术宽中胶囊、胃苏颗粒、达利通颗粒、荜铃胃痛颗粒、荆花胃康胶丸、气滞胃痛颗粒、舒肝解郁胶囊、香砂平胃颗粒等。

三、GERD药物治疗小结

GERD治疗和管理以改善生活方式为基础，并遵循个体化的综合治疗原则。PPI或P-CAB是GERD的首选药物治疗，联合促动力剂可改善症状，联合黏膜保护剂可促进黏膜愈合。此外抗酸剂、消化酶、TLESR抑制剂、神经调节剂和中成药也可以作为GERD的补充治疗。对于食管外症状（如哮喘、慢性咳嗽、喉炎等）的治疗疗程更长，疗效更差。

（作者：李晓青　审核：施举红　谢海雁）

参考文献

[1] 中华医学会消化病学分会.2020年中国胃食管反流病专家共识.中华消化杂志,2020,40(10): 649-663.

[2] 汪忠镐,吴继敏,胡志伟,等.中国胃食管反流病多学科诊疗共识.中国医学前沿杂志(电子版), 2019,11(09):30-56.

[3] XIAO Y,ZHANG S,DAI N,et al.Phase Ⅲ,randomised,double-blind,multicentre study to evaluate the efficacy and safety of vonoprazan compared with lansoprazole in Asian patients with erosive oesophagitis.Gut,2020,69(2):224-230.

第4节 吞咽障碍及误吸的康复治疗

一、吞咽障碍与误吸的关系

(一)吞咽障碍定义

1. 吞咽(swallow) 吞咽指在构成吞咽通道的下颌、唇、舌、软腭、咽、喉、食管等各器官肌肉、神经的密切协调下将食物顺利安全地由口并经食管传输到达胃的过程。

2. 吞咽障碍(dysphagia) 吞咽障碍指上述器官结构或功能异常,使得食物不能有效地从口腔转移到胃的临床表现。

(二)易引起吞咽障碍的疾病

易引起吞咽障碍的疾病包括神经系统疾病,如脑卒中、帕金森病、多发性硬化、痴呆、运动神经元病等;肌肉病变,如重症肌无力、多发性肌炎、硬皮病等;食管动力性病变,如胃食管反流病、食管-贲门失弛缓症、环咽肌失弛缓症等。

二、误吸的高危因素

误吸的高危因素主要包括以下几类:吞咽障碍、高龄、口腔/牙齿状况、医疗/健康状况、管饲和功能状态等。

(一)吞咽障碍

误吸发生的生理原因最可能是延迟吞咽(pharyngeal delay)和吞咽无力。延迟吞咽是指物质(包括固体、液体和唾液)在吞咽启动前,已经溢出到下咽部甚至气道中,这会导致吞咽后多余的残留物留在下咽部,当人恢复呼吸时可能会落入气道,从而导致误吸。颏舌骨肌是伸舌肌,可抬高和稳定舌骨,保护气道,防止误吸。有颏舌骨肌萎缩可能是吞咽安全性减低和误吸的因素之一。据报道,这两种模式都是误吸的重要预测因素。咽部肌肉组织的无力或不协调、咽喉部感觉减弱、产生反射性咳嗽的能力受损以及P物质或多巴胺水平低都可能与吞咽障碍引起的误吸相关。

吞咽功能障碍会导致食物和液体的吞咽效率低下,误吸风险增加。研究显示吞咽障碍患者的肺部感染发病率高达 10%~68%。此外长期鼻饲营养和气管切开术后,患者的正常吞咽生理过程受到干扰,易引发慢性误吸但容易被忽略。

(二) 高龄

高龄是误吸相关危险因素。因为随着年龄的增长,老年人构成吞咽通道的牙齿、咽、喉和食管会出现退行性改变,具体表现为口腔和咽部的敏感性降低、嗅觉和味觉逐渐退化、吞咽启动易延迟(主要是喉前庭关闭时间延迟和舌推力较弱)、会厌谷残留和喉渗透增加,牙齿数量和唾液分泌减少。这些生理变化导致老年人更易出现误吸,特别是患有肌少症的老年人群。研究显示 23% 患有肌少症的老年人会出现误吸。这是因为老年人的颏舌骨肌、翼状肌、咬肌和舌肌肌肉体积比年轻健康人显著减低。

(三) 口腔 / 牙齿状况

蛀牙的数量和刷牙的频率以及依赖口腔护理的程度与误吸性肺炎显著相关。口腔 / 牙科疾病可能通过提高唾液中口腔细菌的水平和 / 或通过改变唾液菌群的组成而成为肺炎的一个促成因素。吸入口咽分泌物(主要是唾液)可以解释误吸性肺炎病原体培养结果有许多厌氧菌的起源。此外有研究发现蛀牙与肺炎有关,可能因为唾液中存在较高水平的某些细菌,例如变形链球菌、乳酸杆菌和酵母菌,这些细菌可以伴随任何可能被误吸的食物、液体或唾液进入呼吸道。此外 Imoscopi 等报道,需要帮助刷牙的患者比自己刷牙的患者出现更多的牙菌斑和牙龈炎。当患者依赖口腔护理时,说明患者的口腔自我保健能力不足、日常生活活动更依赖他人帮助,这也可能是他们误吸发生率更高的原因之一。

(四) 医疗 / 健康状况

脑卒中、帕金森病、多发性硬化、痴呆、运动神经元病等神经系统疾病引起误吸性肺炎的发病率很高。Langmore 等研究发现患有慢性阻塞性肺疾病、胃肠道疾病和充血性心力衰竭患者误吸发病率高达 26%~33%。值得注意的是,同时患有慢性阻塞性肺疾病和胃肠道疾病的受试者的误吸性肺炎发病率最高,约为 50%。食管蠕动减弱与肺炎的发生显著相关,表明食管动力障碍和食管失弛缓症患者需更加警惕。此外患者多重用药也需纳入考虑,服用阿片类药物、镇静剂、抗胆碱能类药物的患者更易发生误吸。营养不良也是误吸的高危因素,营养不良伴随着肌肉质量的减少影响咀嚼和吞咽的肌肉功能,尤其是 BMI $<18.5kg/m^2$,摄水量 $<1\,000ml/d$ 的患者应格外注意。

(五) 管饲和功能状态

大量研究显示管饲显著增加发生误吸性肺炎的机会,因为鼻饲的患者虽然通常不经口摄入任何食物或口服液体,但依然可能发生口腔分泌物的误吸。一方面管饲患者的口腔卫生易被忽略,通常认为管饲患者不吃不喝所以仅需少量口腔护理,但是患者的唾液分泌依然存在;另一方面这也促进了患者口腔内定植菌的繁衍。此外,管饲也导致患者吞咽功能的废用,管饲患者会继续误吸口咽分泌物,从而导致误吸性肺炎。预防管饲患者发生误吸性肺炎的最佳预防治疗策略是积极地口腔卫生护理和积极地抽吸口腔和咽部的任何多余分泌物。研究发现依赖喂养和依赖口腔护理两个变量既能衡量患者日常生活活动的独立性，又与误吸性肺炎发生率高度相关。Barthel 指数（日常生活活动能力，ADL）与 EAT-10 得分显著负相关。当患者越依赖支持时，ADL 能力越弱，越容易发生误吸性肺炎。

三、误吸的预防

（一）进食体位（eating position）

由于气管和食管的毗邻关系，应尽量采取坐位进食，即头部垂直于地面，这样进食时能关闭气道，避免食物进入气道发生误吸。对于疾病后需卧床的患者也应鼓励抬高床头至 30° 以上再进食。研究显示抬高床头 30°~90° 可降低患者误吸、肺部感染、反流和腹胀的发生率。并且进食后不能立即躺下，既可以避免口腔内残余的食物因为体位变化进入会厌甚至气道发生误吸，也可以减少反流的风险。鼓励进食后进行口腔清洁后保持坐位或半卧位至少 20 分钟。

（二）食物质地（food texture）

选择合适的食物质地能有效减少误吸，吞咽障碍膳食营养管理中国专家共识推荐适合吞咽的食物质地应具有一定的内聚性、合适的黏着性，咀嚼后食团应易变形，固体食物应该密度均匀。即增加液体的浓稠度，降低液体的流速，避免太快流入呼吸道；硬的食物变软；避免固体和液体混合在一起食用；食物均质、顺滑。对于误吸的高危人群可以通过调整食物的质地来预防误吸。所以当出现饮水呛咳时，或者喝汤、粥等容易呛咳时，可以使用食物增稠剂。需要每次在液体中加入少量增稠剂或勾芡，用勺子快速搅拌，将液体变成肉汁 / 沙拉酱 / 番茄酱的稠度，再食用可有效预防误吸。食物处理上也需小心，要将食物煮烂，肉和蔬菜顺着纤维的方向切，当吃大块的食物时，应该切成小块，每口吃少量，咽下前充分咀嚼。当患者主诉服药困难、需要仰头帮助咽药时，可以通过酸奶来帮助吞药，即用一勺酸奶把药片裹进去，将酸奶送至口中，利用酸奶的顺滑性可以轻易地将药咽下，避免了误吸和噎呛。

此外，日常烹饪时需要选择合适的食物。原则上应该避免：太黏的食物，例如米糕；太干的食物，例如白煮蛋黄、蒸红薯；硬脆的食物，例如饼干；有颗粒的食物，例如小米粥、坚果等。避免进食时卡在咽喉或者食物残余在咽喉部，特别需要注意的是小颗粒食物，它容易被咽部输入感觉退化的患者忽略，导致发声时残余食物进入气道，造成误吸。

（三）进食方式

进食时应集中注意力，细嚼慢咽，避免边吃边说，减少误吸。调整进食的速度与量，小口吞咽可减少食物在咽部的残留量。每一口多吞咽几次，吞咽完清喉咙，确保完全吞咽，避免食物或药物残留。如果使用吸管容易呛，可改用汤匙或斜口杯，控制进食量。此外还可以调整吞咽方式，通过不同姿势来改变食物的流向，鼓励低头吞咽，可保护气道,避免食物或液体太快地流入咽喉部,让进食更安全。

(四) 口腔护理(oral care)

应保证能及时清除口腔内分泌物,避免口腔残留物导致再次误吸或下行感染。有效的口腔护理包括口腔黏膜、软腭、牙齿、舌、齿颊沟及咽喉部的清洁。对于意识清醒、能坐稳的患者,推荐通过含漱法进行口腔清洁,并在漱口后家属或护理人员检查口内有无食物残留、有无黏腻厚重舌苔。对于意识障碍、气管插管或气管切开的患者,推荐由护士采用负压冲吸式吸痰管冲洗口腔并及时负压回吸。

(五) 口面训练(oral training)

对于普通人而言,吞咽功能的退化主要是因为吞咽相关肌肉肌力不足,如口面部肌和颈前肌,还有吞咽姿势和进食习惯不当,或者咽反射退化导致的。所以为了增强吞咽功能,防止误吸,在进食前做好口部和身体的准备活动是非常有帮助的。放松面部和颈部肌肉,活动口唇和舌头,以促进唾液分泌,每日三餐前各训练一次。①首先用鼻子吸气,然后嘴巴噘成吹口哨状,慢慢地吐气,重复 3 次;②然后交替耸肩和慢慢地放松肩部,这个动作重复 5 次,需要注意的是如果肩颈部已经出现疼痛,尽量轻柔动作,不能使疼痛加剧;③接着尽力鼓腮到最大范围,并保持 3 秒,然后再放松,重复 3 次;④第四个动作是舌头活动度训练,使舌尖交替顶到左唇角和右唇角,每侧碰到 3 次;⑤最后一个动作,尽量向前伸舌头,像青蛙吃虫子一样,使舌头平行于地面并保持 3 秒,重复做 5 次。

四、误吸的评估

(一) 金标准

目前公认的确认患者是否存在误吸的“金标准”检查有两个:透视吞咽造影检查(VFSS)和纤维鼻咽喉镜吞咽功能检查(FEES)。

通过透视吞咽造影检查(VFSS)可以明确患者是否存在吞咽障碍/误吸,还可以发现吞咽障碍的解剖结构和/或生理功能异常的部位、程度。因为自口咽至食管的吞咽过程十分迅速,VFSS 可以记录吞咽过程并逐帧慢速回放,并利用吞咽造影数字化分析技术量化吞咽功能,有助于临床研究的标准化。而床旁检查及门诊临床检查无法确认患者吞咽的咽期生理功能,尤其是很难发现隐性误吸的患者,也很难确认造成误吸的解剖结构和生理功能异常的原因。研究表明,大约 40% 的经常性误吸患者,无法在床旁检查中被发现,特别是神经系统疾病导致咽部和/或喉部感受性降低的患者。误吸在 VFSS 中的主要表现是喉前庭关闭延迟、舌对食团推力弱、舌骨运动缓慢、造影剂通过会厌进入气道。

通过 FEES 可了解鼻咽部、喉部的结构和黏膜改变,直接观察患者下咽部和喉部的分泌物,观察梨状窝潴留情况、唾液流入喉部状况、声门闭锁功能、食管入口处环咽肌功能,评价咽喉部感觉,评估进食时食团运送和气道保护、声门闭合和食团清除等情况,这些重要信息是吞咽造影所不能提供的。还能通过咽期吞咽前后咽喉部运动功能的评价,来了解进食时食物积聚的位置及状况,分析吞咽过程中食团运送能力。评估主要包含:①观察舌、软腭、咽及喉的解剖结构和功能;②通过让患者吞咽经染色的液体、浓汤及固体等不同黏稠度的食团,观察吞咽启动速度、吞咽后咽腔残留、食团清除能力及误吸的程度;③评估吞咽代偿方法的疗效。

(二) 量表

临床上康复言语治疗师根据才滕氏吞咽功能评定和改良曼恩吞咽能力评价法(modified Mann assessment of swallowing ability,MMASA)确定患者吞咽障碍的程度及进一步的训练方案。该评价方法共分为 7 级,级别越低,吞咽能力越差。当患者分级为1~3 级时,需要营养科介入,考虑能量补给方式;当患者分级为 1~4 级时,患者基础情况稳定情况下,可通过 VFSS 和 FEES 检查确认是否存在误吸。

7 级:正常范围。摄食咽下没有困难,没有康复医学治疗的必要。

6 级:轻度吞咽障碍。摄食咽下有轻度问题,摄食时有必要改变食物的形态,例如因咀嚼不充分需要吃软食,但是口腔残留很少,不误咽。这种程度不一定要进行吞咽训练。

5 级:口腔期吞咽障碍。主要是吞咽口腔期的中度或重度障碍,需要改善咀嚼的形态,吃饭的时间延长,口腔内残留食物增多,摄食吞咽时需要他人的提示或者监视,没有误吸,这种程度是吞咽训练的适应证。

4 级:机会性误吸。用一般的方法摄食吞咽偶有误吸,经过调整姿势或一口量的调整和咽下代偿后可以充分防止误吸。包括咽下造影没有误吸,仅有少量残留,水和营养主要经口腔摄取,有时吃饭需要选择调整食物质地,有时需要间歇性补给静脉营养,如果用这种方法可以保证患者的营养供给,就需要积极地进行吞咽训练。

3 级:饮水误吸。有饮水的误吸,使用误吸预防方法也不能完全控制,改变食物质地对误吸预防有一定的效果,饮食只能安全进食部分食物,但摄取的能量不充分。多数情况下需要静脉营养,全身长期的营养管理需要考虑胃造瘘;如果能采取适当的摄食吞咽方法,能够保证水分和营养的供给,还是有可能进行直接吞咽训练的。

2 级:食物误吸。有误吸,改变食物的质地没有效果,水和营养基本上由静脉供给,长期管理应积极地进行胃造瘘,因单纯的静脉营养就可以保证患者的生命稳定性,这种情况间接训练不管什么时间都可以进行,直接训练需要有专门设施进行。

1 级:唾液误吸。连唾液都产生误吸,有必要进行持续静脉营养,由于误吸难以保证患者的生命稳定性。并发症的发生率很高,不能试行直接训练。

五、误吸的康复指导

根据才藤氏吞咽功能评定的分级,不同程度的患者给予相应的训练方案。轻度吞咽障碍的患者主要是减少每口进食的体积、调整食物质地和吞咽姿势;中度障碍的患者还需增加吞咽手法和感觉输入;重度障碍的患者推荐鼻饲营养,但同时保持最低经口摄入,目的是清除喉咙异物,避免细菌过度生长。具体方法如下。

（一）轻度吞咽障碍患者（MMASA 5~6 级）

1. **吞咽姿势调整**　通过不同姿势来改变食物的流向。如低头吞咽，可保护气管通道，避免食物或液体太快流入咽喉部，使进食更安全。长期卧床者则需要摇高床头至 90° 再进食。

2. **调整进食的速度与量**　小口吞咽、每一口多吞咽几次，吞咽完务必清喉咙，确保吞咽干净，避免食物或药物残留。如果使用吸管容易呛咳，可改用汤匙或斜口杯，控制进食量。

3. **调整食物质地**　柔软、密度及质地均一；有适当的黏性、不易松散；易于咀嚼，通过咽及食管时容易变形；不易在黏膜上滞留等。流体食品黏度适当、固态食品不易松散、易变形、密度均匀顺滑。增加液体的浓稠度，可将水或汤加入增稠剂或勾芡，变得浓稠一点，降低液体的流速，避免太快流入呼吸道。也不要吃太黏稠或太硬的食物，避免卡在咽喉。应根据患者的具体情况及饮食习惯进行选择，兼顾食物的色、香、味等。

（二）中度吞咽障碍患者（MMASA 3~4 级）

在上述训练方法外还需增加口腔感觉训练和口面动作训练等，从而促进感觉输入，强化舌及口面部力量，增强对食团的控制能力，强化咬合能力，增强唇闭合能力。减少残留和误吸，降低误吸性肺炎的发生率，逐渐恢复经口安全进食。

1. **口腔感觉训练（oral sensory training）**　口腔感觉训练技术是指一系列的感觉促进综合训练方法，适用于吞咽启动延迟、口腔本体感觉退化和吞咽失用的患者。目前常用的口腔感觉训练技术包括冰刺激训练、味觉刺激、K 点刺激、改良振动棒振动训练、气脉冲刺激训练等方法。临床实践时需要根据患者的吞咽障碍原因和分期进行选择。

（1）冰刺激训练：嘱患者张开嘴，使用冰棉棒轻触颚舌弓、咽后壁和舌后部等刺激部位，诱发吞咽反射，每组 4~5 次。可以提高口咽对食团知觉的敏感度，减少口腔过多的唾液分泌，并通过刺激脑干的激活系统，提高对食物的感知和对吞咽过程的注意力。适用于口腔温度觉和味觉较差的患者。

（2）味觉刺激：舌的味觉是一种特殊的化学性感觉刺激，通常舌尖对甜味敏感，舌根部感受苦味，舌两侧易感受酸味刺激，舌体对咸味与痛觉敏感。用棉签蘸取不同味道的食物后置于舌部相应味觉区域刺激，每次 3~5 秒，间歇 30 秒，每次训练持续 5~10 分钟，可以增强外周感觉的传入，从而兴奋吞咽皮质改善吞咽功能。适用于口腔感觉输入退化的患者。

（3）K 点刺激：K 点（K point）位于后磨牙三角的高度，腭舌弓和翼突下颌帆的中央位置。可选择小勺或手指等方法刺激该点，从而促进张口和吞咽反射的建立，挤压引起吞咽每组 5 次。通常触及 K 点之后患者就会主动张口，继而可观察到吞咽动作，若刺激 10 秒后患者还无张口和吞咽动作出现，说明该患者对 K 点刺激不敏感，应使用其他口腔感觉训练技术。适用于假性延髓麻痹张口困难的、认知障碍不能配合张口的患者。

（4）改良振动棒振动刺激：用改良的振动棒的头部置于口腔内颊部、舌部、咽喉壁、软腭等部位，给予这些部位深感觉刺激。能通过振动刺激深感觉的传入，促进口面部浅感觉及深感觉恢复，并促进口面部肌肉收缩，反射性强化运动传出，还能提高口腔颜面运动协调功能。此方法的刺激范围广，振动频率和强度可随时调节，适用于口腔的浅感觉和深感觉障碍的患者，唇、舌、颊部弛缓性瘫痪和口腔器官失用的患者。配合度高、依从性好的患者还可以在家中训练。

（5）气脉冲感觉刺激：气囊接导气管，置于患者前咽弓、舌根部和咽喉壁，快速按压气囊，通过气流冲击刺激口咽腔黏膜诱发吞咽反射。能提高口咽腔黏膜敏感性，改善吞咽启动，促进吞咽反射建立。适用于口期、咽期吞咽障碍和吞咽启动延迟的患者，尤其适用于合并认知障碍的患者，可结合 K 点刺激应用。

2. 口面动作训练包括口唇运动、颊肌运动、舌运动和舌压抗阻训练等。

（1）口唇运动：主要包括缩唇、撅嘴和龇牙等动作，促进口唇肌肉运动。临床上可要求患者交替发长音 "a-u-i"，每个音节持续 5 秒左右；也可练习吹纸片 / 蜡烛 / 口哨等促进唇运动；可以将压舌板放在患者双唇中间，嘱其用力夹紧，然后用力将压舌板向外 / 左 / 右拉，要求患者闭唇尽量不让压舌板被拔出，能增强唇闭合力量。若患者口唇肌群无力，可用指尖或冰块叩击唇周，短暂牵拉或按摩肌肉可促进口唇肌肉运动。适用于口面肌无力、面瘫、唇闭合不佳、流涎、漏食的患者。

（2）颊肌运动：要求患者张口后闭上，做鼓腮动作，并保持 3~5 秒，然后轻呼气；之后做吸吮手指的动作，也需持续 3~5 秒，两个动作交替重复 5 次。对于无法执行的患者，可通过冰块刺激按摩或牵拉促进运动。目的是收缩颊部和训练口轮匝肌，改善面颊肌群的感觉运动功能。适用于流涎、鼻漏气的患者。

（3）舌运动：包括舌伸出、侧向伸舌、舌尖舌根抬高，要求患者伸舌向前、后、左、右、上、下各方向做主动运动。当患者舌无自主运动时，可使用吸舌器或纱布包裹舌头，被动使舌头向前牵拉及左右摆动。若舌头有部分自主运动时，指导患者尽可能地向外伸舌，分别舔唇的左右嘴角、上下唇和两侧面颊，并用压舌板施加阻力，每个方向的抗阻运动保持 5 秒左右。舌头沿唇做顺时针 / 逆时针交替的环绕运动可增加舌的灵活性。促进舌根抬高的方法是用压舌板快速用力向下压舌根，患者舌根用力抗阻上抬；发弹舌音和 "k" 音也有助于舌根抬高。舌运动能强化舌肌力、运动范围、灵活性和协调能力，改善舌对食团的控制能力。适用于口腔期吞咽障碍、舌根后坠、舌肌萎缩控制食团困难、吞咽后口内残余较多的患者。

（4）舌压抗阻训练（tongue-pressure resistance training, TPRT）：吞咽口腔期，舌向上运动，与硬腭接触面扩大，把食团向后挤压并运送；咽期舌骨先向上再向前运动，此过程会带动会厌关闭并打开环咽肌。因此舌骨充分上抬，能保护呼吸道，减少误吸，帮助舌产生推进力，将食团送至食管。训练时嘱患者舌上抬接触硬腭，并保持 3~5 秒。也可以在球囊中注入适量水，患者舌上抬时球囊接触硬腭，嘱患者保持接触，持续给球囊施加压力。训练能强化舌肌上抬肌力，增加吞咽时舌骨上抬前移幅度，增加舌的感觉刺激，强化舌控制、协调能力。适用于吞咽动作不协调、吞咽反射延迟的患者，如脑干病变、脑外伤、鼻咽癌放疗后导致舌部肌肉力量及协调不足的患者。舌压抗阻训练见图 4-4-1。

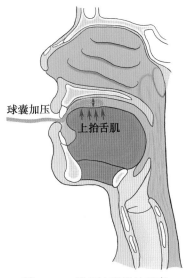

3. **咽部吞咽运动**　吸吸管时喉部上抬运动，目的是训练患者的舌骨上抬前移，可帮助喉部上提，关闭呼吸道。使用吸管训练时把外面的一段折起来，处于密闭状态，没有折起来那一段放在舌中部，患者舌上抬尽量贴紧硬腭去吸吸管，外面一端是密闭的，用力吸，感觉喉结用力上抬到最高处，维持 5 秒，重复 8 次。如果患者能把吸管吸扁，或者观察到患者的舌骨上肌群在运动，甚至是舌喉复合体的运动，就达到了训练的效果。

图 4-4-1　舌压抗阻训练示意

4. **喉部运动**　喉上提训练方法就是患者头前伸。使颌下肌伸展 2~3 秒后在颌下施加压力，嘱患者低头，抬高舌背抵住硬腭再行吞咽动作。目的是改善喉部的闭合能力，增加食管上括约肌开放的被动牵张力。

（三）重度吞咽障碍患者（MMASA 2 级）

重度吞咽障碍患者大部分营养依赖静脉或鼻饲支持，主要训练为间接训练，即上述的口腔感觉训练、口面动作训练等训练方法。当患者意识状态清醒、全身状态稳定、吞咽反射存在时需要给予患者直接训练。

先通过注射器/小勺在患者坐立位给予 1ml 水，观察甲状软骨是否能上抬，吞咽后声音是否清亮，判断患者是否能咽下 1ml 水，依此调整一口喂食量和流质浓度。若患者能安全咽下，则逐渐增加一口量，并嘱患者清醒时间隔 1~2 小时给水 2~3 口，目的是维持吞咽功能，避免口腔、咽部唾液潴留，口内定植菌过度繁殖。若患者 1ml 水吞咽困难，水中增加增稠剂调至布丁状，再行吞咽测试。1ml 布丁状水安全吞咽，说明患者一口量为布丁状 1ml 水，按照时间和频率给水维持吞咽功能；若依然不能吞咽，说明患者还需间接训练，暂时不能进行直接吞咽训练。

除了上述训练方法，实践中还可以采用吞咽辅助手法、吞咽肌低频电刺激、呼吸训练，以及对气管切开患者使用通气说话瓣膜来训练吞咽功能，减少误吸风险。

1. **吞咽辅助手法**　吞咽辅助手法是指为加强吞咽肌群的自主控制能力，采用特定的吞咽方法使吞咽更加安全，主要依靠患者口、舌、咽等结构本身运动范围的增大，对感觉和运动协调性自主控制的增强。常用的吞咽辅助手法有门德尔松手法、声门上吞咽法、Shaker 训练、空吞咽训练等。这些方法适用于能配合、可以听从简单指令的患者，对于认知不佳或有严重的言语障碍者不适用，且需要一定时间和技巧多次锻炼，需消耗较多体力，应在治疗师指导和密切观察下进行。

（1）门德尔松手法：可以增加喉部上抬的幅度与时间，从而增加环咽肌开放的程度和持续时间。适用于环咽开放减弱、喉部上抬无力及吞咽不协调的患者。操作方法：

①喉部可以上抬的患者,嘱患者吞咽唾液,当患者感觉到喉向上抬时,嘱患者自主将喉部上抬至顶端并停留数秒,以增加喉部上抬幅度及舌骨前移,延长食管上括约肌的开放时间,让食团更加容易通过咽部;或者吞咽时让患者以舌尖顶住硬腭,屏住呼吸,以此保持数秒,同时让患者示指置于甲状软骨上方,中指置于环状软骨上,感受喉结上抬。②对于上抬无力的患者,治疗师用手上推其喉部来促进吞咽,嘱患者做吞咽唾液动作,只要喉部开始抬高,治疗师即可用置于环状软骨下方的示指与拇指上推喉部并固定。注意要先让患者感到喉部上抬,上抬逐渐诱发出来后再让患者借助外力,有意识地保持上抬位置,此方法可增加吞咽时喉提升的幅度并延长提升后保持不降的时间,因而也能增加环咽段开放的宽度和时间,起到治疗的作用,此手法也可以使咽期吞咽的时间控制正常化,改善吞咽的协调性。门德尔松吞咽法在临床应用时,患者可能会有压迫不适,因此在操作前需与患者描述操作,使患者尽量配合。

（2）声门上吞咽法:也称自主气道保护法或安全吞咽法(safe swallow technique),目的是在吞咽前及吞咽时关闭声带,防止食物和液体进入气管,以保护气管避免发生误吸。适用于吞咽反射启动迟缓、声门关闭功能困难的患者。操作方法:训练前先让患者吞咽唾液做练习,把唾液含在嘴里;用鼻子深吸一口气;屏住呼吸,保持闭气状态;然后吞咽唾液;吞咽结束后立即自主咳嗽。患者在没有食物的情形下,能正确遵从上述步骤成功练习数次后,再给予食物练习。该方法的原理:屏住呼吸使声门闭锁、声门气压加大,吞咽时食团更易进入食管;吞咽后咳嗽可以清除滞留在咽喉部的食物残渣。在吞咽过程中,呼吸道保护主要依赖于气道入口和声门的完全闭合。声门上吞咽法使患者用力屏气,从而体会会厌遮盖气道入口的运动,能够达到全喉关闭的效果,而且能缩短吞咽的时间。但该手法需要多个步骤,要求患者认知状态良好能配合。

（3）Shaker训练:Shaker训练即头抬升训练,有助于食管上括约肌开放的肌肉力量,通过强化口舌及舌根的运动范围,增加食管上括约肌的开放,减少下咽腔食团内的压力,减少吞咽后食物残留和误吸。操作方法:患者仰卧位,肩部接触床面,嘱患者平躺床上抬头,能够在不将肩膀抬离地面的情况下看到脚趾。

（4）空吞咽训练:空吞咽是指患者在口内没有水或食物时,做吞咽动作。在进食时反复空吞咽配合用力吞咽能减少误吸。因为当咽部已有唾液或分泌物残留时,如果继续进食,容易残留增多引发误吸,所以在每次给水后,应反复做几次空吞咽,使食团全部咽下,然后再进食,这样交互吞咽可以刺激诱发吞咽反射,还可以有效减少咽部残留。

2. 呼吸训练 训练方法包括鼓腮吹气训练、缩唇吹气球、腹式呼吸、缩唇呼吸训练等。目的是恢复吞咽和呼吸的协调能力,提高呼吸系统的反应性,从而达到为排出气道侵入物而咳嗽、预防误吸的目的。适用于吞咽功能障碍伴呼吸肌功能减退、呼吸动作不协调、气道廓清能力下降的患者。禁用于临床病情不稳定、感染尚未控制的患者。

3. **神经肌肉电刺激疗法** 神经肌肉电刺激疗法是美国 FDA 许可的通过神经肌肉电刺激吞咽肌肉、促进吞咽功能的一种治疗技术,目的是增强肌力并改善吞咽机制的运动控制。主要作用包括增强吞咽肌肉力量、持久力和协调性;为患者提供反复吞咽机会;增加患者的吞咽感觉输入。刺激部位主要是颏下肌、甲状舌骨肌、长咽肌和舌骨上肌,适用于假性延髓麻痹吞咽障碍患者,禁用于植入心脏起搏器和出现严重反流的患者。

(作者:**舒 璇 陈丽霞** 审阅:**施举红 谢海雁**)

参考文献

［1］ MAMUN K, LIM J. Role of nasogastric tube in preventing aspiration pneumonia in patients with dysphagia. Singapore Med J, 2005, 46 (11): 627-631.

［2］ MORLEY JE. Dysphagia and aspiration.: J Am Med Dir Assoc, 2015, 16 (8): 631-634.

［3］ RAMSEY D, SMITHARD D, KALRA L. Silent aspiration: What do we know？. Dysphagia, 2005, 20 (3): 218-225.

［4］ WARNECKE T, LABEIT B, SCHROEDER J, et al. Neurogenic dysphagia: Systematic review and proposal of a classification system. Neurology, 2021, 96 (6): e876-e889.

［5］ YAMANDA S, EBIHARA S, EBIHARA T, et al. Bacteriology of aspiration pneumonia due to delayed triggering of the swallowing reflex in elderly patients. J Hosp Infect, 2010, 74 (4): 399-401.

［6］ SURA L, MADHAVAN A, CARNABY G, et al. Dysphagia in the elderly: Management and nutritional considerations. Clin Interv Aging, 2012, 7: 287-298.

［7］ MARTIN-HARRIS B, BRODSKY MB, MICHEL Y, et al. Delayed initiation of the pharyngeal swallow: Normal variability in adult swallows. J Speech Lang Hear Res, 2007, 50 (3): 585-594.

［8］ IMOSCOPI A, INELMEN EM, SERGI G, et al. Taste loss in the elderly: Epidemiology, causes and consequences. Aging Clin Exp Res, 2012, 24 (6): 570-579.

［9］ LANGMORE SE, TERPENNING MS, SCHORK A, et al. Predictors of aspiration pneumonia: How important is dysphagia？. Dysphagia, 1998, 13 (2): 69-81.

［10］ LUBART E, LEIBOVITZ A, DROR Y, et al. Mortality after nasogastric tube feeding initiation in long-term care elderly with oropharyngeal dysphagia--the contribution of refeeding syndrome. Gerontology, 2009, 55 (4): 393-397.

［11］ UEDA K, YAMADA Y, TOYOSATO A, et al. Effects of functional training of dysphagia to prevent pneumonia for patients on tube feeding. Gerodontology, 2004, 21 (2): 108-111.

［12］ BEAVAN J, CONROY SP, HARWOOD R, et al. Does looped nasogastric tube feeding improve nutritional delivery for patients with dysphagia after acute stroke？ A randomised controlled trial. Age Ageing, 2010, 39 (5): 624-630.

［13］ MARTINO R, FOLEY N, BHOGAL S, et al. Dysphagia after stroke: Incidence, diagnosis, and pulmonary complications. Stroke, 2005, 36 (12): 2756-2763.

［14］ 中国吞咽障碍膳食营养管理专家共识组. 吞咽障碍膳食营养管理中国专家共识 (2019 版). 中华物理医学与康复杂志, 2019, 41 (12): 881-888.

［15］ KAVIYANI BAGHBADORANI M, SOLEYMANI Z, DADGAR H, et al. The effect of oral sensorimotor stimulations on feeding performance in children with spastic cerebral palsy. Acta Med Iran, 2014, 52 (12): 899-904.

第5节　ICU患者误吸的预防与治疗新进展

误吸一般指吸入物进入喉部、气管支气管和下呼吸道的过程,常可以引起不同的呼吸道或肺部症状。住院患者发生误吸的概率极高,甚至被远远低估,而重症监护室(intensive care unit,ICU)患者由于常伴有意识改变、吞咽功能受损、胃肠功能紊乱等异常状态,致使误吸发生率大大增加。同时,ICU患者对疾病的抵御能力下降,误吸后往往会引发误吸性肺炎。误吸性肺炎被认为是急性呼吸窘迫综合征的独立危险因素,会严重阻碍临床治疗,延长住院时间,甚至增加患者病死率。由此可见,误吸已经成为ICU患者普遍存在且不可忽视的问题,应受到重症医师的广泛关注。

一、误吸

(一)误吸的一般认识

我们常常将吸入物进入喉部、气管支气管和下呼吸道的过程称为误吸,这些异物可以是口咽分泌物、胃内容物、肠内容物和血液等物质,其中重症监护室患者常见口咽分泌物及胃内容物误吸。虽然根据不同诊断方式统计得到的发生率并不相同,但总体而言住院患者发生误吸的概率极高,尤其是常常伴有意识改变和吞咽功能障碍的ICU患者,2006年Metheny等的一项前瞻性研究表明,ICU患者误吸发生率可能高达88.9%。如此高的发生率,更是意味着误吸性肺炎,甚至急性呼吸窘迫综合征(ARDS)的高发病率,进而使患者病死率升高,平均住院时间延长。

误吸时常可引起不同严重程度的呼吸道或肺部症状,刺激性呛咳往往是最常见或最先表现出的,也可能表现为气促、憋闷、喘息等症状,严重时可出现呼吸困难、反常呼吸以及三凹征,甚至可能由于血氧含量降低出现发绀、昏迷。但这并不绝对,尤其是ICU患者在进行镇静、镇痛和机械通气后,其临床表现往往并不典型也不明显,甚至可以不伴有任何呼吸道或肺部症状,即无症状误吸,而这种隐匿性误吸极易被忽视。误吸引发的临床症状及表现往往受到吸入物类型的影响,更细致地说,是受到吸入物不同的化学特性、病原学等情况的影响。此外,吸入量、频率及宿主自身对误吸的敏感性及抵御能力也是重要影响因素。

(二)ICU患者的误吸相关危险因素

充分认识ICU患者的误吸相关危险因素是极其必要的,这不仅能帮助诊断误吸,并且可以加强对误吸的预防和救治。2016年国际指南同样指出,应通过早期识别ICU患者存在的误吸相关危险因素,评估误吸风险,并尽可能减少误吸与误吸性肺炎的发生风险。关于误吸的危险因素,虽然目前还没有完全达成共识,但多数研究的筛选结果存在高度重叠。Hollaar等采用改良德尔菲法进行筛选,最终将吞咽困难、导管喂养、患有神经系统疾病及存在意识障碍等列为老年患者发生误吸及误吸性肺炎的危险因素。Son等也提出可能导致患者意识改变、吞咽功能障碍和呕吐反射受损的因素,以及肥胖和患有胃肠道疾病(如胃食管反流、胃轻瘫、肠梗阻)等均为发生大量误吸的危险因素。近期,Kosutova 等同样指出,需要着重警惕两种特定情况,即患者意识改变引起气道的保护性反射减弱或消失,以及患者出现神经肌肉功能受损。由此不难发现,在误吸的众多危险因素中,意识水平改变、吞咽功能障碍、保护性反射受损、导管喂养及胃肠道功能紊乱等,发挥着重要的作用。这些误吸相关危险因素,常常出现在 ICU 患者身上,甚至是难以避免的。

二、误吸性肺炎

患者误吸后可能会引发严重的肺部疾病,如气道阻塞、肺脓肿、误吸性肺炎等。其中,误吸性肺炎是极为常见的误吸并发症,其发病率及严重程度过去常被临床医师轻视。目前发现,微量误吸同样是误吸性肺炎的重要发病机制,但由于微量误吸后患者可能并无症状或症状不典型,导致相当比例的误吸性肺炎被漏诊。Hayashi 等通过回顾性研究发现,误吸性肺炎在社区获得性肺炎和医院获得性肺炎的发病率分别高达 34% 和 70%。而在高龄或病情危重的患者中,误吸性肺炎的发病率甚至会成倍增加。此外,误吸性肺炎对住院患者,尤其是高龄和 ICU 患者的救治及预后存在巨大影响。一项针对肺炎患者的前瞻性研究发现,相比于其他肺炎患者,误吸性肺炎患者收住 ICU、进行机械通气的概率会更高,且住院时间延长,病死率增加。Komiya 等通过荟萃分析同样证实,误吸性肺炎明确增加患者住院病死率和 30 天病死率,同时可能与长期病死率、肺部疾病复发和再次入院存在一定的相关性。所以,重视并充分认识误吸性肺炎,对 ICU 患者预防和治疗误吸存在重要意义。

(一)误吸性肺炎的一般认识

患者在发生误吸后,根据误吸物吸入量、误吸物化学及病原学特性以及机体抵御能力等方面的不同,可能出现感染性肺炎、化学性肺炎和异物相关阻塞性肺不张。其中,与肺实质更为相关的主要是感染性肺炎与化学性肺炎,也是通常所指的误吸性肺炎。需要注意的是,两者的发病机制及疾病进展过程存在显著差异,导致治疗方案也大不相同,但由于误吸性肺炎常缺乏典型临床表现特征,所以如何早期诊断并正确识别其具体类型,可能是至关重要的。

1. 化学性误吸性肺炎　化学性误吸性肺炎也称为吸入性肺部炎症,常常是指大量误吸胃内容物而引起的急性肺损伤。由于正常情况下胃液 pH 为 1.5~2.0,这种极低的 pH 环境可以杀死进入胃内的细菌,保持胃的无菌状态,所以误吸胃内容物往往引起的是肺部无菌性炎症。然而,ICU 患者常因为管饲、消化道功能障碍或应用抑酸药物等,造成胃液 pH 发生变化,从而引起细菌在胃中定植,此时误吸胃内容物后,胃中的定植菌可能会造成肺部感染。除此之外,胃酸本身会直接损伤上皮细胞,随后强烈的炎症反应同样会引起弥漫性肺上皮细胞及血管内皮细胞受损,从而容易遭受细菌感染,最终导致化学性肺炎与感染性肺炎重叠出现。

化学性误吸性肺炎的严重程度主要与吸入物的 pH 和误吸量密切相关,所以误吸胃内容物后并非都会出现误吸性肺炎,更多是在大量误吸,且 pH 较低时才会发生。如 Teabeaut 等在兔子模型中发现,将 pH<2.5 的稀盐酸滴入气道会造成明显的支气管黏膜上皮受损、肺水肿、出血和中性粒细胞浸润,反之,pH>2.5 的稀盐酸滴注后引起的表现与对照组(气道内滴水)的表现无明显不同。目前已经明确误吸胃内容物会引发强烈的炎症反应,这可能源于大量低 pH 酸性物质会募集和激活中性粒细胞,激活补体系统,以及引起趋化因子、促炎因子的释放。早在 1989 年,Kennedy 等便在大鼠实验中发现,气道内滴入稀盐酸(pH=1.25)后首先出现酸性物质对呼吸道上皮细胞的直接腐蚀损伤,随后,在接下来的 4~6 小时内出现中性粒细胞诱发的炎症反应,从而导致肺微血管完整性丧失。多项动物实验通过对血液和肺泡灌洗液进行检测,证实 TNF-α 等促炎因子,以及 IL-6、IL-8 等趋化因子浓度明显增高,提示这些因子可能参与误吸胃内容物后的炎症反应。此外,Kyriakides 等在小鼠模型中发现,误吸酸性物质会通过肥大细胞来介导补体激活,从而参与化学性误吸性肺炎引起的全身反应。

除了胃酸之外,同样需要注意胃内容物中的食物颗粒。Knight 等通过洗涤、过滤大鼠胃中的食物颗粒得到非酸化胃小颗粒(small nonacidified gastric particles,SNAP),并将 SNAP 滴入大鼠气道中,结果表明 SNAP 虽然不会直接引起肺部损伤,但会在 4~6 小时内募集急性中性粒细胞引起肺部炎症反应。Davidson 等通过在大鼠气道内分别滴注盐酸(pH=1.25)、SNAP 以及盐酸与 SNAP 的混合物,进一步发现盐酸与 SNAP 混合后滴注造成的损伤程度基本等同于直接误吸胃内容物,且均比单独滴注盐酸或 SNAP 更严重,这也说明了 SNAP 与盐酸在肺损伤方面存在协同作用。少数情况下 ICU 患者可能会误吸脂类物质,如用于通便的液状石蜡等,也会引起肺部无菌性炎症反应,同样应该纳入化学性误吸性肺炎的范畴。此类患者常常伴有以低热和呼吸困难等症状为主的急性期表现,长期、反复误吸脂类物质则会导致患者出现脂质性肺炎等表现。

2. 感染性误吸性肺炎 感染性误吸性肺炎又称吸入性肺部感染,通常是指误吸含有病原菌的感染物而引起的肺实质感染。多数来自上呼吸道或口咽部的分泌物,也可能是含有定植菌的胃内容物。此外,由于误吸后的炎症反应可能造成肺上皮细胞及血管内皮细胞受损,有时病原菌会从其他部位通过血行播散进入肺部引起感染。

肺部微生物群在调节肺部感染的局部炎症和免疫反应中起着核心作用,加深对病原学的认识有利于更好地理解感染性误吸性肺炎的发病机制,也有助于提高误吸性肺炎的防治水平。误吸性肺炎的致病菌可能主要取决于口咽部细菌。最初认为厌氧菌才是误吸性肺炎的主要病原菌,即便同时存在需氧菌。这一观点可能受到 1970—1985 年"厌氧潮流"的影响。随着诊断技术、病原学培养技术的突破,对误吸性肺炎的病原学研究逐步深入,这一观点也逐渐发生变化。2010 年 Yamanda 等通过对 64 例误吸性肺炎患者进行痰培养检测,认定金黄色葡萄球菌、肺炎链球菌、流感嗜血杆菌、卡他莫拉菌和铜绿假单胞菌同为致病菌,但该研究未进行厌氧菌培养。2013 年 Bartlett 等提出厌氧菌只是一种较为罕见的肺部病原菌,而大部分误吸性肺炎并不涉及厌氧菌感染。随后,Lauterbach 等对 127 例 ICU 非创伤性急性昏迷患者进行研究,最终认定金黄色葡萄球菌、流感嗜血杆菌和肺炎链球菌为致病菌,同时他们发现仅有少数情况下能分离出厌氧菌,这提示厌氧菌的作用在过去似乎被大大高估。近期,一项纳入 1 800 多例肺炎住院患者的多中心回顾性研究表明,误吸性肺炎与非误吸性肺炎患者虽然厌氧菌检出率均较低,但两者的病原学确实存在显著差异:误吸性肺炎患者中金黄色葡萄球菌、肺炎克雷伯菌和大肠埃希菌占比较高,而肺炎链球菌、流感嗜血杆菌占比较低。值得注意的是,研究发现重症患者中最常见的是革兰氏阴性菌,包括大肠杆菌、肺炎克雷伯菌、沙雷菌和变形杆菌等。目前较为公认的看法是:误吸性肺炎的病原学会随病情的推移而发生变化,常规住院患者较常见的致病菌有肺炎链球菌、金黄色葡萄球菌、流感嗜血杆菌、肠杆菌属等,而重症患者最常见的可能为革兰氏阴性菌。虽然不能除外标本采样不标准、抗生素应用和宿主特征改变等因素的干扰,但目前厌氧菌的检出率确实较少。

(二) ICU 患者误吸性肺炎易进展为 ARDS

ICU 患者的误吸性肺炎进展为 ARDS 的概率更高,这意味着会导致住院时间延长,甚至病死率增加。所以了解 ICU 患者误吸后发生发展为 ARDS 的机制,对有效开展误吸及误吸性肺炎的防治工作是不可或缺的。

ICU 患者的误吸性肺炎在进展为 ARDS 的过程中常常存在难以逆转的特点:无论是强烈的炎症反应,还是致病菌对肺部的侵袭,所造成的肺部损伤往往呈现持续加重的特点,从而引发呼吸衰竭,甚至最终并发或继发循环改变与多器官功能障碍。这一现象是由多种因素造成的。首先,肺本身是重症时最易受累的器官,这是由其自身特点所决定的:肺拥有人体最大的直接与外界气体接触的上皮细胞数量与面积,拥有最大的肺间质毛细血管网络及其内皮系统,也是除心脏外最大的血流器官。这意味着大量炎症因子或病原菌侵入呼吸系统后,对肺泡上皮 - 内皮屏障的损伤是难以避免的。其次,不同类型误吸性肺炎往往都造成肺的原发和继发损伤。化学性误吸性肺炎的原发损伤多是低 pH 酸性物质对呼吸道上皮细胞的直接腐蚀损伤,而接下来 4~6 小时内弥漫的炎症反应会在继续损伤肺泡上皮细胞的基础上,造成肺间质微血管内皮细胞的弥漫受损。感染性误吸性肺炎的原发损伤可能始于致病菌对肺泡上皮细胞或肺间质毛细血管内皮细胞的损伤,随后激活炎症反应造成继发损伤加重,上皮与内皮细胞受累同步加重。

肺泡上皮 - 内皮屏障的损伤是 ARDS 病理生理学的一个关键方面,与肺水肿和弥漫性肺泡损伤的发展密切相关。肺泡上皮和血管内皮细胞受损脱落,一方面导致肺间质和肺泡腔内富含蛋白质液体的渗出与透明膜形成,这不仅会引起气道阻力增加和氧弥散障碍,液体含有的血浆蛋白等物质还可以直接使肺泡表面活性物质失活,从而降低肺的顺应性;另一方面,血管内皮激活后释放血管生成素 -2 等介质加剧肺部炎症反应,同时募集并激活中性粒细胞。中性粒细胞不仅会与血小板发挥协同作用进一步增加血管通透性,也会释放蛋白酶、促炎因子等介质促使弥漫性炎症反应的出现,同样会造成肺泡表面活性物质的失活,引起肺顺应性降低。同一患者可同时呈现上述不同的病理改变,最终导致病变重力依赖性分布、通气血流不匹配和死腔样通气,患者出现严重的低氧血症。

三、误吸的预防策略

ICU 患者误吸后 ARDS 的高发病率,极大凸显预防误吸发生的重要性。实施规范化的预防策略,在减少 ICU 患者发生误吸性肺炎以及 ARDS 中发挥着重要作用。关于误吸预防措施的研究,目前多数还是着眼于如何避免或改善误吸相关危险因素,常常会从体位、镇静、口腔、管路、吞咽功能等方面进行管理。

(一) 预防误吸的一般措施

1. **体位管理**　早在 1999 年 Adnet 等在急性中毒昏迷的 ICU 患者中的研究发现,体位不同患者误吸的发病率也不同,半卧位和俯卧位的患者可疑误吸性肺炎的发病率低于侧卧位和仰卧位的患者。这提示对 ICU 患者进行体位管理可以有效地预防误吸。仰卧位时患者难以吞咽唾液与分泌物,且不利于食管对反流的胃内容物进行清洁,而采取坐位时患者的腹内压增加,当食管下括约肌功能减弱时会明显增加误吸风险。目前尚不确定侧卧位能否有效预防误吸,且结论不一。最近一项针对呼吸机相关性肺炎(VAP)的多中心随机对照研究发现,侧卧位似乎稍微降低了 VAP 的发病率,但可能会导致临床不良事件,所以不推荐通过侧卧位预防 VAP,这一结果似乎也对误吸性肺炎存在一定的提示意义。俯卧位往往更倾向用于 ARDS 的治疗,从预防误吸的角度来说,目前更推崇采用半卧位,即抬高患者床头。需要注意的是,抬高床头可能与压疮的预防策略存在冲突。Muscedere 等建议将床头抬高 45° 来预防误吸。相反,预防压疮则要求将床头抬高不超过 30°,以避免对骶尾部施加过大压力。目前最新指南推荐,在喂养时最好抬高床头 30°~45°,利于重力作用减少胃内容物从扩张的胃向食管反流,还可使口咽部的分泌物向咽部聚集以刺激吞咽,减少咽部感染的机会。

2. **意识因素**　ICU 患者常常伴有意识障碍,一方面可能是源于神经系统疾病,另一方面可能是源于镇静、镇痛及抗精神病类药物的应用。意识障碍可能导致患者吞咽功能受损、保护性反射减弱,从而大大提高误吸发生率。相比于疾病因素造成的意识障碍,药物因素更为可控。近期 Herzig 等的一项回顾性队列研究明确指出,应用抗精神病类药物与误吸性肺炎显著相关。Villasante-Tezanos 等同样表明,奥氮平的应用可能是重要因素之一。目前虽然倾向于将镇静、镇痛药物或镇静深度纳入误吸的危险因素之中,但暂时缺乏高质量的研究来明确镇静、镇痛药物对 ICU 患者误吸发生的具体作用。因此,基于临床治疗许可,适当降低镇静深度,减少抗精神病类药物应用,似乎对预防误吸存在一定帮助。

3. **口腔卫生**　保持口腔卫生是预防误吸和误吸性肺炎的一个可改变的危险因素。对口腔清洁,有助于减少口腔的定植菌,理论上可以起到预防误吸的作用。一项系统回顾研究通过评估口腔卫生对老年人误吸性肺炎发病率的影响,发现改善口腔卫生可以减少误吸性肺炎的发生。但需要注意的是,氯己定的使用是存在争议的。Klompas 等通过荟萃分析表明,用氯己定进行口腔护理可防止心脏术后患者的医院获得性肺炎,但可能不会降低非心脏术后患者发生 VAP 的风险。所以，虽然建议 ICU 患者通过改善口腔卫生来预防误吸，但具体选择哪种方式或哪种口腔护理液，目前尚无公认的建议。

4. 喂养管路　ICU 患者常常伴有吞咽困难，或机械通气等原因导致不具备经口进食的条件，从而需要依靠鼻胃管、鼻空肠管等方式进行喂养。目前 ICU 患者最常用的喂养管是鼻胃管，鼻空肠管次之。留置胃管后，每次喂养前均应检查胃管位置是否合适，避免误将胃管置入呼吸道。许多研究着眼于不同类型喂养管对 ICU 患者误吸发生的风险和益处。Metheny 等的一项前瞻性研究发现，鼻胃管喂养似乎是误吸的危险因素之一。Leder 等也提出，内镜观察时有鼻胃管的患者更容易出现误吸事件。但通过留置鼻胃管进行胃肠减压，是否可以预防误吸，目前没有明确的定论。此外，Elke 等提出，幽门后喂养似乎并不优于鼻胃管喂养，但 Alkhawaja 等的一项荟萃分析显示不同的结果，研究发现与鼻胃管喂养相比，幽门后喂养与误吸性肺炎的减少相关（中等质量证据），而且通过幽门后喂养，可以给予患者更多的营养（低质量证据）。所以留置喂养管需要警惕误吸的发生，但对 ICU 患者误吸的具体影响仍无法确定。

5. 人工气道　ICU 患者由于病情需要，常常需要建立人工气道进行机械通气。人工气道种类不同，对患者的影响也大不相同，如经口气管插管意味着声门的保护功能消失，而气管切开管则对其影响较小。所以人工气道的管理在预防 ICU 患者误吸中发挥重要作用。气囊压和痰液引流的管理可能是预防误吸发生的重中之重。目前公认的要求是应控制气囊压>20cmH$_2$O，一般维持在 25~30cmH$_2$O。尽管部分动物实验得到了阴性结果，但多数研究显示连续或动态调节气囊压对预防误吸似乎更具优势。声门下吸引是清除声门下滞留物，预防误吸发生的重要方式之一。Muscedere 等证实声门下吸引能有效预防误吸和 VAP，这可能与缩短机械通气时间和 ICU 住院时间相关。但持续或间歇声门下吸引对预防误吸的作用尚不清楚，Chow 等认为持续声门下吸引能有效减少误吸和 VAP 的发生、缩短机械通气时间与 ICU 住院时间，而 Wen 等的研究显示持续和间断声门下吸引对误吸和 VAP 的影响差异并无统计学意义。在口咽分泌物较少的患者中，吸引时负压过大，会导致气管黏膜受损并内陷到吸引腔中，从而无法达到理想的声门下吸引效果，可能是造成研究结论相反的原因之一。这也说明，应选择合适的吸引方式、吸引压力，保证患者口咽中存在临界量的液体，从而能充分、安全、有效地吸引声门下分泌物，最终达到预防误吸的目的。

6. 胃残余量　胃残余量是经常用于推断患者对肠内营养耐受情况及误吸风险的指标，理论上避免胃残余量过多可能会减少 ICU 患者误吸的发生。临床护理人员常通过回抽胃内容物来确定胃残余量，并因此决定是否暂停喂养或行胃肠减压。目前，胃残余量的最佳阈值尚未明确，同时也缺乏高质量的研究证明监测胃残余量可以减少肠内营养期间并发症的发生。最近，Yasuda 等一项荟萃分析表明，胃残余量对预测误吸的敏感性较差，是否能用于预防误吸的发生还需要更多的研究来进一步证实。

7. 容量管理　ICU 患者不同于常规住院患者的病情特点，使其在预防误吸方面具备一定的独特性。ICU 患者往往因炎症反应、组织低灌注等多种原因导致内皮多糖包被受损。同时重症疾病常常伴有心、肺功能受累,导致组织器官灌注不足,结合血管通透性增加会引起血管内液体和蛋白的过度渗漏,最终导致组织水肿和严重的低血容量。容量复苏是 ICU 患者最常见的干预措施,其最终目标是恢复组织灌注。但不适宜的液体复苏会引起液体过负荷,从而加剧心、肺功能的恶化,最终导致逐渐加重的低氧血症和严重的肺水肿,而这也是误吸的重要危险因素之一。所以,与常规住院患者不同,ICU 患者更需要加强对容量的管控,减轻心、肺功能受损,从而对误吸的预防发挥积极作用。

(二) ICU 患者预防误吸的阶梯化集束策略

虽然提出了许多有关误吸的预防措施,但支持这些做法的证据要么尚无定论,要么质量不高,而且也很难达到理想的预防效果。缺乏更规范、更普适的集束化预防策略,可能是导致这一现象出现的原因。患者的咽喉及气道作为预防误吸的重要"门户",具有极为重要的作用,如咽喉部吞咽肌群失去协调性或气道保护反射消失常被认为是引发误吸的重要危险因素,所以预防误吸的重中之重便是保护或改善这一"门户"的抵御能力。遗憾的是,ICU 患者常常面临人工气道的建立,从而使问题相对复杂化。所以,充分认识各种气道条件对误吸发生带来的影响,可能是提高 ICU 患者误吸预防效果的先决条件。

1. 阶梯化集束策略的理论支持　大部分 ICU 患者因病情复杂或医疗紧急情况,需要进行气管插管来辅助通气。经喉气管插管的患者常存在声带溃疡、喉头水肿、喉痉挛以及声带水平感觉减退等变化,这些异常可能足以损害上呼吸道在吞咽过程中的自我保护的能力。此外,气管插管可能会使细菌直接进入下呼吸道,从而增加肺炎的发生率。导管套囊对阻止液体进入气管的作用很有限,相反,套囊可能会成为口咽分泌物的储存库,导致口咽分泌物积聚在套囊周围并引起气管支气管细菌定植。所以,气管插管并非没有风险,吸入可能是常见风险之一。

而多数接受长时间机械通气的患者可能会面临气管切开,以延长气道支持时间。通常认为气管切开管会因为喉部前旋和抬高减少、喉部感觉减退、声门闭合不协调、喉部肌肉失用性萎缩、导管压迫食管以及声门下气压降低等因素使吞咽功能受损。例如,先前 Bonanno 和 Eibling 等的研究提出气管切开管会引起吞咽过程中喉抬高降低,从而导致吞咽困难。然而,这两项研究的结论并无强有力的证据支持(既未客观测量喉部运动情况,也未探究其他潜在病因),但此类结论随后却被多篇文章引用,直到 2000 年才受到 Leder 等的质疑。随后,Terk 等通过视频透视吞咽功能检查发现,气管切开管并未引起舌骨运动或喉部偏移出现显著改变,甚至带管状态下的吞咽功能可以自发或通过康复得以逐渐改善,从而有力反驳了上述结论。该项研究还发现,气管切开管是否堵管,或是否拔管均不影响患者误吸状态。所以,气管切开对吞咽功能的影响目前存在一定的争议,而这种争议也同样延续到误吸方面。

支持气管切开会影响吞咽功能的研究,往往同样支持气管切开是误吸的危险因素,理由包括吞咽功能受损、咽反射异常、声门下气压降低以及导管套囊周围细菌定植等。

最近 Nativ-Zeltzer 等通过多因素回归分析,提出气管切开与肺炎风险升高显著相关,似乎也证明了这一结论。反驳者则认为:首先气管切开可能并不损伤患者吞咽功能,而且许多研究由于没有记录气管切开术前的误吸数据,导致术后任何"新发现"的误吸都将归因于气管切开,这样得出的结论也是存疑的;同时,气管切开管是从喉部下方直接进入气道,不会像经喉气管插管一样容易导致含菌的口咽分泌物进入下呼吸道;此外,从经口气管插管更换为气管切开管,不仅能提高患者舒适度、增加沟通效率,还能够更有效清除分泌物,从而有助于减少镇静需求,甚至尽快脱离机械通气。Giambra 等通过构建 Logistic 回归方程来分析儿童群体中气管切开与误吸的关系,发现两者成负相关,这也与传统观点形成鲜明冲突。

2. **阶梯化集束策略的形成**　无论气管切开与误吸的关系到底如何,在长期的争论与不断深入的研究中,建立人工气道后几个与误吸可能相关的重要因素都是值得临床医师重视的。首先必须关注的是气道分泌物的管理,包括口咽分泌物、气囊上(声门下)分泌物及肺内痰液引流。同时,患者是否存在吞咽功能障碍、声门是否水肿及声门闭合是否协调,也是不可忽视的。Coscarelli 等发现,通过适当的康复治疗,可以改善吞咽及声门功能,有效降低气管切开患者住院期间及出院后误吸性肺炎的发生。此外,对于 ICU 患者来说,容量管理可能是独特但极为重要的。为此,我们将这些因素进行归纳及总结,结合预防误吸的一般措施,以气道管理为核心,涵盖"口腔—气道—肺—其他"各个方面,最终提出了 ICU 患者预防误吸的阶梯化集束策略(表 4-5-1),以期能有效减少误吸的发生。

表 4-5-1　人工气道管理的阶梯化集束策略

经口气管插管	经鼻气管插管	气管切开管
口腔分泌物	口腔分泌物	口腔分泌物
气囊上分泌物	吞咽功能	吞咽功能
气囊管理	气囊上分泌物	声门管理
肺内痰液吸引	气囊管理	气囊上分泌物
液体管理	肺内痰液吸引	气囊管理
	液体管理	肺内痰液吸引
		液体管理

此外,ICU 患者在拔除气管插管或气管切开管的过程中,常常出现口咽及气囊上分泌物流入下呼吸道或管路刺激引发胃内容反流等情况,导致误吸发生率极高。而在拔管后,同样会由于声门及吞咽功能异常而易发生误吸。所以,拔管前的评估与管理对于 ICU 患者预防误吸同样重要,有必要提前对患者的吞咽和呛咳功能、意识状态、口腔卫生,以及胃液和容量情况进行评估。也正是基于此类管理理念,无人工气道的 ICU 患者同样可以从这些方面来进行误吸的预防,如鼓励患者主动说话、主动吞咽、主动呛咳、

主动口腔清洁及主动早期活动,从而加强声门及口腔卫生管理,改善患者肌力和吞咽功能等。

四、误吸及误吸性肺炎的治疗

不同种类误吸物引起的感染性或化学性误吸性肺炎,其治疗措施最大的不同点在于是否应用抗生素。不同于感染性肺炎,化学性肺炎由于是无菌性炎症,经验性应用抗生素治疗并不能改善预后,甚至会引起细菌耐药。尽快明确误吸性肺炎的类型是必要的,但 ICU 患者往往存在无主诉、临床表现不典型的情况,使早期判断肺炎类型存在困难,所以在尝试区分两种不同的误吸事件前,根据患者症状和病程提供及时的治疗同样是至关重要的。

(一)ICU 误吸性肺炎的常规治疗

无论是哪种类型的误吸性肺炎,早期最重要的措施是维持呼吸道通畅,在予以重症监护的同时,通过调整患者体位,如使头部偏向一侧或床头抬高 30°~45° 等,避免再发误吸,以及方便从口腔或咽喉部对误吸物进行吸引。此外,其他的支持治疗包括吸氧纠正低氧血症,雾化支气管扩张剂缓解支气管痉挛,根据患者氧合、血流动力学等情况评估是否建立人工气道进行机械通气等。若误吸固体颗粒造成部分肺不张,可能需要进行支气管镜来清除气道阻塞,从而改善肺不张、减少炎症反应,并减低感染风险。同时,支气管镜还能从下呼吸道采集病原学检测标本,有助于判断是否进行抗感染治疗。虽然炎症反应是化学性误吸性肺炎重要的发病机制,但目前仍不推荐常规进行糖皮质激素的辅助治疗,这可能是由于源于两项大型多中心随机对照研究的结果显示,误吸患者接受糖皮质激素治疗未发现任何益处,且肺部出现革兰氏阴性菌感染的概率更高。

ICU 患者发生误吸后,是否早期应用抗生素可能是临床治疗中的重点和难点。感染性误吸性肺炎进行抗生素治疗是没有异议的,ICU 误吸性肺炎患者最常见的致病菌是革兰氏阴性菌,所以早期可以经验性应用抗革兰氏阴性菌的广谱抗生素。一般不常规覆盖厌氧菌,除非患者明确存在坏死性肺炎、肺脓肿或严重的牙周疾病。此外,抗生素的选择可能也会受到 ICU 环境菌的影响。当患者为化学性误吸性肺炎,或无法明确误吸性肺炎的类型时,是否应用抗生素是存在争议的。2001 年 Rebuck 等的一项调查报告表明,ICU 患者误吸后进行预防性抗生素治疗是极为常见的。Raghavendran 等依据短疗程应用抗生素在 VAP 治疗中未发现显著不良影响,建议根据患者 ICU 住院时间先早期应用覆盖 VAP 常见病原菌的抗生素,并在 72 小时内根据明确的病原学培养结果减少抗生素的使用。一项纳入 1 438 例住院患者的回顾性队列研究表明,接受预防性抗生素治疗的误吸性肺炎患者预后和转入 ICU 的概率并没有得到改善,反而可能面临升级抗生素的需求。该研究主要面对的是非 ICU 住院患者,所以短疗程预防性抗生素治疗在 ICU 误吸性肺炎患者中的作用仍有待商榷。最近,Mandell 等建议轻、中度化学性误吸性肺炎的患者不推荐常规应用抗生素,但重症误吸性肺炎患者可以经验性应用抗生素 2~3 天,是否继续应用要以临床实际作为指导。

（二）基于血流动力学的治疗理念

目前对重症的理解已经步入了体系化认识这一层次，这也要求重症医师在诊治误吸性肺炎的同时，要更深刻地理解"从误吸进展为 ARDS"的全过程，这也意味着重症医师在上述常规治疗的过程中，应同时秉持血流动力学的治疗理念。

首先要从重症体系，即"不同宿主机体、不同损伤或疾病、不同机体失调反应、不同干预措施和不同器官功能不全"这五大方面去认识和理解 ICU 患者"误吸/误吸性肺炎/ARDS"的过程。其中，无论是酸性物质的直接腐蚀损伤，还是致病菌感染的侵袭损伤，作用于宿主机体后，均出现了广泛的应激反应，并在疾病进展过程中发挥了重要作用。强调应激反应在这一病程中的作用，同样符合我们提出的"宿主/机体失调反应"这一概念，即酸性物质带来的创伤或致病菌造成的感染侵袭作用于宿主机体后，通过病原相关分子模式和损伤相关分子模式途径，被模式识别受体所识别，引发广义应激反应，而紊乱的广义应激反应又进一步加剧原有器官损伤或引起其他器官功能损伤，以及微循环功能不全和细胞功能紊乱，最终发生发展为 ARDS 这一重症的全过程。

从重症体系的角度认识"误吸/误吸性肺炎/ARDS"的进展过程，有助于重症医师从宏观和微观层面理解并进行血流动力学治疗。"误吸/误吸性肺炎/ARDS"这一过程不可避免会导致肺功能损伤，而肺是人体最重要的供氧器官，肺功能损伤常常与心功能障碍互为表里。众所周知，心、肺氧输送器官作为维持生命的核心器官，任意一方受累都常引起氧输送障碍及血流动力学异常，导致组织缺氧、线粒体功能障碍等，进而迅速波及其他器官或系统，最终进展为多器官功能不全综合征（multiple organ dysfunction syndrome，MODS）。而在"误吸/误吸性肺炎/ARDS"的进程中，随着病情的加重，常会出现大循环/微循环灌注失衡，即大循环的血流动力学不再能真实反映微循环的灌注状态，从而无法真实有效地评估病情。所以重症医师同样应重视疾病进程中微循环的变化，通过血流动力学治疗实现有效改善微循环灌注的目的。此外，所有血流动力学治疗的干预措施均同时伴有治疗与再损伤两方面作用，而不及时不恰当的干预更会加剧重症的发生和发展。所以在"误吸/误吸性肺炎/ARDS"的病程中进行血流动力学治疗时，应时刻关注治疗与再损伤作用，根据病情动态变化，及时选择恰当的干预措施。

五、总结

ICU 患者不仅极易发生误吸，同时多方面的原因导致自身对疾病的抵御能力下降，使得误吸性肺炎，甚至 ARDS 的发病率极高，这严重影响治疗效果，延长住院时间，甚至增加患者病死率。所以充分认识 ICU 患者误吸相关危险因素，预防误吸发生是极为重要的。同时，基于 ICU 患者的独特性，深刻理解误吸性肺炎的发病机制，早期发现误吸和区分误吸性肺炎的具体类型。此外，普及预防误吸的理念，掌握科学规范的预防策略，可有效降低 ICU 患者误吸及误吸性肺炎的发生，并将误吸性肺炎的常规治疗和基于血流动力学的重症治疗相结合，提高治疗效果，改善患者预后。

（作者：王广健　廉　慧　王小亭　审核：谢海雁　施举红）

参考文献

［1］ KOŠUTOVA P, MIKOLKA P. Aspiration syndromes and associated lung injury: Incidence, patho-physiology and management. Physiol Res, 2021, 70 (Suppl4): S567-S583.

［2］ NEILL S, DEAN N. Aspiration pneumonia and pneumonitis: A spectrum of infectious/noninfectious diseases affecting the lung. Curr Opin Infect Dis, 2019, 32 (2): 152-157.

［3］ METHENY NA, CLOUSE RE, CHANG YH, et al. Tracheobronchial aspiration of gastric contents in critically ill tube-fed patients: Frequency, outcomes, and risk factors. Crit Care Med, 2006, 34 (4): 1007-1015.

［4］ COHEN DL, ROFFE C, BEAVAN J, et al. Post-stroke dysphagia: A review and design considerations for future trials. Int J Stroke, 2016, 11 (4): 399-411.

［5］ SCHWARZ M, COCCETTI A, MURDOCH A, et al. The impact of aspiration pneumonia and naso-gastric feeding on clinical outcomes in stroke patients: A retrospective cohort study. J Clin Nurs, 2018, 27 (1-2): e235-e241.

［6］ MANDELL LA, NIEDERMAN MS. Aspiration Pneumonia. N Engl J Med, 2019, 380 (7): 651-663.

［7］ MEHTA NM, SKILLMAN HE, IRVING SY, et al. Guidelines for the provision and assessment of nutrition support therapy in the Pediatric Critically Ill Patient: Society of Critical Care Medicine and American Society for Parenteral and Enteral Nutrition. Pediatr Crit Care Med, 2017, 18 (7): 675-715.

［8］ HOLLAAR V, VAN DER MAAREL-WIERINK C, VAN DER PUTTEN GJ, et al. Defining charac-teristics and risk indicators for diagnosing nursing home-acquired pneumonia and aspiration pneu-monia in nursing home residents, using the electronically-modified Delphi Method. BMC Geriatr, 2016, 16: 60.

［9］ SON YG, SHIN J, RYU HG. Pneumonitis and pneumonia after aspiration. J Dent Anesth Pain Med, 2017, 17 (1): 1-12.

［10］ NIEDERMAN MS, CILLONIZ C. Aspiration pneumonia. Rev Esp Quimioter, 2022, 35 Suppl 1 (Suppl 1): 73-77.

［11］ HAYASHI M, IWASAKI T, YAMAZAKI Y, et al. Clinical features and outcomes of aspiration pneu-monia compared with non-aspiration pneumonia: A retrospective cohort study. J Infect Chemother, 2014, 20 (7): 436-442.

［12］ CABRE M, SERRA-PRAT M, PALOMERA E, et al. Prevalence and prognostic implications of dysphagia in elderly patients with pneumonia. Age Ageing, 2010, 39 (1): 39-45.

［13］ REZA SHARIATZADEH M, HUANG JQ, MARRIE TJ. Differences in the features of aspiration pneumonia according to site of acquisition: Community or continuing care facility. J Am Geriatr Soc, 2006, 54 (2): 296-302.

［14］ KOMIYA K, RUBIN BK, KADOTA JI, et al. Prognostic implications of aspiration pneumonia in patients with community acquired pneumonia: A systematic review with meta-analysis. Sci Rep, 2016, 6: 38097.

［15］ PAINTAL HS, KUSCHNER WG. Aspiration syndromes: 10 clinical pearls every physician should know. Int J Clin Pract, 2007, 61 (5): 846-852.

［16］ TEABEAUT JR 2nd. Aspiration of gastric contents; an experimental study. Am J Pathol, 1952, 28 (1): 51-67.

［17］ KENNEDY TP, JOHNSON KJ, KUNKEL RG, et al. Acute acid aspiration lung injury in the rat: Biphasic pathogenesis. Anesth Analg, 1989, 69 (1): 87-92.

［18］ WILSON MR, WAKABAYASHI K, BERTOK S, et al. Inhibition of TNF receptor p55 by a domain antibody attenuates the initial phase of acid-induced lung injury in mice. Front Immunol, 2017, 8: 128.

［19］ MODELSKA K, PITTET JF, FOLKESSON HG, et al. Acid-induced lung injury. Protective effect of anti-interleukin-8 pretreatment on alveolar epithelial barrier function in rabbits. Am J Respir Crit Care Med, 1999, 160 (5 Pt 1): 1450-1456.

［20］ KYRIAKIDES C, AUSTEN WG JR, WANG Y, et al. Mast cells mediate complement activation after acid aspiration. Shock, 2001, 16 (1): 21-24.

［21］ KNIGHT PR, RUTTER T, TAIT AR, et al. Pathogenesis of gastric particulate lung injury: A comparison and interaction with acidic pneumonitis. Anesth Analg, 1993, 77 (4): 754-760.

［22］ DAVIDSON BA, KNIGHT PR, WANG Z, et al. Surfactant alterations in acute inflammatory lung injury from aspiration of acid and gastric particulates. Am J Physiol Lung Cell Mol Physiol, 2005, 288 (4): L699-708.

［23］ BETANCOURT SL, MARTINEZ-JIMENEZ S, ROSSI SE, et al. Lipoid pneumonia: spectrum of clinical and radiologic manifestations. AJR Am J Roentgenol, 2010, 194 (1): 103-109.

［24］ ALMIRALL J, BOIXEDA R, DE LA TORRE MC, et al. Aspiration pneumonia: A renewed perspective and practical approach. Respir Med, 2021, 185: 106485.

［25］ MAN WH, DE STEENHUIJSEN PITERS WA, BOGAERT D. The microbiota of the respiratory tract: Gatekeeper to respiratory health. Nat Rev Microbiol, 2017, 15 (5): 259-270.

［26］ BARTLETT JG, GORBACH SL, FINEGOLD SM. The bacteriology of aspiration pneumonia. Am J Med, 1974, 56 (2): 202-207.

［27］ YAMANDA S, EBIHARA S, EBIHARA T, et al. Bacteriology of aspiration pneumonia due to delayed triggering of the swallowing reflex in elderly patients. J Hosp Infect, 2010, 74 (4): 399-401.

［28］ BARTLETT JG. How important are anaerobic bacteria in aspiration pneumonia: When should they be treated and what is optimal therapy. Infect Dis Clin North Am, 2013, 27 (1): 149-155.

［29］ LAUTERBACH E, VOSS F, GERIGK R, et al. Bacteriology of aspiration pneumonia in patients with acute coma. Intern Emerg Med, 2014, 9 (8): 879-885.

［30］ SUZUKI J, IKEDA R, KATO K, et al. Characteristics of aspiration pneumonia patients in acute care hospitals: A multicenter, retrospective survey in Northern Japan. PLoS One, 2021, 16 (7): e0254261.

［31］ EL-SOLH AA, PIETRANTONI C, BHAT A, et al. Microbiology of severe aspiration pneumonia in institutionalized elderly. Am J Respir Crit Care Med, 2003, 167 (12): 1650-1654.

［32］ RAGHAVENDRAN K, NEMZEK J, NAPOLITANO LM, et al. Aspiration-induced lung injury. Crit Care Med, 2011, 39 (4): 818-826.

［33］ HUPPERT LA, MATTHAY MA, WARE LB. Pathogenesis of acute respiratory distress syndrome. Semin Respir Crit Care Med, 2019, 40 (1): 31-39.

［34］ FANELLI V, VLACHOU A, GHANNADIAN S, et al. Acute respiratory distress syndrome: New definition, current and future therapeutic options. J Thorac Dis, 2013, 5 (3): 326-334.

［35］ MIKOLKA P, CURSTEDT T, FEINSTEIN R, et al. Impact of synthetic surfactant CHF5633 with SP-B and SP-C analogues on lung function and inflammation in rabbit model of acute respiratory distress syndrome. Physiol Rep, 2021, 9 (1): e14700.

［36］ WEN Z, ZHANG H, DING J, et al. Continuous versus intermittent subglottic secretion drainage to prevent ventilator-associated pneumonia: A systematic review. Crit Care Nurse, 2017, 37 (5): e10-e17.

[37] ADNET F, BORRON SW, FINOT MA, et al. Relation of body position at the time of discovery with suspected aspiration pneumonia in poisoned comatose patients. Crit Care Med, 1999, 27 (4): 745-748.

[38] LI BASSI G, PANIGADA M, RANZANI OT, et al. Randomized, multicenter trial of lateral Trendelenburg versus semirecumbent body position for the prevention of ventilator-associated pneumonia. Intensive Care Med, 2017, 43 (11): 1572-1584.

[39] MUSCEDERE J, DODEK P, KEENAN S, et al. Comprehensive evidence-based clinical practice guidelines for ventilator-associated pneumonia: diagnosis and treatment. J Crit Care, 2008, 23 (1): 138-147.

[40] STECHMILLER JK, COWAN L, WHITNEY JD, et al. Guidelines for the prevention of pressure ulcers. Wound Repair Regen, 2008, 16 (2): 151-168.

[41] COMPHER C, BINGHAM AL, MCCALL M, et al. Guidelines for the provision of nutrition support therapy in the adult critically ill patient: The American Society for Parenteral and Enteral Nutrition. JPEN J Parenter Enteral Nutr, 2022, 46 (1): 12-41.

[42] HERZIG SJ, LASALVIA MT, NAIDUS E, et al. Antipsychotics and the risk of aspiration pneumonia in individuals hospitalized for nonpsychiatric conditions: A Cohort study. J Am Geriatr Soc, 2017, 65 (12): 2580-2586.

[43] VILLASANTE-TEZANOS AG, ROHDE C, NIELSEN J, et al. Pneumonia risk: approximately one-third is due to clozapine and two-thirds is due to treatment-resistant schizophrenia. Acta Psychiatr Scand, 2020, 142 (1): 66-67.

[44] NAYAR DS, GUTHRIE WG, GOODMAN A, et al. Comparison of propofol deep sedation versus moderate sedation during endosonography. Dig Dis Sci, 2010, 55 (9): 2537-2544.

[45] DRINKA P. Preventing aspiration in the nursing home: The role of biofilm and data from the ICU. J Am Med Dir Assoc, 2010, 11 (1): 70-77.

[46] MAKHNEVICH A, FELDHAMER KH, KAST CL, et al. Aspiration pneumonia in older adults. J Hosp Med, 2019, 14 (7): 429-435.

[47] VAN DER MAAREL-WIERINK CD, VANOBBERGEN JN, BRONKHORST EM, et al. Oral health care and aspiration pneumonia in frail older people: A systematic literature review. Gerodontology, 2013, 30 (1): 3-9.

[48] KLOMPAS M, SPECK K, HOWELL MD, et al. Reappraisal of routine oral care with chlorhexidine gluconate for patients receiving mechanical ventilation: Systematic review and meta-analysis. JAMA Intern Med, 2014, 174 (5): 751-761.

[49] LEDER SB, SUITER DM. Effect of nasogastric tubes on incidence of aspiration. Arch Phys Med Rehabil, 2008, 89 (4): 648-651.

[50] ELKE G, FELBINGER TW, HEYLAND DK. Gastric residual volume in critically ill patients: A dead marker or still alive？ Nutr Clin Pract, 2015, 30 (1): 59-71.

[51] ALKHAWAJA S, MARTIN C, BUTLER RJ, et al. Post-pyloric versus gastric tube feeding for preventing pneumonia and improving nutritional outcomes in critically ill adults. Cochrane Database Syst Rev, 2015, 2015 (8): CD008875.

[52] KANOTRA SP, PROPST EJ, LUGINBUEHL I, et al. Assessment of aspiration risk from dynamic modulation of endotracheal tube cuff pressure. Laryngoscope, 2014, 124 (6): 1415-1419.

［53］ RUBES D, KLEIN AA, LIPS M, et al. The effect of adjusting tracheal tube cuff pressure during deep hypothermic circulatory arrest: A randomised trial. Eur J Anaesthesiol, 2014, 31 (9): 452-456.

［54］ LORENTE L, LECUONA M, JIMéNEZ A, et al. Continuous endotracheal tube cuff pressure control system protects against ventilator-associated pneumonia. Crit Care, 2014, 18 (2): R77.

［55］ MUSCEDERE J, REWA O, MCKECHNIE K, et al. Subglottic secretion drainage for the prevention of ventilator-associated pneumonia: A systematic review and meta-analysis. Crit Care Med, 2011, 39 (8): 1985-1991.

［56］ CHOW MC, KWOK SM, LUK HW, et al. Effect of continuous oral suctioning on the development of ventilator-associated pneumonia: A pilot randomized controlled trial. Int J Nurs Stud, 2012, 49 (11): 1333-1341.

［57］ SUYS E, NIEBOER K, STIERS W, et al. Intermittent subglottic secretion drainage may cause tracheal damage in patients with few oropharyngeal secretions. Intensive Crit Care Nurs, 2013, 29 (6): 317-320.

［58］ YASUDA H, KONDO N, YAMAMOTO R, et al. Monitoring of gastric residual volume during enteral nutrition. Cochrane Database Syst Rev, 2021, 9 (9): CD013335.

［59］ JUFFERMANS NP, VAN DEN BROM CE, KLEINVELD D. Targeting endothelial dysfunction in acute critical illness to reduce organ failure. Anesth Analg, 2020, 131 (6): 1708-1720.

［60］ ARINA P, SINGER M. Pathophysiology of sepsis. Curr Opin Anaesthesiol, 2021, 34 (2): 77-84.

［61］ RHODES A, EVANS LE, ALHAZZANI W, et al. Surviving sepsis campaign: International guidelines for management of sepsis and septic shock: 2016. Intensive Care Med, 2017, 43 (3): 304-377.

［62］ ORSO D, VETRUGNO L, FEDERICI N, et al. Endotracheal intubation to reduce aspiration events in acutely comatose patients: A systematic review. Scand J Trauma Resusc Emerg Med, 2020, 28 (1): 116.

［63］ COLICE GL, STUKEL TA, DAIN B. Laryngeal complications of prolonged intubation. Chest, 1989, 96 (4): 877-884.

［64］ TOLEP K, GETCH CL, CRINER GJ. Swallowing dysfunction in patients receiving prolonged mechanical ventilation. Chest, 1996, 109 (1): 167-172.

［65］ O'NEAL PV, MUNRO CL, GRAP MJ, et al. Subglottic secretion viscosity and evacuation efficiency. Biol Res Nurs, 2007, 8 (3): 202-209.

［66］ DRIVER BE, KLEIN LR, SCHICK AL, et al. The occurrence of aspiration pneumonia after emergency endotracheal intubation. Am J Emerg Med, 2018, 36 (2): 193-196.

［67］ Practice guidelines for preoperative fasting and the use of pharmacologic agents to reduce the risk of pulmonary aspiration: application to healthy patients undergoing elective procedures: A report by the American Society of Anesthesiologist Task Force on Preoperative Fasting. Anesthesiology, 1999, 90 (3): 896-905.

［68］ ELPERN EH, SCOTT MG, PETRO L, et al. Pulmonary aspiration in mechanically ventilated patients with tracheostomies. Chest, 1994, 105 (2): 563-566.

［69］ EIBLING DE, GROSS RD. Subglottic air pressure: A key component of swallowing efficiency. Ann Otol Rhinol Laryngol, 1996, 105 (4): 253-258.

［70］ DONZELLI J, BRADY S, WESLING M, et al. Effects of the removal of the tracheotomy tube on swallowing during the fiberoptic endoscopic exam of the swallow (FEES). Dysphagia, 2005, 20 (4): 283-289.

［71］ BONANNO PC. Swallowing dysfunction after tracheostomy. Ann Surg, 1971, 174 (1): 29-33.

［72］ TERK AR, LEDER SB, BURRELL MI. Hyoid bone and laryngeal movement dependent upon presence of a tracheotomy tube. Dysphagia, 2007, 22 (2): 89-93.

［73］ LEDER SB, ROSS DA. Investigation of the causal relationship between tracheotomy and aspiration in the acute care setting. Laryngoscope, 2000, 110 (4): 641-644.

［74］ COFFMAN HM, REES CJ, SIEVERS AE, et al. Proximal suction tracheotomy tube reduces aspiration volume. Otolaryngol Head Neck Surg, 2008, 138 (4): 441-445.

［75］ HIGGINS DM, MACLEAN JC. Dysphagia in the patient with a tracheostomy: Six cases of inappropriate cuff deflation or removal. Heart Lung, 1997, 26 (3): 215-220.

［76］ NATIV-ZELTZER N, NACHALON Y, KAUFMAN MW, et al. Predictors of aspiration pneumonia and mortality in patients with dysphagia. Laryngoscope, 2022, 132 (6): 1172-1176.

［77］ LEDER SB, ROSS DA. Confirmation of no causal relationship between tracheotomy and aspiration status: A direct replication study. Dysphagia, 2010, 25 (1): 35-39.

［78］ DURBIN CG Jr. Indications for and timing of tracheostomy. Respir Care, 2005, 50 (4): 483-487.

［79］ FREEMAN-SANDERSON AL, TOGHER L, ELKINS MR, et al. Quality of life improves with return of voice in tracheostomy patients in intensive care: An observational study. J Crit Care, 2016, 33: 186-191.

［80］ GIAMBRA BK, MEINZEN-DERR J. Exploration of the relationships among medical health history variables and aspiration. Int J Pediatr Otorhinolaryngol, 2010, 74 (4): 387-392.

［81］ COSCARELLI S, VERRECCHIA L, LE SAEC O, et al. Rehabilitation protocol of dysphagia after subtotal reconstructive laryngectomy. Acta Otorhinolaryngol Ital, 2007, 27 (6): 286-289.

［82］ BERNARD GR, LUCE JM, SPRUNG CL, et al. High-dose corticosteroids in patients with the adult respiratory distress syndrome. N Engl J Med, 1987, 317 (25): 1565-1570.

［83］ BONE RC, FISHER CJ JR, CLEMMER TP, et al. Early methylprednisolone treatment for septic syndrome and the adult respiratory distress syndrome. Chest, 1987, 92 (6): 1032-1036.

［84］ AMERICAN THORACIC SOCIETY, INFECTIOUS DISEASES SOCIETY OF AMERICA. Guidelines for the management of adults with hospital-acquired, ventilator-associated, and healthcare-associated pneumonia. Am J Respir Crit Care Med, 2005, 171 (4): 388-416.

［85］ REBUCK JA, RASMUSSEN JR, OLSEN KM. Clinical aspiration-related practice patterns in the intensive care unit: A physician survey. Crit Care Med, 2001, 29 (12): 2239-2244.

［86］ DRAGAN V, WEI Y, ELLIGSEN M, et al. Prophylactic antimicrobial therapy for acute aspiration pneumonitis. Clin Infect Dis, 2018, 67 (4): 513-518.

［87］ 王广健, 刘大为, 王小亭. 基于机体反应与血流动力学的重症新认知. 中华内科杂志, 2022, 61 (3): 246-248.

［88］ LEIBEL S, POST M. Endogenous and exogenous stem/progenitor cells in the lung and their role in the pathogenesis and treatment of pediatric lung disease. Front Pediatr, 2016, 4: 36.

［89］ DING X, LIAN H, WANG X. Management of very old patients in intensive care units. Aging Dis, 2021, 12 (2): 614-624.

［90］ BEESLEY SJ, WEBER G, SARGE T, et al. Septic cardiomyopathy. Crit Care Med, 2018, 46 (4): 625-634.

［91］ INCE C. Hemodynamic coherence and the rationale for monitoring the microcirculation. Crit Care, 2015, 19 Suppl 3 (Suppl 3): S8.

［92］ VINCENT JL, DE BACKER D. Circulatory shock. N Engl J Med, 2013, 369 (18): 1726-1734.

［93］ 刘大为. 重症的治疗与再损伤. 中华危重病急救医学, 2014, 26 (1): 1-2.

第6节　吞咽障碍及重症误吸肺炎的护理管理

一、重症误吸肺炎概述：重症肺炎和误吸肺炎的定义与关系

因不同病因、不同病原菌、在不同场合所导致的肺组织（细支气管、肺泡、间质）炎症，有着相似或相同的病理生理过程，发展到一定疾病阶段，均可恶化加重成为重症肺炎（severe pneumonia，SP）。社区获得性肺炎（CAP）、医院获得性肺炎（HAP）、健康照护相关性肺炎（health care associated pneumonia，HCAP）和呼吸机相关性肺炎（ventilator associated pneumonia，VAP）均可引起重症肺炎。重症肺炎是严重危害人类健康的一种疾病，常快速进展为急性呼吸窘迫综合征（acute respiratory distress syndrome，ARDS）和多器官功能不全综合征（multiple organ dysfunction syndrome，MODS），病死率高达30%~50%，可导致严重的并发症，加重医疗经济负担。

误吸性肺炎是指可能含细菌和 / 或 pH 较低的胃液或口咽液体或外源性物质（如摄入的食物颗粒或液体、矿物油、盐或淡水），因误吸进入下气道造成的肺部不良后果。由此可见，误吸性肺炎与误吸密切相关。国外文献报道：误吸发生率为 22%~88%，在医院患者中，因误吸导致的肺炎（误吸性肺炎）占肺炎患者的 5%~15%。国内文献报道，住院患者误吸发生率为 14.57%，重症患者由疾病原因导致各种管道的置入（如胃管、气管插管等），人为破坏了患者的吞咽功能。研究证实肠内营养支持治疗期间，容易发生误吸，进一步导致误吸性肺炎。误吸是指进食或非进食时，在吞咽过程中有数量不等的液体或固体的食物、分泌物、血液等进入声门以下的呼吸道的过程。误吸是医院获得性肺炎病原体的主要感染途径。误吸根据症状分为显性误吸与隐性误吸。显性误吸是指误吸后患者即刻出现刺激性呛咳、气促，甚至发绀、窒息等表现；临床上，若会厌保护性关闭反射减弱或喉抬升不足等原因，常导致没有咳嗽的误吸，称为隐性误吸（silent aspiration）。误吸的易感因素包括可引起以下情况的疾病：降低意识水平、干扰正常吞咽、吞咽障碍、损伤气道廓清（纤毛功能或咳嗽）、频繁或大量呕吐的情况也会增加发生误吸性肺炎的概率。

二、吞咽障碍对误吸性肺炎的影响

误吸性肺炎与吞咽障碍有密切关系。世界卫生组织将吞咽障碍列入第 10 版国际疾病分类（International Classification of Disease 10，ICD-10）及国际功能、残疾和健康分类。吞咽障碍的发生发展与多方面因素有关。各种影响大脑皮质吞咽中枢、脑干吞咽中枢、脑神经、小脑及正常吞咽放射的疾病，均可能导致吞咽障碍的发生，如脑卒中、阿尔茨海默病、头颈部肿瘤、慢性阻塞性肺疾病以及食管反流性疾病等。此外，随着年龄的增加，由于生理结构的老龄化改变，如口咽、食管部位的组织结构发生退行

性改变、神经末梢感受器反射功能降低、肌肉变性、疾病、药物等原因,吞咽障碍发生率可高达 39.9%,也是误吸发生的高危人群。在老年住院患者中吞咽障碍的发生率为30%~55%。吞咽障碍在严重的创伤性脑外伤患者中发生率为 65%,在帕金森病中发病率为 32%~70%,在阿尔茨海默病患者中发病率为 50%~75%。患者一旦出现误吸,可引起反复的肺部感染、营养不良甚至死亡。吞咽障碍是脑卒中患者常见的并发症之一,50%~67% 的卒中患者会发生不同程度的吞咽困难,吞咽障碍患者误吸发生率超过40%,而卒中后合并吞咽障碍的患者肺炎发生率是非吞咽障碍患者的 3 倍。调查发现,因中枢神经系统疾病导致吞咽功能障碍者,误吸发生率高达 60% 以上。

据报道用吞咽造影对 166 例有吞咽障碍症状者进行检查,发现 5%~12% 的患者有误吸,发生误吸最常见的原因是喉提升度减少和咽反射运动延迟,但患者中仅有 53%有保护性咳嗽。是否发生误吸还与吞咽物的质地、黏度等有关。用内镜结合吞咽感觉试验法,对一组 122 例中位年龄为 65 岁的有吞咽障碍症状者进行检查,发现吞咽稀薄液体时发生误吸者占比高达 93%~100%。另一报道显示,对 204 例平均年龄为 65 岁,有吞咽障碍症状的患者行纤维内镜检查,探讨咽喉感觉缺陷、咽运动功能缺陷与发生稀薄液体误吸的关系,发现咽运动功能障碍者(3 例)及咽运动功能严重障碍者(15 例)发生误吸的频率分别为 67% 和 100%。

加拿大一项研究纳入 1 946 例住院肺炎患者,结果显示,正常老年患者中误吸性肺炎发生率仅为 10%,而来自康复医院的患者误吸性肺炎发生率竟高达 30%。进一步研究发现,在康复医院误吸性肺炎患者中,72% 发生因中枢神经系统疾病导致的吞咽障碍,可见中枢神经系统疾病是发生误吸性肺炎的高危因素。

吞咽功能训练可有效预防误吸性肺炎的发生,并改善吞咽相关肌群的失用性萎缩,最大限度地促进吞咽功能恢复,减少误吸,降低误吸性肺炎的发生。

三、护理措施

(一) 护理评估

1. **吞咽障碍的筛查与评估** 《中国吞咽障碍评估与治疗专家共识(2017 年版)》中强调以团队合作模式对吞咽障碍患者进行综合管理,团队人员包括临床医师、护师、营养师、言语吞咽治疗师等,管理内容包括吞咽障碍的筛查与评估、治疗与康复护理。护士作为最直接接触患者的医务人员,在吞咽障碍患者的康复和护理中扮演着初筛者、并发症防护者、协调者和治疗者等不可忽视的角色。作为初筛者,准确评估、及早发现吞咽障碍是吞咽障碍管理的重要环节。护士作为患者的入院接待者及初始评估者,如果能够正确运用吞咽障碍相关评估工具评估患者的吞咽功能,将对吞咽障碍的管理起到举足轻重的作用。吞咽障碍的筛查与评估不只是筛查有无吞咽障碍,更重要的是评估吞咽安全性和有效性方面存在的风险及程度。护理人员主要负责评估的内容:①患者一般状态和营养状态的筛查与评估;②每日摄食评估(进食方法、进食速度、进食量、是否存在呛咳等);③日常生活活动能力评估;④口腔清洁度评估;⑤反复唾液吞咽测试;

⑥改良洼田饮水试验。主要负责口腔、进食、呼吸功能管理,心理支持和健康指导工作。

(1)评估流程:评估流程由筛查开始,初步判断是否存在吞咽障碍及其风险程度,如果有或高度怀疑有风险,则做进一步的临床功能评估和/或仪器检查。

(2)筛查:可以初步了解患者是否存在吞咽障碍以及障碍的程度,目的是找到吞咽障碍的高危人群,尤其是对于疑似有吞咽问题的患者、老年人及特殊人群,具体筛查步骤见图4-6-1。

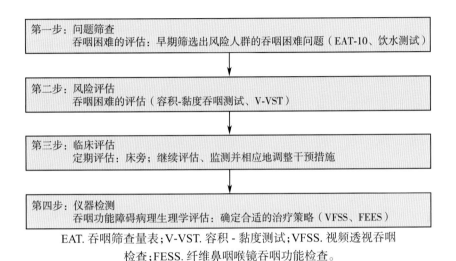

EAT. 吞咽筛查量表;V-VST. 容积 - 黏度测试;VFSS. 视频透视吞咽检查;FESS. 纤维鼻咽喉镜吞咽功能检查。

图 4-6-1　吞咽障碍评估流程

脑卒中患者、气管切开患者、老年衰弱者等群中应常规开展吞咽障碍的筛查。筛查包括量表法和检查法,筛查不能取代临床功能评估和仪器检查。

(3)临床吞咽评估:临床吞咽评估包括全面病史评估、口颜面功能和喉部功能评估、进食评估三个部分。

1)全面病史评估:包括患者的主诉、病史、用药史、疾病转归、医疗程序等一般情况;患者精神状态、合作度、认知、沟通能力、目前营养状况、口腔卫生、呼吸功能、一般运动功能;患者本人和家属意愿。

2)口颜面功能和喉部功能评估:①口颜面功能评估,包括唇、下颌、软腭、舌等与吞咽有关的解剖结构,包括组织结构的完整性、对称性、感觉敏感度、运动功能等,以及咀嚼肌的力量。②吞咽相关反射功能,包括吞咽反射、咽反射、咳嗽反射等。③喉功能评估,包括音质/音量的变化,发音控制/范围,主动的咳嗽/喉部的清理,喉上抬能力等。

3)床旁进食评估(容积 - 黏度测试):所有的床旁进食评估都需要进行容积 - 黏度测试(volume-viscosity swallow test,V-VST),但首先要确认患者是否有适应证和禁忌证。主要用于吞咽障碍安全性和有效性的风险评估,帮助患者选择摄取液体量最合适的容积和稠度。测试时选择的容积分为少量(5ml)、中量(10ml)、多量(20ml),稠度分为低稠度(水样)、中稠度(浓糊状)、高稠度(布丁状),按照不同组合,完整测试共需 9 口进食,观察患者吞咽的情况。根据安全性和有效性的指标判断进食有无风险。

4)直接摄食评估:对有进食能力的患者,需要进行直接摄食评估。观察患者将食物送入口中的过程,是否有意识地进食,包括摄食过程中流畅地抓取食物、将食物正常地送入口中、进食哪种质地的食物等。

(4)仪器评估:仪器检查能更直观、准确地评估口腔期、咽期和食管期的吞咽情况。了解吞咽气道保护功能完整情况,对于诊断、干预手段选择和咽期吞咽障碍的管理意义重大。视频透视吞咽检查(VFSS)和纤维鼻咽喉镜吞咽功能检查(FEES)是确定吞咽障碍的"金标准"。

2. 误吸性肺炎的高危因素评估(具体可参考本书其他章节)。

(二)误吸的预防

1. **口腔护理(oral care)**　正常人每日唾液分泌量为 1 000~1 500ml,即使在没有食物刺激的情况下,每分钟也能分泌 5ml 唾液,因此在人们睡眠时仍有少量唾液不停地分泌出来润滑口腔黏膜、保护牙齿。人的唾液中 99% 是水,有机物主要是唾液淀粉酶、糖胺聚糖、黏蛋白及溶菌酶等,无机物有钠、钾、钙、氯和硫氰根离子等,凭借这些唾液中少量的淀粉酶、溶菌酶、免疫球蛋白等成分,我们才可以正常地将摄入的食物分解,并且保持健康。唾液在防止口腔干燥、润滑食物的同时,还可自动地杀菌、抗菌,起到清洁口腔、冲洗残留在口腔里的食物残屑的作用。一旦经口气管插管后,患者声门呈持续开放状态、口腔不能完全闭合等因素,导致吞咽和咳嗽反射受损,这时口腔内分泌物会发生蓄积进而发生误吸,所以口腔分泌物的有效管理是十分重要的。

(1)口腔分泌物抽吸:仰卧患者的口腔和鼻腔分泌物向后蓄积,如无特殊或禁忌,应给予大于 30° 半卧位,可减少误吸。此外,还需及时进行口腔内抽吸,减少分泌物蓄积。

(2)降低口腔内菌负荷:经口气管插管患者气管插管后,口腔自洁能力下降,口腔细菌繁殖、定植增加,难以彻底清洗舌后根、舌下面、牙内面等死角,做好口腔清洁可减少上呼吸道的病原体定植,对预防患者隐性误吸导致的肺部感染起到至关重要的作用。可行的方法:口咽部使用 0.2% 氯己定等消毒剂;口咽部使用不可吸收的抗生素进行选择性口咽去污(selective oropharyngeal decontamination,SOD);口腔中不断循环冲洗液,同时辅以口腔擦洗,有效降低插管管壁、口咽部、黏膜细菌的吸附能力,同时反复冲洗还能够及时排出口腔细菌,促使细菌株数明显减少,插管管壁、口咽部、黏膜的污物和残留物通过口腔擦洗有一定的清洁效果。口腔擦洗和冲洗对预防肺部感染、口腔感染具有重要的积极意义。

2. **声门管理(glottic management)**　当人工气道建立后,由于患者咽喉部分功能丧失,吞咽受限,口腔分泌物及胃食管反流物受气囊阻隔滞留于气囊上方,会形成气囊上滞留物。国内外研究结果显示,气囊上滞留物是呼吸机相关肺炎病原的重要来源。因此及时清除汇集于气管内导管(ETT)套囊上方的声门下分泌物可能会降低误吸套囊周围分泌物的风险,从而降低 VAP 的发生率。

(1)使用声门下吸引导管清除:声门下吸引又称声门下滞留物吸引(subglottic

secretion drainage,SSD),是指应用带有声门下吸引装置的气囊导管,通过负压吸引对声门下、气囊上的滞留物进行持续或间断吸引的技术。《中国成人医院获得性肺炎与呼吸机相关性肺炎诊断和治疗指南(2018年版)》明确推荐,对于预期有创机械通气时间超过48小时或72小时的患者,使用具有声门下吸引功能的气管导管可以预防误吸和减少VAP的发病率(高等级强推荐证据)。如声门下分泌物吸引的聚氨酯气囊导管,临床研究显示可明显降低VAP的发生率,尤其是机械通气时间>72小时的患者。

关于声门下吸引负压的选择,应根据患者的实际情况判断,包括患者的病情、分泌物黏稠度以及气道反应等。国外在VAP预防相关指南中推荐使用的持续声门下吸引负压为20mmHg,间歇声门下吸引负压为100~150mmHg。国内暂时还没有相应的专家意见和指南对声门下吸引负压的大小提出标准,在临床工作中使用持续声门下吸引的负压在20~150mmHg,其中大多为60~80mmHg,国内声门下吸引的负压值的设定仍需要临床研究来探讨。

对于间断声门下吸引的间隔时间,尚未形成共识,相关文献报道1~6小时,以2~4小时居多。也有研究认为按需声门下吸引为宜,尚待进一步实施以确定最佳吸引频率。

目前,SSD导管在使用过程中仍存在一定局限性:①使用不当可造成气道黏膜损伤,特别是持续吸引,因此,目前倾向于使用间断SSD;②引流导管较细,容易发生阻塞,使引流效果不佳,建议推注空气排除阻塞或应用医用生理盐水/0.2%氯己定溶液等进行冲洗;③SSD导管较普通导管昂贵。

(2)气流冲击法清除:鉴于SSD导管的诸多不足,国内一些学者又提出了新的方法。王辰等采用气流冲击法清除气囊上滞留物,其原理是当气囊完全充气时,患者的通气只能通过导管完成,若将气囊完全放气,患者呼气的气流除了从导管内呼出外,还可以从导管周围呼出,此时积聚在气囊上方的分泌物可被呼出的气流冲出至口腔内;然而这些分泌物黏稠,潮氏呼吸的呼气量不足以将所有分泌物冲出。因此,在患者呼气开始的同时,再经过导管给予一股较大气流,两股气流共同形成一股向外的合流,增大冲出气流的流量,从而将气囊上滞留物完全冲出至口腔内,然后用吸痰管自口腔内将分泌物吸净即可。若未及时吸出,分泌物将重新流回气道,故需在送气末立即将气囊充气,防止分泌物重新流入下气道。气道冲击法不需特殊人工导管,医疗成本低、应用面广。气流冲击法虽然操作简单,可行性强,但需要两位工作人员的良好配合,否则可能会使气囊上方分泌物进入下呼吸道,其有效性和安全性有待进一步评估。

(3)自动气道管理系统:目前临床上还有一种自动气道管理系统,可通过感知气囊上方的CO_2水平来实时监测气囊周围漏气和密封情况,从而精确提供动态的气囊压力,维持其在合适的范围,并能够有效地冲洗和吸引声门下分泌物。为了减小真空吸引对气管组织带来的风险,还可以采用间断可调节的吸引和休息周期。患者在气管插管后,气囊周围会有分泌物堆积,使用自动气道保护系统,可以与气管插管的侧腔连接,吸引声门下分泌物和冲洗气囊上方,从而防止感染。另外,通过对气囊上方CO_2的浓度进行监测,可以对气囊的压力进行优化;通过对气囊和呼吸机之间梯度压力的最佳压力进行连续分析,可以检测气管插管内腔阻塞的程度,对预防插管患者发生 VAP 有较为显著的帮助。自动气道管理系统还能够有效降低临床护理团队的工作负荷,减少气道管理的关照强度,但对国人的有效性及安全性还有待考量,且具有增加成本的问题,国内尚未广泛使用。

3. 有人工气道的气囊管理 对于绝大多数患者而言,建立人工气道的主要目的是进行机械通气时封闭气道,保障有效的正压通气,防止误吸及漏气。对于气管切开无需机械通气的患者,如果自主气道保护能力好,可将气囊完全放气或更换为无气囊套管。

(1)气囊的种类:目前临床上用于人工气道气囊的种类有很多。常见有以下几种:①低容量高压气囊,此类气囊的容积和顺应性均较小,充气后压力增高,呈圆球状,气囊内压力较大,对周围的气管壁产生的压力较大,会导致局部气管黏膜缺血坏死,因此临床基本不再使用;②等压气囊,通过活瓣与外界相通,当活瓣口被打开时气囊自动充盈,并能随外界大气压自动调整气囊的充盈度,气囊内外的压力等于大气压,所以对气管壁的压力较小,避免了漏气、黏膜损伤、气管溃疡等情况,但由于经济原因,在临床应用上十分有限;③高容量低压气囊,克服了低容量高压气囊的缺点,充气后对气道壁的压力较小,临床上使用较为普遍。目前推荐使用聚氨酯材质的锥形气囊,临床上称为"超薄气囊",气囊壁厚度只有 7μm,是普通 PCV 气囊的 1/7,即使在气囊充盈不足的情况下也不易出现褶皱,其圆锥形气囊能更好地保护气囊与气道壁的紧密贴合,防止气囊上滞留物进入下呼吸道,其充气量较其他圆柱形气囊也更少。由于聚氨酯材质的锥形气囊导管的气道密封性好,减少误吸风险和机械通气时间的同时,显著降低 VAP 或医院获得性肺炎的发生率,降低了 ICU 的住院时间及费用,减少了患者的痛苦,在临床越来越多地被应用。

(2)气囊的充气方法及合适的压力:患者在机械通气时,应将气囊充气,理想的气囊压力是有效封闭气囊与气管内壁的最小压力,即"最小封闭压力"。根据 VAP 预防指南推荐最为合适的气囊压力为 25~30cmH$_2$O,既不让导管四周漏气,又不会使气道黏膜表面所承受的压力过大而引起不良并发症等。气道黏膜毛细血管灌注压为 20~30mmHg(26~39cmH$_2$O),当气囊压力高于 30cmH$_2$O 时,黏膜毛细血管血流开始减少,压力>39cmH$_2$O 时完全阻断;当压力<25cmH$_2$O 时,又不能有效封闭气囊与气管间的间隙,造成漏气或误吸率明显上升,成为发生 VAP 的独立危险因素。充气方法有以下几种。①最小闭合技术(minimal occlusive volume,MOV):可以在充气量最小的情况下使气囊封闭住气道。MOV 的操作过程和原理是,在人工气道导管连接呼吸机进行通气后,如果气囊内的压力不足,则会在患者喉部听到漏气声,此时向气囊内缓慢注入气体,并将听诊器放在喉部位置,分辨是否仍有漏气声,反复进行此过程,直到听不见漏气声为止。然后从气囊中抽出 0.5ml 气体,再向气囊内注入气体直到吸气时听不到漏气声。虽然理论上采用这种方法可以使充气量最小,但有学者认为这种方法对操作者的要求较高,且临床治疗上难以准确实现;还有学者认为由于不同操作者之间的差异性较大,这种方法存在诸多风险,甚至会增加 VAP 的发生。②最小漏气法(minimum leak technique,MLT):该方法与最小闭合容积法的不同之处是在听不到漏气声后,换用1ml 注射器从每次 0.1ml 开始抽出气体,直到在吸气高峰时有微量气体从气囊周围逸出而通气量并未改变为止。该方法测量同样不准确,易导致充气不足或过度,56% 的气囊压力会超出目标范围。但相比于手指捏感法,更易被临床医护人员接受。③间断测压表充气技术:使用专用的气囊测压表进行测压,每次测量时充气压力宜高于理想值 2cmH$_2$O,为了保证气囊内部压力的恒定,建议每 4~6 小时对气囊压力进行一次监测,该方法是目前广泛采用的适宜技术。④持续气囊压力监测充气技术:由于气囊测压表定期测量可导致压力损失,增加临床护理人员工作负担,国内外开始使用自动调节气囊压力装置对气囊压力进行持续监测,主要包括电动装置、气动装置。对于有条件的医院,尽量采用持续气囊压力监测或改良气囊测压表定期监测。

4. 胃液管理　误吸性肺炎吸入的异物主要包括两方面:口咽部分泌物和反流的胃内容物。硬皮病、胃食管反流、反流性食管炎、Zenker 憩室、气管 - 食管瘘、食管裂孔疝均可出现进食后反流或分流物质入气管,是胃肠功能紊乱中最常见的误吸因素。此外,食管癌、幽门狭窄、环咽肌失弛缓症等梗阻性疾病因食物不能进入胃肠,而溢流入肺,产生误吸。呕吐可从几个途径产生误吸:①患者缺乏足够的反射来保护呼吸道,由高压力的胃内容物突然反流到咽喉部;②呕吐常使喂养管移位,甚至进入食管。有学者分析,这主要与胃内容物过多、扩张或者与胃肠动力减慢有关。因此监测胃内容物的性质和量,是减少隐匿胃液反流、积聚和呕吐导致口腔内分泌物及细菌增加,进而发生误吸的风险的主要管理策略。胃肠道在机体循环不足时最先受损、最后恢复。由于镇静药、镇痛药、升压药的使用及高血糖等因素的影响,重症患者存在胃肠功能障碍,会导致喂养不耐受,临床表现为反流 / 呕吐、误吸、腹泻等。胃残余量是评估患者胃肠功能障碍、监测喂养不耐受的重要参数,国内外广泛采用注射器回抽法。随着重症超声技术的不断发展,重症超声作为一种无创、实时、简便的监测手段,已被广泛用于重症护理中,通过超声监测胃排空指数、胃残余量的定性和定量评估,可精准判断胃肠功能,有效预防误吸的发生,进而降低误吸性肺炎的发生。

5. 鼻饲管护理的要点,鼻饲管对误吸的影响　鼻胃管进食是目前预防吞咽障碍患者误吸和确保营养供给的主要方法,因其操作简便、价格低廉而被广泛应用,但关于胃管是否可以预防误吸性肺炎的争论,研究者发现鼻饲饮食会显著增加罹患误吸性肺炎的风险,与患者口咽部分泌物排出障碍、更容易出现胃食管反流有关,可见胃管并不能改变胃内容物的反流,因而不能有效预防肺炎,故建议使用幽门后喂养。喂养输注的速度和容量明显影响胃内压力和胃残余量。输注速度过快极易产生误吸,何种喂养方式最佳(持续 / 间断)报道不多。有学者认为,持续性输注较少发生误吸。一组对老年患者的研究表明,间断输注组的误吸发生率明显高于持续输注组。有作者建议,应采用缓慢一次性输注来减少误吸发生率。在一组急性神经性病变的患者中,发现间断性喂养误吸的发生率为 3/17,持续性喂养则为 1/17。另一组研究的 76 例烧伤患者中,肠内喂养提示持续性喂养比间断性喂养较少发生腹部不适,并提出营养泵缓慢匀速输注优于重力滴注。使用鼻胃管喂养时护理要点：①确保鼻饲管的位置正确，平时常规检查管道置入深度和外露长度，以防止脱出，注意检查患者口腔内的鼻饲管是否有盘卷，尤其是在鼻饲前，如发现鼻饲管有脱出或盘卷，则不能喂养，以免营养液误吸入气道；②定时、定量喂养，喂养过程中每 4~8 小时冲洗管腔确保管腔通畅，喂养结束后用温开水冲洗管腔防止堵管；③通过监测胃残余量、胃排空情况等，了解有无喂养不耐受的发生，可有效降低误吸的发生；④做好口腔护理，凡是有鼻饲管的患者，应该每天进行口腔护理 ≥ 2 次，保持口腔清洁，防止口腔感染，并且可及时清理唾液和口腔分泌物。

（三）重症误吸性肺炎的护理措施

1. 基础护理　为患者提供安静、温馨舒适的治疗环境，建议环境温度保持在24~26℃，湿度控制在 45% 左右，保持病室内空气畅通清新或确保层流病房工作正常。与此同时做好患者的基础护理，做到"六洁四无"（"六洁"指口腔洁、头发洁、皮肤洁、手足洁、会阴洁、肛门洁；"四无"指无压力性损伤、无烫伤、无坠床、无液体外渗）。在病情允许的情况下，每周洗头一次，必要时可根据实际情况加洗，防止头皮感染等。每天床上擦浴两次，必要时使用 2% 葡萄糖酸氯己定进行擦浴，以降低全身皮肤菌负荷。做好口腔护理，因重症误吸性肺炎患者多为呼吸机辅助呼吸，口腔清洁尤为重要，建议每天 4~6 次口腔护理，确保口腔内清洁，减少口腔内分泌物，降低菌负荷。除此之外，严格手卫生和环境消毒。

2. 病情观察　密切观察患者生命体征、意识状态等改变，及时发现病情变化，给予早期处理。防止不良事件的发生。监测胃肠道功能，及时了解肠内营养耐受情况，防止胃潴留、呕吐和反流的发生，进而减少误吸的发生。

3. 体位管理　一般情况下，患者保持半坐卧位或床头抬高大于 30°，是减少误吸的最有效措施。当然重症误吸性肺炎多给予呼吸机辅助呼吸，无论是因为误吸还是机械通气，其肺不张的发生率为 87.5%，合并肺不张/肺实变的患者肺通气量减少，引起通气血流比例失调，常导致氧合下降、机械通气时间延长等。在重症医学科，护士多通过痰液性状、听诊、胸部 X 线检查等手段监测患者肺部情况。然而，听诊、胸部 X 线检查在胸腔积液、肺实变等肺部疾病的诊断方面敏感性较低，且准确性不高，尤其对护士来说。超声是一种无创、可重复的床旁检查技术，对气胸、肺间质综合征、肺不张和肺实变、胸腔积液等肺部疾病具有较高的诊断价值。护士可将肺部超声作为一种床旁呼吸监测的工具，可根据肺部超声图像实施以目标为导向性肺部护理，指导体位引流和管理。护士可根据肺部超声图像及部位来进行精准体位引流及胸部物理治疗后的效果评价。体位引流见图 4-6-2、图 4-6-3。

4. 气道管理　气管切开或气管插管是误吸和发生肺炎的危险因素。气管插管时，由于咳嗽、上呼吸道抵御能力下降、声门持续开放、咽肌萎缩、吞咽功能障碍等更易诱发误吸。从理论上分析，通气装置可预防误吸，但同时可刺激呼吸道分泌物增加，故实际上没有起到此作用。另外，机械通气可增加腹压，也是导致胃内容物反流误吸的一个原因。有学者报道，患者机械通气支持每增加 1 天，误吸性肺炎的发生率就会增加 1%。

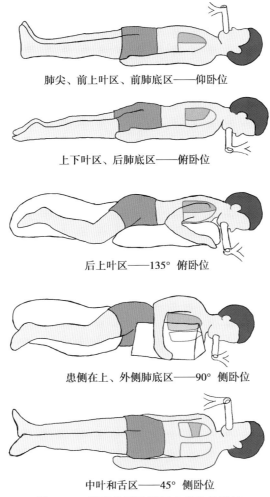

肺尖、前上叶区、前肺底区——仰卧位

上下叶区、后肺底区——俯卧位

后上叶区——135° 俯卧位

患侧在上、外侧肺底区——90° 侧卧位

中叶和舌区——45° 侧卧位

图 4-6-2　呼吸机辅助通气患者体位引流

（1）气囊管理：由于气囊压力是决定气囊是否损伤气管黏膜的重要因素，压力过大易导致气管黏膜缺血性损伤甚至坏死，随后瘢痕形成而致气管狭窄，严重时可发生穿孔，导致气管 - 食管瘘。相反，压力过小则充气不足，可导致呼吸道漏气，发生潮气量不足、误吸等并发症，故调整气囊压力非常重要。适宜的气囊压力为 25~30cmH_2O。气囊压力测定的方法有很多，推荐持续监控气囊压力，可降低误吸和 VAP 的发生率。如果无条件采取手动监测气囊压，推荐每次测量时充气压力宜高于理想值 2cmH_2O。

（2）声门下吸引：推荐使用带声门下吸引装置的人工气管插管或气管切开套管，可及时清除囊上分泌物，减少误吸的发生。

（3）肺内吸痰：留置气管内导管或气管切开导管的患者需要进行气管内吸痰，以清除肺内分泌物，避免肺不张、气道阻塞以及气体交换受损。但吸痰也是一项具有潜在危险性的操作，操作不当会造成气道黏膜损伤、低氧血症、心脏骤停甚至死亡等一系列

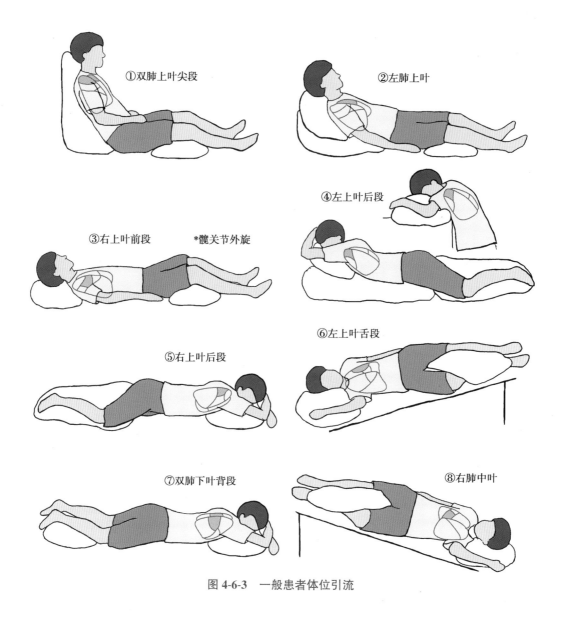

①双肺上叶尖段　　②左肺上叶　　④左上叶后段　　③右上叶前段　　*髋关节外旋　　⑤右上叶后段　　⑥左上叶舌段　　⑦双肺下叶背段　　⑧右肺中叶

图 4-6-3　一般患者体位引流

并发症,故掌握正确的吸痰时机和熟练的吸痰技巧是人工气道管理的最后一道防线。气道内最佳吸痰时机和指征:①看到分泌物或床旁听到呼吸道痰鸣音或听诊痰鸣音;②吸气压力升高;③ VT 降低或呼吸做功增加;④在确认呼吸机管路里无积水后,流速 - 容积波形中出现锯齿波也提示需要吸痰。

合理的吸痰负压对机械通气患者来说至关重要。2010 年美国呼吸护理协会(American Association for Respiratory Care,AARC)临床实践指南指出,吸痰负压应设定在能达到吸痰效果的最小范围内,建议新生儿吸痰负压为 80~100mmHg,成人吸痰负压 ≤ 150mmHg。

吸痰方法主要分为以下两种。①开放式气管内吸引:是吸痰时将人工气道与呼吸机管路断开,在无菌技术下直接将吸痰管插入人工气道内吸引,缺点包括 PEEP 消失导致肺泡塌陷,增加感染性病原体传播风险,操作时需戴外科口罩和保护性眼罩。②密闭式气管内吸引:是利用内嵌式吸痰装置连接到人工气管与呼吸机管路之间,吸痰管被包绕在一个整体的塑料保护膜内,使吸引过程中气道与外界相对隔离的吸引技术。与开放式吸痰相比,密闭式吸痰发生肺泡塌陷的程度很低,就 VAP 发生率和分泌物清除效果而言,上述两种方法无差异。无论使用哪种吸痰方法,吸痰时先吸口鼻腔,再吸气囊上方,最后吸气道,以减少吸痰过程中气囊压力变化导致的微误吸。

成人使用的吸痰管的直径不应大于人工气道内径的 1/2,儿童使用的应小于气管内径 50%~66%,婴儿小于 70%。计算公式为:吸痰管型号(Fr)=[ETT 型号(mm)-1]×2。为避免气道内黏膜损伤,吸痰管插入不宜过深,从吸痰的深度来看,可分为①深部吸痰,指插入吸痰管直到感觉到阻力(隆突位置)后回退 2cm,然后再打开负压吸引器;②浅部吸痰,指吸痰管插入气管插管或气管切开管末端(通常是人工气道和转接器的长度)后再打开负压吸引器。对具备一定咳嗽反射能力或痰液较少的患者,更推荐使用浅部吸痰法。

5. 心理护理 受诸多因素的影响,重症误吸性肺炎患者经常因呼吸机辅助治疗而限制活动或卧床,使多器官功能也在逐渐减退,加之治疗环境陌生、嘈杂,很容易使患者出现恐惧、紧张、焦虑,甚至发生谵妄。因此,护理人员需要及时采取相应措施,如降低谵妄、与患者进行交流,帮助其树立康复信心,使其以积极乐观的心态面对疾病。

(作者:鲁梅珊 审核:施举红 谢海雁)

参考文献

[1] 中国医师协会急诊医师分会. 中国急诊重症肺炎临床实践专家共识. 中国急救医学, 2016, 36 (2): 97-107.

[2] RESTREPO MI, MORTENSEN EM, VELEZ JA, et al. A comparative study of community-acquired pneumonia patients admitted to the ward and the ICU. Chest, 2008, 133 (3): 610-617.

[3] MUSCEDERE JG, DAY A, HEYLAND DK. Mortality, attributable mortality, and clinical events as end points for clinical trials of ventilator-associated pneumonia and hospital-acquired pneumonia. Clin Infect Dis, 2010, 51 (Suppl 1): S120-125.

[4] MORTENSEN EM, RESTREPO M, ANZUETO A, et al. Effects of guideline-concordant antimicrobial therapy on mortality among patients with community-acquired pneumonia. Am J Med, 2004, 117 (10): 726-731.

[5] RESTREPO MI, MORTENSEN EM, RELLO J, et al. Late admission to the ICU in patients with community-acquired pneumonia is associated with higher mortality. Chest, 2010, 137 (3): 552-557.

[6] HRAIECH S, ALINGRIN J, DIZIER S, et al. Time to intubation is associated with outcome in patients with community-acquired pneumonia. PLoS One, 2013, 8 (9): e74937.

[7] MANDELL LA, NIEDERMAN MS. Aspiration pneumonia. N Engl J Med, 2019, 380 (7): 651-663.

［8］MANN G, HANKEY GJ, CAMERON D. Swallowing disorders following acute stroke: Prevalence and diagnostic accuracy. Cerebrovasc Dis, 2000, 10 (5): 380-386.

［9］METHENY NA, DAVIS-JACKSON J, STEWART BJ. Effectiveness of an aspiration risk-reduction protocol. Nurs Res, 2010, 59 (1): 18-25.

［10］DIBARDINO DM, WUNDERINK RG. Aspiration pneumonia: A review of modern trends. J Crit Care, 2015, 30 (1): 40-48.

［11］夏文兰, 白姣姣, 夏露, 等. 住院病人误吸发生现况的调查研究. 护理研究, 2009, 23 (31): 2848-2849.

［12］王丹凤. 昏迷患者鼻饲误吸的原因分析及护理对策. 现代中西医结合杂志, 2008, 17 (18): 2867-2868.

［13］米元元, 沈月, 王宗华, 等. 机械通气患者误吸预防及管理的最佳证据总结. 中华护理杂志, 2018, 53 (7): 849-856.

［14］窦祖林. 吞咽障碍评估与治疗. 北京: 人民卫生出版社, 2009.

［15］LO WL, LEU HB, YANG MC, et al. Dysphagia and risk of aspiration pneumonia: A nonrandomized, pair-matched cohort study. J Dent Sci, 2019, 14 (3): 241-247.

［16］刘青青, 钱媛, 孔婵, 等. 高龄吞咽障碍患者基于动态误吸风险评估的康复训练. 护理学杂志, 2019, 34 (17): 73-75.

［17］郭园丽, 刘延锦, 董小方, 等. 吞咽障碍分级管理对卒中相关性肺炎的影响研究. 中华护理教育, 2019, 16 (9): 714-717.

［18］TEISMANN IK, SUNTRUP S, WARNECKE T, et al. Cortical swallowing processing in early subacute stroke. BMC Neurol, 2011, 11: 34.

［19］COHEN DL, ROFFE C, BEAVAN J, et al. Post-stroke dysphagia: A review and design considerations for future trials. Int J Stroke, 2016, 11 (4): 399-411.

［20］MARTINO R, FOLEY N, BHOGAL S, et al. Dysphagia after stroke: Incidence, diagnosis, and pulmonary complications. Stroke, 2005, 36 (12): 2756-2763.

［21］马月利, 张黎明, 祝勤雅, 等. 标准吞咽功能评定量表应用于高龄患者吞咽功能评估的信效度研究. 护理学报, 2012, 19 (5): 65-67.

［22］李慧娟, 安德连, 刘萍, 等. 实用吞咽障碍康复护理手册. 北京: 电子工业出版社, 2017.

［23］KLINGENSMITH NJ, COOPERSMITH CM. The gut as the motor of multiple organ dysfunction in critical illness. Crit Care Clin, 2016, 32 (2): 203-212.

［24］CHAPMAN MJ, NGUYEN NQ, DEANE AM. Gastrointestinal dysmotility: Evidence and clinical management. Curr Opin Clin Nutr Metab Care, 2013, 16 (2): 209-216.

［25］CHAPMAN MJ, FRASER RJ, MATTHEWS G, et al. Glucose absorption and gastric emptying in critical illness. Crit Care, 2009, 13 (4): R140.

［26］DEANE A, CHAPMAN MJ, FRASER RJ, et al. Mechanisms underlying feed intolerance in the critically ill: Implications for treatment. World J Gastroenterol, 2007, 13 (29): 3909-3917.

［27］BLASER AR, STARKOPF J, KIRSIMäGI Ü, et al. Definition, prevalence, and outcome of feeding intolerance in intensive care: A systematic review and meta-analysis. Acta Anaesthesiol Scand, 2014, 58 (8): 914-922.

［28］KREYMANN KG, BERGER MM, DEUTZ NE, et al. ESPEN Guidelines on enteral nutrition: Intensive care. Clin Nutr, 2006, 25 (2): 210-223.

［29］赵庆华, 皮红英, 周颖. ICU 住院患者胃残余量监测相关情况调查分析. 护士进修杂志, 2017, 32 (6): 553-556.

[30] METHENY NA, MILLS AC, STEWART BJ. Monitoring for intolerance to gastric tube feedings: A national survey. Am J Crit Care, 2012, 21 (2): e33-40.

[31] JANSSON C, NORDENSTEDT H, WALLANDER MA, et al. Severe symptoms of gastro-oesophageal reflux disease are associated with cardiovascular disease and other gastrointestinal symptoms, but not diabetes: A population-based study. Aliment Pharmacol Ther, 2008, 27 (1): 58-65.

[32] CAI H, GONG H, ZHANG L, et al. Effect of low tidal volume ventilation on atelectasis in patients during general anesthesia: A computed tomographic scan. J Clin Anesth, 2007, 19 (2): 125-129.

[33] 王小亭, 刘大为, 于凯江, 等. 中国重症超声专家共识. 中华内科杂志, 2016, 55 (11): 900-912.

[34] 赵华, 王小亭, 刘大为, 等. 重症超声快速诊断方案在急性呼吸衰竭病因诊断中的作用. 中华医学杂志, 2015, 95 (47): 3843-3847.

[35] 李欣, 张青, 孙建华, 等. ICU 护士应用肺部超声筛查呼吸困难的可行性研究. 中国实用护理杂志, 2018, 34 (21): 1651-1655.

[36] 刘悦, 张博寒, 王艳玲, 等. 持续与间断气囊压力监控在机械通气病人中应用效果比较的 Meta 分析. 护理研究, 2021, 35 (5): 823-831.

第 7 节　麻醉相关反流误吸

尽管反流误吸是围手术期一种罕见的并发症,但由于其可能伴随严重后果,反流误吸仍是麻醉相关重要并发症和麻醉相关死亡的主要原因之一。反流误吸包括反流及误吸两方面,前者是指胃内容物从食管和咽部排出至口腔内或口腔外,而误吸则指口咽部分泌物、食物、血液或胃内容物从口咽或消化道进入喉部和下呼吸道的过程。误吸可由患者吸气驱动下主动吸入,也可因正压通气被动送入气道。

一、反流误吸的种类

健康人群也可存在误吸,但大多数情况下能够快速恢复而无临床表现。当意识水平降低、正常吞咽功能受损、气道廓清损伤、频繁或大量误吸发生时,反流误吸可能会引起严重后果。反流误吸造成影响的严重程度与误吸物的化学性质、颗粒大小、pH 及容量有关,酸性物质更容易造成严重损伤,而机体对血液误吸的耐受性相对较高。反流误吸可造成误吸性肺炎,具体表现为化学性肺炎、细菌性肺炎和机械性阻塞三种临床综合征。

化学性肺炎也称 Mendelson 综合征,由产科医师 Curtis Mendelson 于 1946 年首次报道于接受乙醚麻醉的产妇中。通常认为化学性肺炎是由于误吸相对无菌但含有酸性或特殊物质(如胆汁)的胃内容物导致的急性肺损伤,患者可呈"哮喘样综合征"表现,迅速出现发绀、支气管痉挛、心动过速、呼吸困难,可逐渐发展为肺水肿或急性呼吸窘迫综合征。细菌性肺炎则由误吸含菌的口咽部物质导致,由感染性因素导致急性肺炎,患者出现呼吸急促、咳嗽、发热等肺炎表现,通常病程相对较长,也可能出现于术后恢复期,或由化学性肺炎继发出现细菌性肺炎。部分患者可能无明显误吸症状,而多依靠影像学检查、病原学检查等诊断。机械性阻塞的吸入物本身对肺没有毒性,但由物理梗阻

195

或反射性气道关闭而导致呼吸窘迫,如误吸大量液体或固体物质嵌顿于气道,造成机械性阻塞,引起突发呼吸窘迫、发绀等表现。

二、麻醉相关反流误吸

(一)麻醉相关反流误吸(anesthesia related reflux aspiration)发生率

全身麻醉使上气道保护性反射功能减弱,因此麻醉患者为反流误吸的高风险人群,反流误吸也是麻醉相关重要并发症之一。既往文献报道的麻醉相关反流误吸发生率不一,为1/8 000~1/1 500,其中急诊患者、老年患者及儿童中发生率相对较高。在程序性镇静操作中反流误吸的发生率相对较低,如胃肠镜、支气管镜、肾穿刺活检、MRI扫描等通常无气管插管或声门上气道装置的操作中,反流误吸的发生率为1/10 000~1/3 000。在区域麻醉中反流误吸的发生罕见,发生率约为1/30 000。

(二)麻醉相关反流误吸危险因素

在手术麻醉及程序镇静相关操作中,反流误吸的危险因素包括患者因素、手术因素及麻醉因素三方面(表4-7-1)。患者因素方面,合并症越多,美国麻醉医师协会(American Society of Anesthesia,ASA)分级越高,存在食管功能障碍、肠梗阻的患者是反流误吸的高危人群。手术方面,急诊手术、上消化道手术、腹腔镜手术,头低位、截石位是反流误吸的危险因素。麻醉因素方面,反流误吸多发生于面罩或喉罩正压通气、麻醉深度不当或过早拔除气管插管时。尽管声门上气道装置防止反流误吸的能力可能低于气管插管,但目前文献报道的使用声门上气道装置患者的反流误吸发生率约为2/10 000,与气管插管患者的误吸风险基本一致。

表 4-7-1　麻醉相关反流误吸的常见危险因素

患者因素	手术因素	麻醉因素
胃内容物增加 　饱胃 　胃排空障碍 　幽门狭窄 食管下括约肌张力低下 　GERD、食管裂孔疝、贲门失弛缓 　妊娠 　腹压升高 　神经肌肉疾病 咽部反射功能低下 　意识水平下降 　气道表面麻醉 　长时间气管插管	手术操作 　气管切开 　上消化道手术 　腹腔镜手术 体位 　头低位 　截石位	麻醉深度不足引起呛咳、躁动,导致反流和呕吐 经面罩或喉罩正压通气造成胃胀气 过早拔出气管插管

注:GERD.gastroesophageal reflux disease,胃食管反流病。

（三）麻醉相关反流误吸的诊断

诊断反流误吸需有明确的呕吐或呃逆史，或在口咽部、喉镜下见到声门及气管内存在胃内容物或口腔分泌物。患者在气管插管位置正确、通气良好的情况下仍存在低氧血症，机械通气时气道压升高，或在自主呼吸时出现呼吸困难、呛咳及过度通气等表现，可能出现支气管痉挛或喉痉挛，肺部听诊时出现散在或局限性干湿啰音、哮鸣音等。

三、麻醉相关反流误吸的预防

（一）术前禁食水和术前用药

在反流误吸的处理中，预防是最为关键的环节。减少反流误吸风险的预防措施通常依靠升高胃内容物 pH 和减少胃内容物含量两方面，包括遵循禁食水指南及术前用药等措施。目前大多数麻醉学会发布的择期手术术前禁食水标准：术前至少 2 小时内不进清流质，4 小时内不进母乳，6 小时内不进母乳以外的配方奶、清淡简餐，8 小时内不进油炸或高脂食物、肉类。对于儿童而言，手术 2 小时之前应鼓励摄入清流质。妊娠患者在未进入产程时应遵循标准禁食指南，进入产程后则按意愿摄入清流质。对于糖尿病患者而言，存在糖尿病自主神经病变胃轻瘫的患者可能会受益于较长时间的禁食，需根据个体情况确定。然而，过长时间的禁食水并不会降低误吸性肺炎的风险，反而可能对患者有害，因为即使在禁食水过程中，胃酸的分泌仍是持续的。即使是在遵循标准禁食水流程的患者中，仍有一部分患者可能存在饱胃的情况。术前用药方面，对于反流误吸风险较高的患者可在麻醉诱导前使用枸橼酸钠等非颗粒口服抗酸药提高胃内容物 pH，或使用 H2 受体阻断剂、质子泵抑制剂减少胃酸分泌，甲氧氯普胺促进胃排空等方法。

（二）饱胃患者预防误吸的方案

对于无法遵循标准禁食水流程的急诊患者视为饱胃患者，以及合并食管狭窄、胃食管反流、胃轻瘫、胃出口梗阻、肠梗阻等胃肠道病变，大量腹水、病态肥胖等腹内压增高的患者均为诱导期间误吸风险增加的人群。这些患者在接受全身麻醉（全麻）诱导前，可使用药物减少胃内容物、提高 pH、减少恶心呕吐发生，全麻诱导气管插管可采取清醒气管插管、头高脚低位或快速诱导气管插管。尽管目前临床研究对于使用 Sellick 手法进行环状软骨压迫预防反流的效果存在争议，使用环状软骨压迫法封闭食管仍是目前快速顺序诱导插管时的常规操作。对于存在肠梗阻或其他胃肠道疾患的患者，常在手术麻醉前已接受了鼻胃管置入，对于这些患者来说，目前认为应保留鼻胃管并连接负压，在充分吸引的状态下进行快速顺序诱导气管插管。如果饱胃患者进入手术室时未置入鼻胃管，术前可置入大孔径胃管以充分吸引出食物残渣，但对于存在食管憩室的患者应避免使用胃管。而对于已存在反流的患者，尽量采取头低位及右侧卧位，清理并吸引口咽部和气道，吸入 100% 纯氧，避免低氧血症加重损伤。为了便于暴露和清理口咽及气道，可酌情考虑加深麻醉，在气道清理完成前尽量不采用正压通气，尽快完成气管插管。麻醉苏醒拔除气管插管时也是发生反流误吸的高风险时期,须保证在患者完全清醒、无肌松药物残余、通气功能良好时进行拔管以充分降低反流误吸的风险。

（三）胃超声评估胃内容物

长期以来人们试图明确胃内容物的安全阈值,但由于反流误吸的发生十分罕见。目前多数研究结论基于动物实验,提示吸入 pH<2.5、总量超过 0.4~0.8ml/kg 的胃酸方可引起有临床意义的肺部改变。在临床观察中发现遵循禁食水流程的成年人胃内可能含有多至 1.5ml/kg 的胃内容物,因此相对保守地认为胃内容物高于该值的患者可能存在更高的反流误吸风险。由于不同患者的胃排空速度存在差异,个体化评估胃内容物的性状及容量、对患者反流误吸的风险进行个体化分级,可能对临床采取预防及干预措施更具指导意义。胃超声评估胃内容物是最具有临床实用性的新兴方法之一,根据胃窦是否可见胃内容物分为三级:0 级为胃窦在仰卧位和右侧卧位状态下行超声均未见胃内容物,提示胃完全排空状态;1 级为仅在右侧卧位时可见液态胃内容物;2 级为胃窦仰卧位和右侧卧均可见胃内液体,提示存在较多胃内容物,误吸风险相对较高。除胃窦分级外,还可通过胃窦横截面积(antral cross-sectional area,aCSA)估算胃内容物含量,根据身高体重及年龄不同有相应的估算公式。除估算胃内容物含量外,胃超声能够直接观察到胃内容物的性状,从而进行反流误吸危险分级(图 4-7-1)。不论胃内容物含量多少,如果存在固体物质则均为反流误吸高危人群。术前床旁超声评估胃内容物对于存在糖尿病胃轻瘫、神经肌肉疾病等胃排空障碍患者,急诊未禁食水患者,妊娠状态,病态肥胖等患者来说是一种方便可行的个体化的术前反流误吸风险评估方法。

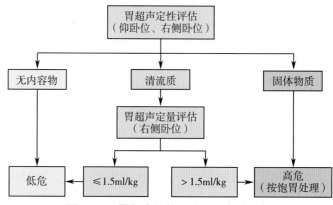

图 4-7-1　胃超声评估反流误吸危险分级

四、全麻反流误吸的治疗

对于目击或高度怀疑误吸的患者,应调整患者体位以减少再次误吸风险。同时立即行口咽抽吸以保证气道通畅,并使患者头部偏向一侧以防止进一步误吸。若患者原先留置气管内导管,则应立即将吸引管伸入气管插管或气切管抽吸,以清除可能阻塞气道的液体和颗粒物。

　　在维持气道通畅后,给予湿化吸氧以缓解呼吸困难与低氧血症。若患者存在哮鸣音则提示存在气道痉挛,可给予支气管舒张剂(如沙丁胺醇、异丙托溴铵)雾化以缓解症状(图 4-7-2、图 4-7-3)。部分误吸的患者可发展为急性呼吸窘迫综合征(ARDS),可高达 16.5%,需要密切监测血氧饱和度和心电、血压变化。对于经过上述处理仍无法维持血氧饱和度的患者、意识不清的患者以及血流动力学不稳定的患者,则应考虑行气管插管。对于需要机械通气以维持血氧饱和度的患者,应给予肺保护性通气策略,同时留置胃管并给予胃肠减压以降低再次误吸风险。对于气管插管的患者,可经气管插管行气管镜检查,尽可能清除支气管近端及远端的颗粒物。气管镜下支气管肺泡灌洗可帮助清除颗粒物,但不能保护肺部免于已发生的化学性损伤。

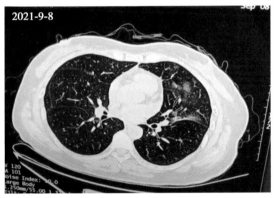

图 4-7-2　麻醉患者的胸部 CT

女性 53 岁,麻醉胃镜检查 2 小时后出现咳嗽气短,胸部 CT:双肺较广泛树芽征,左舌叶多发淡片影,考虑误吸相关,给予布地奈德福莫特罗粉吸入剂吸入治疗。

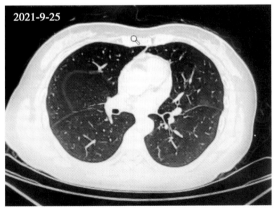

图 4-7-3　治疗 14 天后复查肺内病变大部分吸收

对于化学性肺炎患者不鼓励常规给予糖皮质激素治疗,但对于已发展为 ARDS 的患者,部分还处于病程早期的中重度患者可考虑给予全身用糖皮质激素治疗以缓解症状、改善预后。酸性误吸通常无菌,因此不需要常规给予抗生素治疗。但对于服用抑酸药或存在小肠梗阻的患者,反流物中含有细菌,应考虑给予抗生素治疗。总体而言,对于轻中度患者,即使影像上存在新发浸润影,也可不予以抗生素治疗,48 小时后再评估临床与影像的变化;但对于存在持续性或进行性加重的呼吸系统损伤伴全身炎症反应的重症患者,则建议经验性加用广谱抗生素治疗,然后在 72 小时内根据症状变化以及呼吸道标本培养结果以决定后续继续、降级或停用抗生素。

（作者：许　力　审核：施举红　谢海雁）

参考文献

［1］POLLARD RJ, HOPKINS T, SMITH CT, et al. Perianesthetic and anesthesia-related mortality in a Southeastern United States Population: A longitudinal review of a prospectively collected quality assurance data base. Anesth Analg, 2018, 127 (3): 730-735.

［2］PERLAS A, DAVIS L, KHAN M, et al. Gastric sonography in the fasted surgical patient: A prospective descriptive study. Anesth Analg, 2011, 113 (1): 93-97.

［3］MENDELSON CL. The aspiration of stomach contents into the lungs during obstetric anesthesia. Am J Obstet Gynecol, 1946, 52: 191-205.

［4］SUN J, WEI G, HU L, et al. Perioperative pulmonary aspiration and regurgitation without aspiration in adults: A retrospective observational study of 166, 491 anesthesia records. Ann Palliat Med, 2021, 10 (4): 4037-4046.

［5］FAWCETT WJ, THOMAS M. Pre-operative fasting in adults and children: Clinical practice and guidelines. Anaesthesia, 2019, 74 (1): 83-88.

［6］GREEN SM, LEROY PL, ROBACK MG, et al. An international multidisciplinary consensus statement on fasting before procedural sedation in adults and children. Anaesthesia, 2020, 75 (3): 374-385.

［7］GREEN SM, MASON KP, KRAUSS BS. Pulmonary aspiration during procedural sedation: A comprehensive systematic review. Br J Anaesth, 2017, 118 (3): 344-354.

［8］MICHALEK P, DONALDSON W, VOBRUBOVA E, et al. Complications associated with the use of supraglottic airway devices in perioperative medicine. Biomed Res Int, 2015, 2015: 746560.

［9］VAN DE PUTTE P, VERNIEUWE L, JERJIR A, et al. When fasted is not empty: A retrospective cohort study of gastric content in fasted surgical patients. Br J Anaesth, 2017, 118 (3): 363-371.

［10］BIRENBAUM A, HAJAGE D, ROCHE S, et al. Effect of Cricoid pressure compared with a sham procedure in the rapid sequence induction of anesthesia: The IRIS randomized clinical trial. JAMA Surg, 2019, 154 (1): 9-17.

［11］SALEM MR, KHORASANI A, SAATEE S, et al. Gastric tubes and airway management in patients at risk of aspiration: History, current concepts, and proposal of an algorithm. Anesth Analg, 2014, 118 (3): 569-579.

［12］ VAN DE PUTTE P, PERLAS A. The link between gastric volume and aspiration risk. In search of the Holy Grail？Anaesthesia, 2018, 73 (3): 274-279.

［13］ PERLAS A, CHAN VW, LUPU CM, et al. Ultrasound assessment of gastric content and volume. Anesthesiology, 2009, 111 (1): 82-89.

第五章

胃食管反流病及其相关咳喘的中医药治疗

【要点提示】 　　本章汲取中医典籍的精华并结合作者丰富的临床经验,从中医角度展示了胃食管反流病及其相关咳喘的病因、病机、证型和中医药治疗方法及传统中医非药物疗法等;系统性地探讨了胃、肺、肝、脾等多脏器以及外邪、饮食、情志、先天不足等因素在此类疾病发生发展中的相关性。本章逻辑清晰、内容翔实、实用性强,使读者能够更加全面地理解"反流"和"误吸"之间深层次的联系,也为该类疾病的综合治疗以及中西医结合治疗提供了良好的参考,尤其是在饮食行为管理、情绪纾解、自我管理和保健方面提供了坚实的理论依据。

一、概述

(一) 胃食管反流病的中医病名

中医典籍中虽没有与胃食管反流病相对应的病名,但从古至今,中医学在胃食管反流病的治疗中累积了丰富的临床经验。医家们根据临床表现并结合各自的经验对其防治予以记载,在"吞酸""吐酸""梅核气""胃咳""反胃""胃反""心下痞""胸痹""嗳气""嘈杂"等文献中,可以找到与之相关的描述。2017版《胃食管反流病中医诊疗专家共识意见》将"食管瘅"作为统一的胃食管反流病的中医病名。

(二) 中医典籍对胃食管反流病的记载和主要学术观点

关于"吐酸"或"吞酸"的记载最早见于《黄帝内经》,《素问·至真要大论》的病机十九条谓"诸呕吐酸,暴注下迫,皆属于热",将酸水上泛引起的即刻吐出称为"吐酸"。东汉时期张仲景的《伤寒论》中提出了"胃气有余,噫气吞酸",开始有了把本病称为"吞酸"的说法,到隋代《诸病源候论·噫醋候》的记载将本病称为"噫醋";金元时期刘完素的《素问玄机原病式》对病机十九条提出新见解"或微而不为他病,止为中酸,俗谓之醋心是也",认为噫醋就是吞酸,而醋心为吞酸较轻者等记述。对疾病性质的认识上,很多医家主张酸生于热,反酸的病性自然属热,此观点源自《黄帝内经》。《丹溪心法·吞酸》中亦云:"吞酸者,湿热郁积于肝而出,伏于肺胃之间,必用粝食菜蔬自养"。另外,有酸生于寒之说,隋代巢元方首开先河,他在《诸病源候论·呕哕病诸候·噫醋候》中把吞酸的病机概括为"上焦有停痰,脾胃有宿冷,故不能消谷"。依据主寒派的观点,反酸是由于脾胃虚寒,不能腐熟水谷,停滞于中焦,甚则逆而上行。另有医家认为,吞酸是由于宿食不化,久而作酸,随胃气上逆所致,即现代医学所谓胃排空延迟。

二、胃食管反流病的病因病机

(一) 病因

1. 饮食伤胃　饮食不节,因饥饱失常,过食辛辣油腻或寒凉,或烟酒无度,胃气受损,脾胃运化失健,气机郁滞,酿湿生热而上逆,出现吞酸、嗳气。

2. 情志失调　情志不畅,思虑太过,忧思恼怒,抑郁不达,致肝气郁结,横逆犯胃,胃失和降,上逆反酸。日久脾胃失于健运,湿痰内生,气郁痰阻则出现咽部及胸骨后异物感,气郁日久化火,郁火内熏则胸骨后灼痛。

3. 感受外邪　外感寒热之邪或过食生冷使寒邪克胃,寒热客胃使中阳不振,胃纳腐熟功能失健,失于和降,而致泛酸。

4. 脾胃虚弱　因禀赋不足、劳逸失常,或久病导致脾胃虚弱,中气不足,运化水湿不利,或是胃阴亏虚,升降失司而出现吐酸。

5. 其他　罹患胆病,胆热犯胃,上逆呕苦,或因病久失治,邪伤血络导致血瘀亦是本病迁延不愈的病因。

(二) 病机

中医认为胃食管反流病的病位在食管和胃,与肝、胆、脾等脏腑功能失调密切相关。胃失和降,胃气上逆为胃食管反流病基本病机。生理状态下,胃主受纳,腐熟水谷,其气主降,以下行为顺;脾主运化,运化水谷和水液,脾主升发,以上升为顺。脾胃如同车轮的中轴,脾升胃降,发挥升清降浊的生理功能,进而带动机体的肝气升发和肺气肃降,维持人体正常气机的运行。当脾胃的气机运化正常时,可使清气升而浊阴降。当种种病因导致肝胆失于疏泄、脾失健运、胃失和降、肺失宣肃、胃气上逆时,气机不降,上犯食管,形成本病的一系列临床症状。禀赋不足、脾胃虚弱是胃食管反流病的发病基础,多脏腑功能的失调是引起发病的主要机制。胃食管反流病的病理因素分为虚实两端:属实的病理因素包括痰、热、湿、郁、寒、瘀;属虚者主要责之于气虚和阴虚。

三、胃食管反流病的中医证型和治则治法

胃食管反流病的中医治疗应当根据证型辨证施治,临证治疗以畅达气机为要,依病情分别施以疏肝泄热、和胃降逆、理气化痰、活血祛瘀、健脾化湿;兼见虚证,辨明气血阴阳,补而不滞(图 5-0-1)。轻度胃食管反流病,可单纯用中医治疗,以辨证施以口服汤剂或中成药为主;对于诊断为中、重度反流性食管炎及难治性反流性食管炎病患者可进行中西医结合治疗。

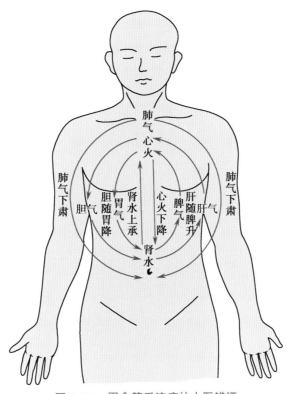

图 5-0-1　胃食管反流病的中医辨证

1. 肝胃不和证

症状:反酸,胸胁胀满,嗳气,腹胀,纳差,情绪不畅则加重,恶心欲吐,胸闷喜太息。

舌脉:舌淡红苔白或薄白,脉弦。

治法:疏肝理气,和胃降逆。

方药:柴胡疏肝散加减。

药物:柴胡 12g、陈皮 12g、川芎 12g、香附 12g、枳壳 12g、白芍 15g、甘草 9g、海螵蛸 30g、浙贝母 12g 等。

加减:反酸重者,加煅瓦楞 30g、黄连 6g、吴茱萸 3g;胃灼热重者,加珍珠母 30g、栀子 9g,豆豉 9g;胸骨后或胃脘部疼痛者,加川楝子 9g、延胡索 9g;大便秘结者,加火麻仁 15g、决明子 15g;嗳气频者,加代赭石 30g、旋覆花 9g。

2. 肝胃郁热证

症状:胃灼热反酸,胸骨后灼痛,胃脘灼痛,嗳气或反食,心烦易怒,口干口苦,两胁胀满,大便秘结。

舌脉:舌红苔黄,脉弦滑。

治法:清肝泻火,和胃降逆。

方药:左金丸合大柴胡汤加减。

药物:黄连 6g、吴茱萸 3g、柴胡 12g、黄芩 15g、半夏 9g、白芍 15g、枳实 12g、浙贝母 12g、煅瓦楞子 30g、大黄 6g 等。

加减:大便秘结者,加决明子 15g、全瓜蒌 15g;反流口苦者,加龙胆草 6g、旋覆花 9g;津伤口干甚者,加沙参 12g、麦冬 15g、石斛 15g。

3. 气郁痰阻证

症状:咽喉不适如有痰梗,情绪不畅时加重,胸膺不适,嗳气或反流,胃脘胀满,吞咽困难,声音嘶哑。

舌脉:舌苔白腻,脉弦滑。

治法:开郁化痰,降气和胃。

主方:半夏厚朴汤合温胆汤。

药物:半夏 9g、厚朴 9g、茯苓 15g、生姜 6g、苏梗 12g、陈皮 12g、枳实 12g、竹茹 15g、旋复花 9g 等。

加减:咽喉不适明显者,加玉蝴蝶 6g、连翘 12g、玄参 12g;痰多苔厚者,酌加苏子 12g、白芥子 6g、莱菔子 12g。

4. 中虚气逆证

症状:反酸或泛吐清水;嗳气或反流,胃脘隐痛,胃痞胀满,食欲不振,神疲乏力,大便溏薄。

舌脉:舌淡苔薄,脉细弱。

治法:和胃降逆,健脾益气。

主方:旋覆代赭汤合六君子汤。

药物:旋覆花 9g、代赭石 30g、人参 6g、生姜 6g、半夏 9g、大枣 12g、甘草 9g、陈皮 12g、白术 15g、茯苓 15g 等。

加减:大便溏稀者,加炮姜 6g、山药 15g。呕吐清水者,加竹茹 9g,吴茱萸 5g。

5. 气滞血瘀证

症状:反酸日久不愈,胸骨后刺痛或疼痛部位固定,吞咽困难,嗳气,胸胁胀满,呕血或便血。

舌脉:舌暗或有瘀斑,舌苔白,脉弦细或弦涩。

治法:疏肝理气,活血化瘀。

方药:血府逐瘀汤加减。

药物:柴胡 12g、赤芍 12g、枳壳 12g、桔梗 9g、牛膝 15g、当归 12g、川芎 9g、桃仁

12g、红花 6g、地黄 12g、旋覆花 9g、郁金 15g、煅瓦楞子 30g 等。

加减：胸痛明显者，加丹参 15g、降香 6g、乳香 6g、没药 6g；呕血便血者，加三七粉 3g、白及 6g、仙鹤草 30g；吞咽困难者，加威灵仙 12g、王不留行 12g。

6. 寒热错杂证

症状：胸骨后或胃脘部烧灼不适，反酸或泛吐清水，胃脘隐痛，喜温喜按，食欲不振；神疲乏力，肠鸣便溏，手足不温。

舌脉：舌红苔白，脉虚弱。

治法：辛开苦降，和胃降气。

方药：半夏泻心汤加减。

药物：法半夏 9g、黄连 6g、黄芩 12g、干姜 6g、煅瓦楞子 30g、陈皮 12g、茯苓 15g、吴茱萸 3g、白术 15g、海螵蛸 30g、浙贝母 12g 等。

加减：腹泻便溏者，加山药 15g、炒薏苡仁 15g；不寐者，加合欢皮 12g、夜交藤 15g；胸痛重者，加川楝子 9g、延胡索 9g。

四、胃食管反流病相关咳嗽的中医治疗

传统中医的理论体系中，咳嗽不仅作为一个症状，同时可以作为一种独立的疾病存在。多将胃食管反流性咳嗽归于内伤咳嗽中的"胃咳""积咳""呛嗽"，以及非咳嗽类病中的"嗽吐""反酸"等范畴。

胃咳病名，最早见于《素问·咳论》"胃咳之状，咳而呕，呕甚则长虫出"，"咳而兼呕"作为胃咳之主症，与胃食管反流性咳嗽以咳嗽伴见呕逆、反酸为主症相类似。胃咳的病因病机首先强调其与饮食不节相关，且多因寒所致，病位不离肺胃，邪气可通过肺胃之间的经络联系相传，"此皆聚于胃，关于肺"。《医学三字经》论及咳嗽时首言"气上逆，咳嗽生"，次言"肺最重，胃非轻"，并在注解中强调了"咳嗽不止于肺而亦不离于肺也"，及"盖胃中水谷之气，不能如雾上蒸于肺，而转溉诸脏，只是留积于胃中，随热气而化为痰，随寒气而化为饮，胃中既为痰饮所滞，则输肺之气亦必不清，而为诸咳之患矣"。这些论述，将肺、胃作为胃咳，甚至广义咳嗽的主要病位所在，常为后世论治胃咳者所沿用。

（一）病因病机

胃咳病因主要包括：①过食肥甘厚腻、烟酒辛辣，伤及脾胃中焦，浊阴内聚，上逆犯肺为咳；②七情所伤致肝胃失和，痰浊气滞阻于咽喉，气道不利而咳；③久病或过劳致中虚不能运化，虚则留滞，胃失和降致肺气上逆，发为咳嗽；④辛辣、郁热或误治耗伤胃阴，致胃失润降，胃火扰肺为咳。上述病因往往并非单独存在，常相兼或相继出现，扰乱中焦气机，致使脾胃运化失司，或聚湿生痰，或气不和降，反逆而上行，痰气一旦交阻，更易上犯于肺而咳，此均为诸脏先伤，后及于肺所致，病机可从肺胃同病，体虚蕴邪，导致气机升降失和，上逆致咳来理解。肺胃失降，互相累及故咳嗽不止，胃气上逆，挟酸上犯则嗳气吞酸，或伴见胸脘满闷、眩晕呕恶、惊悸喘咳诸症，胃咳日久，咳嗽引肺气持续上

逆而不降,可致中焦气机失调,进一步加重呕哕等反流症状。因此,胃咳多是以肺为标,脾胃为本,属标本虚实错杂之病。另外,不能忽视肝胃及肝肺关系在胃咳发病中的重要作用。

(二) 主要证型和辩证选方

胃食管反流病相关咳嗽核心病机是肺胃同病、胃虚气逆,肺失清肃。虽然《类证治裁·咳嗽论治》篇指出"咳呕并作,为肺胃俱病,先安胃气"的总治则,但若单纯治咳,胃不和则咳不止;专于治胃,肺不降而咳难宁,所以,调理气机升降,肺胃同治是更加有效实用的治疗思路。

旋覆代赭汤具有降气、降逆、化痰、健运脾胃的作用,符合胃食管反流性咳嗽肺胃气逆这一主要病机,常在加用枇杷叶、苏子、竹茹、前胡等止咳化痰中药后,作为治疗胃食管反流咳嗽的主方。方中旋覆花、代赭石下气消痰、降逆止呕,半夏、生姜助其化痰散结、降逆止呕,人参、大枣、甘草益气和中。如咳嗽剧烈,加用紫苑、款冬花、百部等止咳平喘;痰热较盛,加清热化痰,加黄芩、浙贝母、瓜蒌等;脾虚痰盛,加健脾化痰药物,用橘红、茯苓等;喘息较重,平喘加炙麻黄、杏仁。另外,反酸主因多在于肝郁化火、胃失和降,泻肝清热的主方为左金丸,常加用黄连、吴茱萸、乌贼骨、煅瓦楞以泄肝和胃。

除上述治疗胃食管反流病相关咳嗽的主方,尚可联合以下证型以辩证治疗。

1. 肺胃气逆证

症状:阵发性咳嗽,每于饱食、平卧时容易发作,胃脘胀满,嗳气,严重时咳则呕吐痰涎或胃中食物,兼见气喘,纳呆,大便不调。

舌脉:舌苔厚腻,脉弦滑。

治法:和胃降逆、化痰止咳。

方药:加味二陈汤合止嗽散。

药物:橘红 12g、半夏 9g、茯苓 15g、白术 12g、薏苡仁 15g、枳壳 12g、苏子 12g、前胡 12g、紫苑 15g、浙贝母 12g 等。

加减:食积生痰,痰气冲胸,腹满者,加厚朴 9g、山楂 15g、麦芽 15g;呕甚者,加芦根 15g、枇杷叶 12g,大便不畅者,加瓜蒌 15g、莱菔子 12g、枳实 15g。

2. 痰气闭阻咽喉证

症状:单声咳嗽多,频频清嗓,咽部黏着感、咽灼热咽痒,痰少,饭后及情绪不畅则咳嗽和咽部不适感加重,胃脘胀满,时有反酸,嗳气。

舌脉:舌淡胖舌苔厚腻,脉弦滑。

治法:降逆行气,化痰散结。

方药:半夏厚朴汤合小陷胸汤。

药物:半夏 9g、厚朴 9g、茯苓 15g、紫苏梗 15g、瓜蒌 15g、黄连 6g、前胡 12g、牛蒡子 12g、白前 12g、石菖蒲 9g 等。

加减:咽部堵塞感日久,咽部暗红凹凸不平者,可合用会厌逐瘀汤,药用桃仁 12g,红花 6g,生地 12g,赤芍 12g,玄参 9g;咽痒明显者,加用僵蚕 9g,蝉蜕 6g;咽干者,加用天花粉 15g,玉蝴蝶 9g、诃子 9g。

3. 虚寒痰饮证

症状:咳嗽,痰白清稀,恶心或呕吐清稀痰涎,兼见脘腹冷痛,咽膈胀闷,四肢不温,纳呆,便溏,倦怠乏力。

舌脉:舌淡苔白,脉沉迟或细滑。

治法:温中散寒,化痰降逆。

方药:人参款花膏合附子理中汤。

药物:款冬花 12g、人参 6g、五味子 9g、紫菀 15g、桑白皮 12g、干姜 6g、制附子 6g、炙甘草 9g、白术 15g 等。

加减:反酸重者,加黄连 3g、吴茱萸 5g;咳痰白稀量多者,加紫苏子 15g、桂枝 9g、茯苓 15g;大便溏泄者加茯苓 30g、山药 15g,扁豆 15g。

五、胃食管反流病相关哮喘的中医治疗

哮喘表现为呼吸困难,鼻翼扇动,甚至张口抬肩,不能平卧等一系列症状,历代医家多将其病机归于肺失宣降、肾失摄纳。其实,胃与哮喘的关系也很密切,肺与胃在咽喉部相通,肺气和胃气都以降为顺,且胃居中州,乃气机升降之枢纽。若胃失和降、胃气上逆,则肺气肃降因受阻而上逆,出现咳喘。宋代《仁斋直指方》中将此种喘证的病机概括为"胃络不和,喘出于阳明之气逆",《证治准绳》则总称其为"胃喘"。另有胃食管反流病导致或加重的间质性肺病、支气管扩张等疾病亦可出现喘息气短等症状,可一并归入"胃喘"辨治。

(一) 病因病机

痰饮内伏、肺胃失降、气机失调是胃喘的基本病机。若饮食不当或胃肠宿疾,复加劳倦、思虑过度,可致脾胃壅滞、气机升降失司、肺失宣降则发为喘息。肺主宣发肃降、主气司呼吸,肺气以清肃下降为顺;胃主腐熟水谷,以降为和;大肠以传导通降下行为责,肠腑通降有序则浊气排出有路、可促使肺气之肃降。人体气机通畅有赖三焦气化,三焦为人体气化通道。肺位于上焦,肺的宣发与肃降为其正常功能;脾胃位于中焦,为人体气机升降的枢纽,胃气不降,直接导致中焦不和、影响六腑的通降,上则影响肺的宣降,下则影响肠的传导。肺胃相关,如胃液刺激,日久影响导致肺失清肃,肺气上逆,出现气道挛急,则见喘息咳嗽。脾虚痰阻或肝郁化热是加重胃食管反流相关咳喘发作的重要因素。脾气亏虚,脾不散精,则水谷精微化为痰浊,痰浊停于肺,阻于气道则加重喘息发作。肝失疏泄,不仅可致肝风袭肺,还可致郁而化热化火、木火刑金,加重肺失肃降,使气道风动挛急发为哮喘。若肝火犯肺与痰浊并行,则形成痰热内蕴,阻于气道,哮喘发作。

(二) 主要证型和辩证选方

因存在肺胃或肺胃肠同病,所以,单一地从肺论治胃喘收效不佳,临床常见很多患者即便长期规范使用吸入制剂,但仍病情控制不达标。这种情况下,可采用中西医结合

治疗,其中,中医治疗也应着重和胃降逆,若见脾虚痰湿内蕴,则加以健脾化痰;若见肝失疏泄、木火灼金则加以镇肝降肺。

1. 肺胃痰阻

症状:气喘痰鸣,咳嗽咳痰,嗳气,咯痰时欲呕吐,腹部胀满,纳呆,大便干。

舌脉:舌苔白厚腻,脉弦滑。

治法:和胃降气、化痰平喘。

方药:苏子降气丸加减。

药物:苏子 15g、半夏 9g、肉桂 6g、厚朴 12g、前胡 12g、陈皮 12g、当归 12g,旋复花 9g、炒杏仁 12g 等。

加减:畏寒、大便溏泄者,加细辛 3g、干姜 9g;恶热、大便稀溏臭秽者,加黄芩 12g、车前草 15g;咳喘日久,口干咽干者,加沙参 15g、百合 15g。

2. 肝火犯肺

症状:咳嗽喘息,咳引胁痛,反酸嗳气,咽干口苦,胁肋胀痛,恶心喜呕,情绪抑郁不畅。

舌脉:舌边尖红苔黄,脉弦细。

治法:疏肝降火、肃降肺胃。

方药:四逆散合旋复代赭汤。

药物:柴胡 12g、黄芩 12g、枳壳 12g、芍药 15g、栀子 10g、浙贝母 12g,黛蛤散 10g,射干 9g、旋复花 10g,代赭石 30g 等。

加减:性急易怒,耳鸣目赤者,加石决明 30g、羚羊角粉 0.6g、珍珠母 30g;反酸烧心重者,加黄连 9g、吴茱萸 3g。喘鸣阵阵者,加全蝎 6g、地龙 12g。

3. 湿热中阻

症状:喘急倚息,发作频繁,痰稠口粘,身热呕恶,脘腹胀满,大便不爽,或腹痛便秘,多食则发作。

舌脉:舌苔黄腻,脉滑数或濡数。

治法:泄热导滞、化湿平喘。

方药:枳实导滞汤加减。

药物:枳实 10g、厚朴 10g、大黄 3g、槟榔 10g、黄连 6g,连翘 12g、杏仁 12g、莱菔子 10g、焦山楂 15g、枇杷叶 15g 等。

加减:胸闷、大便不通者,加瓜蒌 30g、半夏 9g;痰多难出者,加苏子 15g、天竺黄 12g。

4. 脾虚痰湿

症状:困倦懒言、喘促无力,喉中痰鸣,痰多色白,食欲减退,腹胀嗳气,大便溏泄。

舌脉:舌淡胖苔白或腻,脉濡。

治法:健脾益气、化痰平喘。

方药:六君子汤和苏子降气丸加减。

药物:党参 15g、白术 15g、茯苓 15g、陈皮 12g、半夏 9g、苏子 12g、前胡 12g、当归

12g、桂枝 12g、款冬花 15g 等。

加减:大便稀溏者,加山药 15g、扁豆 15g;白痰量多者,加白芥子 9g、车前子 12g;腹胀嗳气不解者,加代赭石 30g、乌贼骨 30g。

六、食管反流病及相关咳喘的常用中成药

临床上推荐常用的中成药主要包括以下几种。

1. 开胸顺气丸

功效:消积化滞、行气止痛,用于气郁食滞所致的胸胁胀满、胃脘疼痛、嗳气呕恶、食少纳呆。

组成:槟榔、牵牛子、陈皮、木香、厚朴、三棱、莪术、猪牙皂。

用法:每服 6~9g,一日 1~2 次。

禁忌:孕妇禁用;年老体弱者慎用。

2. 达立通颗粒

功效:清热解郁,和胃降逆,通利消滞,用于肝胃郁热所致痞满证,症见胃脘胀满、嗳气、纳呆、胃中灼热、嘈杂泛酸、脘腹疼痛、口干口苦;动力障碍型功能性消化不良见上述症状者。

组成:柴胡,枳实,木香,陈皮,清半夏,蒲公英,山楂,焦槟榔,鸡矢藤,党参,延胡索,六神曲。

用法:温开水冲服。一次 1 袋,一日 3 次。饭前服用。

3. 越鞠丸

功效:理气解郁,宽中除满,用于胸脘痞闷,腹中胀满,饮食停滞,嗳气吞酸。

组成:香附,川芎,苍术,神曲,栀子。

用法:水丸,每服 6~9g,温开水送服。

4. 舒肝和胃丸

功效:舒肝解郁,和胃止痛,用于肝胃不和引起的胃脘胀痛,胸胁满闷,呕吐吞酸,腹胀便秘。

组成:乌药,白芍,佛手,木香,郁金,陈皮,柴胡,莱菔子,广藿香,炙甘草,白术,槟榔,香附。

用法:水蜜丸 9g/ 次,大蜜丸 2 丸 / 次,一日 2 次。

5. 左金丸

功效:清肝泄火,降逆止呕,用于胁肋胀痛、呕吐口苦、嘈杂吞酸等为表现的肝火犯胃证。

组成:黄连,吴茱萸。

用法:丸剂,一次 3~6g,一日 2 次。

6. 加味左金丸

功效:平肝降逆,疏郁止痛,用于肝郁化火、肝胃不和引起的胸脘痞闷、急躁易怒、

嗳气吞酸、胃痛少食。

组成：姜黄连,制吴茱萸,黄芩,柴胡,木香,醋香附,郁金,白芍,醋青皮,麸炒枳壳,陈皮,醋延胡索,当归,甘草。

用法：一次 6g,一日 2 次。

7. 乌贝散

功效：制酸止痛,用于肝胃不和所致的胃脘疼痛、泛吐酸水、嘈杂似饥。

组成：海螵蛸、浙贝母、陈皮油。

用法：饭前口服,一次 3g,一日 3 次。

8. 胆胃康胶囊

功效：舒肝利胆,清利湿热,用于肝胆湿热所致的胁痛,黄疸,以及胆汁反流性胃炎,胆囊炎见上述症状者。

组成：青叶胆,西南黄芩,枳壳,竹叶柴胡,白芍,泽泻,茯苓,茵陈,淡竹叶,灯心草。

用法：一次 1~2 粒,一日 3 次;饭后服用。

9. 甘海胃康胶囊

功效：健脾和胃、收敛止痛,用于脾虚气滞所致的胃及十二指肠溃疡,慢性胃炎,反流性食管炎。

组成：甘草,海螵蛸,沙棘,枳实,白术,黄柏,延胡索,绞股蓝总苷。

用法：一次 6 粒,一日 3 次。

10. 胃康胶囊

功效：行气健胃,化瘀止血,制酸止痛,用于气滞血瘀所致的胃脘疼痛、痛处固定、吞酸嘈杂、胃及十二指肠溃疡、慢性胃炎见上述症状者。

组成：白及,海螵蛸,香附,黄芪,白芍,三七,鸡内金,鸡蛋壳,乳香,没药,百草霜。

用法：一次 2~4 粒,一日 3 次。

11. 苏子降气丸

功效：降气化痰,温肾纳气。用于气逆痰壅,咳嗽喘息,胸膈痞塞。临床用于慢性支气管炎、支气管哮喘、肺气肿、肺源性心脏病、胸膜炎等属气逆痰壅者。

组成：紫苏子(炒)、厚朴、前胡、甘草、姜半夏、陈皮、沉香、当归。

用法：水丸。每 13 粒重 1g。一次 6g,一日 1~2 次。

12. 苏黄止咳胶囊

功效：疏风宣肺、止咳利咽。用于风邪犯肺、肺气失宣所致的咳嗽、咽痒、或呛咳阵作,干咳无痰或少痰,舌苔薄白。临床用于感冒后咳嗽,咳嗽反复发作及咳嗽变异型哮喘符合上述症候者。

组成：麻黄、紫苏叶、地龙、蜜枇杷叶、炒紫苏子、蝉蜕、前胡、炒牛蒡子、五味子。

用法：每粒装 0.45g。一次 3 粒,一日 3 次。疗程 7~14 天。

禁忌：孕妇忌用。运动员慎用,高血压、心脏病患者慎服。

13. 小青龙颗粒

功效：解表化饮，止咳平喘。主治风寒水饮，恶寒发热，无汗，喘咳痰稀。

组成：麻黄、桂枝、白芍、干姜、细辛、甘草(蜜炙)、法半夏、五味子。

用法：每袋装 6g(无蔗糖)/13g。开水冲服。一次 13g，一日 3 次。

14. 养阴清肺丸

功效：养阴润燥，清肺利咽。主治阴虚肺燥，咽喉干痛，干咳少痰或痰中带血。

组成：地黄，麦冬，玄参，川贝母，白芍，牡丹皮，薄荷，甘草。

用法：水蜜丸每 100 粒重 10g，大蜜丸每丸重 9g。口服，水蜜丸一次 6g，大蜜丸一次 1 丸，一日 2 次。

15. 止嗽定喘丸

功效：清肺热，平喘咳。主治用于发热口渴，咳嗽痰黄，喘促，胸闷。

组成：麻黄、甘草、苦杏仁、石膏。

用法：每 10 粒重 2.15g。口服，一次 10 粒，一日 2~3 次。

禁忌：运动员慎用。

16. 黄龙咳喘胶囊

功效：益气补肾，宣肺化痰，止咳平喘。用于肺肾气虚、痰热郁肺之咳喘，以及慢性支气管炎见上述证候者。

组成：黄芪、地龙、射干、麻黄(炙)、葶苈子、桔梗、鱼腥草、淫羊藿、山楂。

用法：每粒装 0.3g。成人一次 1.2g，一日 3 次。

禁忌：孕妇禁服。运动员慎用。

七、胃食管反流病及其相关咳喘的非药物治疗

针灸、推拿作为中医学的一部分，早在两千多年前就形成了完整的理论体系和独具特色的治疗手段，并凭借其简、便、廉、验的优势被广泛接受。针灸推拿学特色鲜明：以经络腧穴、气血运行理论为核心；通过刺激于外、调整于内达到防治疾病的效果；以综合运用经络辨证、脏腑辨证、八纲辨证和腧穴诊断为主要内容的诊断方法，由独特的治疗工具和特殊的操作手法构成了技术特色。许多专家学者用针灸、推拿等非药物疗法治疗胃食管反流病及相关咳喘，也取得了不错的疗效。

1. **针刺治疗**　采用电针治疗。取穴：膻中、天突、中脘、期门、足三里、内关、太冲，或取双侧足三里、上巨虚、下巨虚、阳陵泉、委中、委阳，咳喘患者可选取肺经中府、尺泽、孔最、太渊、鱼际以肃肺止咳。针刺时以针下沉紧、患者自觉酸胀得气为准，留针 30 分钟，每日 1 次，共治疗 4 周。

2. **推拿疗法**　部位选上腹部、神阙穴及周围、背部夹脊穴，从下至上反复操作 20~30 次，以皮肤潮红为度。

3. **穴位贴敷疗法**　以中药脐疗，组方为生大黄、干姜、丁香、乌药、木香、肉桂、姜半夏、冰片，按照一定比例配成中药贴剂，每次取 5g，每日用药 1 次。或以壮药穴位贴敷，

药方组成:八角茴香 30g,两面针 30g,穿破石 30g,丁香 10g,吴茱萸 10g,肉桂 30g,香附 30g,沙姜 30g,加工方法把上述药物粉碎后,过筛,加入鲜姜汁调和成膏状,选穴:脾俞、胃俞、膈俞、三焦俞、天枢、足三里、气海穴、肺俞,每日换药一次,以 4 周为 1 疗程。

4. 穴位按压法

(1)耳穴按压治疗,按耳穴定位标准,取神门、皮质下、小肠、大肠、胃等穴,贴敷王不留行籽,定位后用拇指、示指进行按压治疗,各穴位 1~2 分钟,每天 3 次,共治疗 10 天。

(2)体穴按摩,取患者双侧缺盆、气舍、水突、气户、公孙、肝俞、足三里、脾俞、胃俞、委中、太溪、期门、行间、太冲等穴位,以及气海、膻中、中脘等穴位,先后进行揉法、点按法操作,每次操作 30 分钟,每日 2 次,上、下午各 1 次,连续治疗 8 周为 1 个疗程。

5. 热敏灸疗法　探测足阳明胃经穴位,以及中脘、天枢两水平线间区域。手持点燃的艾条,在距离选定部位的 3cm 高度实施温和灸.当患者感到热感从皮肤表面向深层穿透或扩散、传热等时,即腧穴热敏化现象,该探测点即为热敏点。然后分别在热敏点上施行温和灸,直至透热、扩热,甚至感传现象消失为一次施灸剂量。施灸时间一般以热敏穴的透热、扩热或传热现象消失为标准,每日 1 次,连续治疗 14 天为一个疗程。

6. 穴位埋线疗法　穴位埋线疗法中所选用的羊肠线可在体内软化、分解、液化吸收,对穴位具有缓慢释放刺激的效果,在临床应用有操作简便、创伤小、刺激强、作用持久、不良反应少等特点。将 0 号医用羊肠线剪成长约 1cm 的线段若干,浸泡在 75% 乙醇溶液内备用。在无菌条件下,将羊肠线从针尖入口处穿入一次性注射器针头,将长针灸针从注射针的针尾插入。准确定位双侧脾俞穴、胃俞穴、肝俞穴、胆俞穴、足三里穴,常规消毒局部皮肤,将注射针刺入穴位所需深度,出现针感后轻推针灸针,同时退出注射针,将肠线埋入穴位内,局部以无菌干棉球按压片刻即可,每周 1 次,连续 6 周。

7. 中医调摄　中医认为胃食管反流病的发病基础为禀赋不耐、脾胃虚弱,因此在治疗上需要调养脾胃,避免思虑过度、伤神耗气。在生活方式上需要清淡饮食,调适寒暑,勿过饥过饱,忌食辛辣煎炸、滋腻碍胃之品,戒烟戒酒,舒畅情志,保持适当锻炼,避免剧烈运动等。

胃食管反流病人服用中药时,可将药物颗粒与藕粉混合,制成糊剂,慢慢咽下,并平卧片刻,使药物在食管及胃中停留时间增长,有利于增强药物吸收和保护黏膜的作用。对于居家调护,嘱患者及家属可根据不同症状选择不同穴位进行轻柔、和缓点按,如胃灼热(烧心)、反酸取内关、胃俞、合谷,胸骨后灼痛取膻中、中脘、胃俞,嗳气、胃脘胀满取中脘、天枢、气海,每日 2 次,每次 10~15 分钟。

附:家居健胃保健操:每日早晚各练习一次。

第一式,牙齿常叩。

方法:口微微合上,上下排牙齿互叩,发出轻微叩齿声,注意不要过度用力,慢慢做 36 下。

功效:坚固牙齿,预防牙龈萎缩,促进唾液分泌。

第二式,胸腹常推。

方法：平卧位，两手掌掌根重叠，从胸腹前正中线剑突部位向下推至耻骨联合处，用力适中按压，以产生酸胀感为佳，每日 50 次。

功效：加快胃肠蠕动，消导胃肠积滞，和胃健脾。

第三式，天枢常揉。

方法：天枢穴位于腹部肚脐两侧，前正中线旁开 2 寸。平卧位，腹部放松，先用拇指按揉天枢穴，可稍微用力，然后握拳在穴位上下推揉，以产生酸胀感为佳，每次 50 下。

功效：促进肠蠕动、增强胃动力，改善腹胀、便秘等不适。

第四式，胆经常敲。

方法：足少阳胆经位于身体侧面，操作时将一条腿抬高放在凳子上，大腿小腿弯曲呈 90° 站立，同侧手握拳，从上往下敲打大腿外侧 50 次，另一侧重复相同动作。

功效：疏通胆经，条畅情绪，促进消化酶分泌和排泄。

（作者：王　蕾　审核：谢海雁　施举红）

参考文献

[1] 中华中医药学会脾胃病分会. 胃食管反流病中医诊疗专家共识意见 (2017). 中华中西医结合杂志, 2017, 25 (5): 321-326.

[2] 黄帝内经素问. 北京: 人民卫生出版社, 1995: 539.

[3] 巢元方. 诸病源候论. 北京: 北京科学技术出版社, 2016: 216.

[4] 单书健, 陈子华, 陈杰. 古今名医临证金鉴胃痛痞满卷上. 北京: 中国中医药出版社, 2011.

[5] 李敬华, 胡建华, 张丽颖, 等. 唐旭东通降法治疗胃食管反流病经验. 中医杂志, 2012, 53 (20): 1779-1780.

[6] 中国中西医结合学会消化系统疾病专业委员会. 胃食管反流病中西医结合诊疗共识意见 (2017 年). 中国中西医结合消化杂志, 2018, 26 (3): 221-226, 232.

[7] 刘雪娇, 鲁明源. 胃咳病机证治文献分析. 山东中医杂志, 2021, 40 (10): 1050-1054.

[8] 刘凯军, 叶红.《内经》胃咳证治探讨. 江西中医学院学报, 2008, 20 (6): 6-7.

[9] 田耀洲, 滑永志. 经方治疗胃食管反流病. 江苏中医药, 2007, 39 (9): 55-57.

[10] 李丁蕾, 曲妮妮. 从肺胃关系谈胃食管返流在支气管哮喘发病中的作用. 辽宁中医药大学学报, 2008, 10 (12): 66-67.

[11] 张晓梅, 肖培新. 姜良铎教授治疗胃食管反流相关性哮喘经验. 北京中医药大学学报 (中医临床版), 2007, 14 (3): 33-35.

[12] 吕明圣, 崔红生, 刘圣康, 等. 中医药防治咳嗽变异性哮喘合并胃食管反流思路与方法. 中华中医药杂志, 2021, 36 (8): 4789-4792.

[13] 孙梦娟, 孙晓伟, 张荃. 迎随补泻法针刺下合穴治疗胃食管反流病疗效观察. 上海针灸杂志, 2017, 36 (1): 60-63.

[14] 周燕萍. 壮药穴位贴敷治疗中虚气逆型胃食管反流病 30 例疗效观察. 中国民族民间医药, 2016, 25 (22): 83-84.

[15] 王莹, 彭伟. 针刺配合热敏灸治疗胃食管反流病 50 例. 河南中医, 2016, 36 (2): 346-347.

[16] 许冰, 马琴, 姜嫚. 反流性食管炎的中西医结合护理干预效果观察. 中西医结合护理 (中英文), 2018, 4 (11): 85-87.

缩略语

中文名称	英文全文	英文缩写
3S 现象	spilling，spraying，spurting	3S
美国呼吸护理协会	American Association for Respiratory Care	AARC
变应性咳嗽	atopic cough	AC
血管紧张素转换酶抑制剂	angiotensin-converting enzyme inhibitor	ACEI
胃窦横截面积	antral cross-sectional area	ACSA
日常生活活动能力	activities of daily life	ADL
酸暴露时间	acid exposure time	AET
误吸性肺炎	aspiration pneumonia	AP
急性呼吸窘迫综合征	acute respiratory distress syndrome	ARDS
抗反流黏膜切除术	anti-reflux mucosectomy	ARMS
美国麻醉医师协会	American Society of Anesthesia	ASA
支气管肺泡灌洗液	bronchoalveolar lavage fluid	BALF
巴雷特食管	Barrett esophagus	BE
痴呆相关行为心理异常	behavioural psychological symptoms of dementia	BPSD
社区获得性肺炎	community acquired pneumonia	CAP
囊性纤维化	cystic fibrosis	CF
临床衰弱指数评分	Clinical Frailty Scale	CFS
老年综合评估	comprehensive geriatric assessment	CGA
隐源性机化性肺炎	cryptogenic organizing pneumonia	COP
慢性阻塞性肺疾病	chronic obstructive pulmonary disease	COPD
中枢吞咽控制器	central pattern generator for swallowing	CPGS
C 反应蛋白	C-reactive protein	CRP
电子计算机断层扫描	computer tomography	CT
咳嗽变异型哮喘	cough variant asthma	CVA

续表

中文名称	英文全文	英文缩写
弥漫性误吸性细支气管炎	diffuse aspiration bronchiolitis	DAB
膈肌生物反馈治疗	diaphragm biofeedback training	DBT
数字透视吞咽检查	digital fluoroscopic swallowing study	DFSS
吞咽毒性动态影像分级	dynamic imaging grade of swallowing toxicity	DIGEST
吞咽筛查量表	Eating Assessment Tool-10	EAT-10
非哮喘型嗜酸粒细胞性支气管炎	eosinophilic bronchitis	EB
肌电图	electromyogram	EMG
内镜下黏膜切除术	endoscopic mucosal resection	EMR
呼气肌肉强化训练	expiratory muscle strength training	EMST
内镜下黏膜剥离术	endoscopic submucosal dissection	ESD
痴呆伴有吞咽进食障碍的患者	eating and swallowing disorder of the elderly with dementia	ESDED
食管下括约肌电刺激疗法	electrical stimulation therapy	EST
气管内导管	endotracheal tube	ETT
功能性吞咽障碍治疗	functional dysphagia therapy	FDT
纤维鼻咽喉镜吞咽功能检查	flexible endoscopic evaluation swallowing	FEES
呼出气一氧化氮	exhaled nitric oxide	FeNO
胃食管气道反流综合征	gastroesophageal airway reflux disease	GARD
胃食管阀瓣	gastroesophageal flap valve	GEFV
胃食管交界处	gastro-esophageal junction	GEJ
胃食管反流性咳嗽	gastroesophageal reflux cough	GERC
胃食管反流病	gastro-esophageal reflux disease	GERD
胃食管反流病问卷/量表	gastroesophageal reflux disease questionnaire	GerdQ
半乳甘露聚糖试验	galactomannan test	GM 试验
老年综合征	geriatric syndrome	GS
$(1,3)$-β-D- 葡聚糖试验	$(1,3)$-β-D glucan test	G 试验
H_2 受体阻断剂	H_2 receptor antagonist	H_2RA
医院获得性肺炎	hospital acquired pneumonia	HAP
Hull 气道反流问卷/气道反流症状评分	Hull airway reflux questionnaire	HARQ
健康照护相关性肺炎	health care associated pneumonia	HCAP
食管裂孔疝	hiatal hernia of esophagus	HH

中文名称	英文全文	英文缩写
高分辨率 CT	high resolution CT	HRCT
食管测压	high-resolution manometry	HRM
第 10 版国际疾病分类	International Classification of Disease 10	ICD-10
重症监护室	intensive care unit	ICU
吸气肌训练	inspiratory muscle training	IMT
国际居民评估工具	international assessment instrument	INTERRAI
特发性肺纤维化	idiopathic pulmonary fibrosis	IPF
日本呼吸协会	Japanese Respiratory Society	JRS
下食管括约肌	low esophageal sphincter	LES
含脂质巨噬细胞指数	lipid-laden macrophage	LLM
多种黏稠度试验	multi consistency tests	MCT
最小数据集	minimum data set	MDS
多学科团队	multidisciplinary team	MDT
多通道腔内阻抗 -pH 检测	multi intracavity impedance-pH detection	MII-PH
最小漏气法	minimum leak technique	MLT
改良曼恩吞咽能力评价法	modified Mann assessment of swallowing ability	MMASA
简易智力状态检查量表	mini-mental state examination	MMSE
微型营养评定法	mini-nutritional assessment	MNA
多器官功能不全综合征	multiple organ dysfunction syndrome	MODS
最小闭合技术	minimal occlusive volume	MOV
核磁共振	magnetic resonance imaging	MRI
磁性括约肌增强器	magnetic sphincter augmentation	MSA
非糜烂性反流病	non erosive reflux disease	NERD
鼻胃管	nasal-gastric tube	NGT
神经肌肉电刺激	neuromuscular electrical stimulation	NMES
口咽吞咽障碍	oropharyngeal dysphagia	OD
作业治疗师	occupational therapist	OT
食物的口腔运送时间	oral transit time	OTT
渗漏误吸评分	penetration-aspiration scale	PAS
钾离子竞争性酸阻断剂	potassium ion competitive acid blocker	PCAB
降钙素原	procalcitonin	PCT
帕金森病 VFSS 评分	Parkinson disease VFSS scale	PDVFS

续表

中文名称	英文全文	英文缩写
经皮内镜胃造瘘术	percutaneous endoscopic gastrotomy	PEG
咽部电刺激	pharyngeal electrical stimulation	PES
内镜下肌切开	peroral endoscopic myotomy	POEM
质子泵抑制剂	proton pump inhibitors	PPI
物理康复师	physical therapist	PT
钡剂通过咽腔的时间	pharyngeal transit time	PTT
喉咽反流面积指数	reflux area index	RAI
随机对照试验	randomized controlled trial	RCT
反流性疾病问卷量表	reflux disease questionnaire	RDQ
反流性食管炎	reflux esophagitis	RE
射频消融	endoscopic radiofrequency ablation	RFA
反流体征评分量表	reflux finding score	RFS
反流症状指数评分量表	reflux symptom index	RSI
放射治疗	radiotherapy	RT
中枢神经刺激如重复经颅磁刺激	repetitive transcranial magnetic stimulation	RTMS
症状相关概率	symptom association probability	SAP
吞咽障碍问卷	the swallowing disturbance questionnaire	SDQ
症状指数	symptom index	SI
非酸化胃小颗粒	small nonacidified gastric particles	SNAP
选择性口咽去污	selective oropharyngeal decontamination	SOD
重症肺炎	severe pneumonia	SP
皮肤点刺试验	skin prick test	SPT
吞咽激发试验	swallow provocation test	SPT
声门下滞留物吸引	subglottic secretion drainage	SSD
症状敏感指数	symptom sensitivity index	SSI
简易吞咽激发试验	simple swallowing provocation test	SSPT
言语治疗师	speech and pathology therapist	ST
吞咽生活质量问卷	swallowing-quality of life questionnaire	SWAL-QOL
经颅直流电刺激	transcranial direct current stimulation	TDCS
经口无切口胃底折叠术	transoral incisionless fundoplication	TIF
一过性下食管括约肌松弛	transit les relaxation	TLESR
舌压抗阻训练	tongue-pressure resistance training	TPRT

续表

中文名称	英文全文	英文缩写
上气道咳嗽综合征（原称鼻后滴流综合征）	upper airway cough syndrome	UACS
上食管括约肌	upper esophageal sphincter	UES
普通型 / 寻常型间质性肺炎	usual interstitial pneumonia	UIP
单侧声带活动不能	unilateral vocal fold immobility	UVFI
呼吸机相关性肺炎	ventilator associated pneumonia	VAP
视频吞咽障碍分级	video fluoroscopic dysphagia scale	VDS
声带内移	vocal fold medialisation	VFM
视频透视吞咽检查	video fluoroscopic swallowing study	VFSS
容积 - 黏度测试	volume-viscosity swallow test	V-VST
饮水试验	water swallowing tests	WST

误吸相关术语

中文	英文
低头动作	the chin-down maneuver
膈肌生物反馈治疗	diaphragm biofeedback training，DBT
机械性阻塞	mechanical obstruction
肌肉衰减症	sarcopenia
急性呼吸窘迫综合征	acute respiratory distress syndrome，ARDS
急性误吸综合征	acute aspiration syndrome
进食体位	eating position
经口无切口胃底折叠术	transoral incisionless fundoplication，TIF
口腔感觉训练	oral sensory training
老年人	aged people
老年吞咽障碍	dysphagia in the elderly
老年性吞咽障碍	presbyphagia
老年综合评估	comprehensive geriatric assessment，CGA
老年综合征	geriatric syndrome，GS
慢性咳嗽	chronic cough
弥漫性误吸性细支气管炎	diffuse aspiration bronchiolitis，DAB
难治性胃食管反流性咳嗽	refractory gastroesophageal reflux cough
内镜下黏膜切除术	endoscopic mucosal resection，EMR
内镜下黏膜剥离术	endoscopic submucosal dissection，ESD
溺水	drowning
帕金森病	Parkinson's disease，PD
气道异物	foreign body in airway
神经系统疾病	nervous system diseases
神经源性吞咽障碍	neurogenic dysphagia

续表

中文	英文
渗漏	penetrate
声门管理	glottic management
声门下滞留物吸引	subglottic secretion drainage, SSD
视频透视吞咽检查	video fluoroscopic swallowing study, VFSS
衰弱	frailty
特发性肺纤维化	idiopathic pulmonary fibrosis, IPF
吞咽	swallow
吞咽功能障碍	dysphagia
外源性脂质性肺炎	exogenous lipid pneumonia
胃食管反流	gastroesophageal reflux
胃食管反流病	gastroesophageal reflux disease, GERD
胃食管反流性咳嗽	gastroesophageal reflux cough, GERC
胃食管气道反流病	gastroesophageal airway reflux disease, GARD
误吸	aspiration
误吸的康复指导	rehabilitation guidance for aspiration
误吸相关呼吸系统疾病	aspiration related respiratory diseases
误吸相关性肺部综合征	aspiration related pulmonary syndrome
误吸性肺炎	aspiration pneumonia
误吸性化学性肺炎	aspiration chemical pneumonia
吸气肌训练	inspiratory muscle training, IMT
显性误吸	apparent aspiration
咽喉反流	laryngopharyngeal reflux
咽喉反流性疾病	laryngopharyngeal reflux disease, LPRD
噎呛	choke
隐性误吸	silent aspiration
脂质性肺炎	lipid pneumonia
中枢吞咽控制器	central pattern generator for swallowing, CPGs
重症肺炎	severe pneumonia, SP